MARINE MEA

WAND-PILATES

TOPFIT IN 28 TAGEN

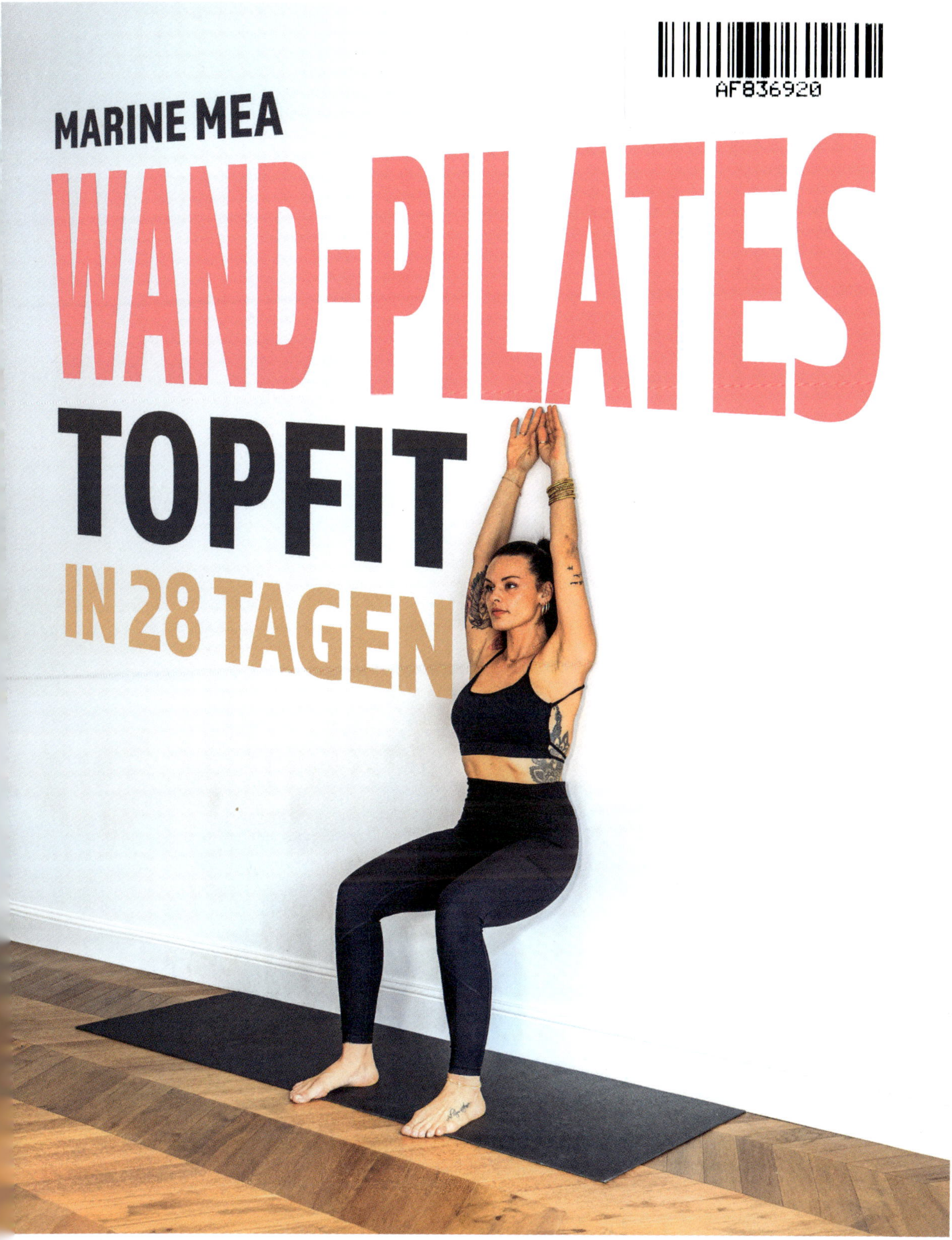

AF836920

IMPRESSUM

HEEL Verlag GmbH
Gut Pottscheidt
53639 Königswinter
Tel.: 02223 9230-0
Fax: 02223 9230-13
E-Mail: info@heel-verlag.de
www.heel-verlag.de

Autorin: Marine Pellegrini Brunini
Fotos: Anthony Colas

Deutsche Ausgabe:

Übersetzung: Katrin Korch
Coverdesign: Ralph Handmann
Satz: Ralph Handmann
Projektleitung: Sharmila Maas

Originalausgabe:

58, rue Jean Bleuzen – 92178 Vanves Cedex

Artdirector: Cécilia Rehbinder
Grafische Gestaltung: Annabelle Mollet

Printed in Slovenia

ISBN 978-3-96664-912-4

MARINE MEA

WAND-PILATES

TOPFIT

IN 28 TAGEN

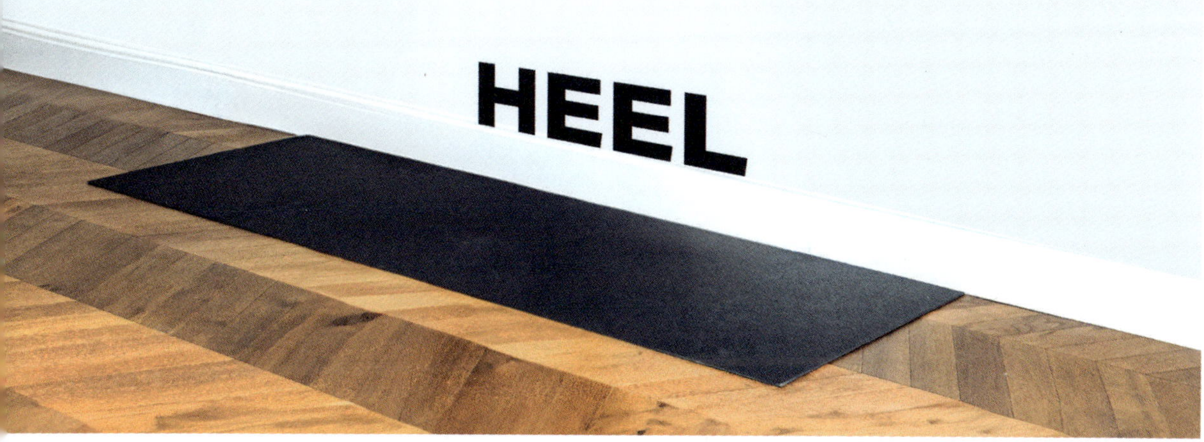

HEEL

ÜBER MICH

„Hallo, alle zusammen!“, so hat alles angefangen.
Im Januar 2023 beschließe ich, mir selbst ein Ultimatum zu stellen – eine von mehreren guten Entscheidungen: „Marine, wenn du mit 30 immer noch übergewichtig bist und dich nicht wohl in deiner Haut fühlst, wird sich das niemals ändern.“ Der Termin wurde festgelegt, der 4. Juni 2023 hat mein Leben verändert.
Auch der 4. Juni 1993 hat auf gewisse Weise mein zukünftiges Leben beeinflusst: „Little Buddha“ war mein Spitzname auf den Fluren im Krankenhaus.
Ein pausbäckiges Baby, ziemlich rundliches Kind, übergewichtige Jugendliche und Erwachsene mit Höhen und Tiefen – die Pfunde und ich, das war immer eine schwierige Geschichte.
Im Alter von 19 Jahren wurde ich schwanger, da hatte ich schon 20 kg zu viel. Als sich der Zeiger auf der Waage weiter drehte und eine 3. Ziffer erschien, war ich schockiert. Am ersten Geburtstag meiner Tochter Elia zeigte sie mir 40 kg weniger an. 40 kg, die ich auf unheilvolle Weise verloren hatte, durch eine Trennung und Essstörungen, die nicht übersehen werden konnten.
Obwohl ich vorgewarnt war, nahm ich in kürzester Zeit die Hälfte dieser Kilos wieder zu und es stellte sich wieder der Jojo-Effekt ein, den ich schon seit vielen Jahren kannte. 2019 wiederholt sich alles, als ich wieder übergewichtig schwanger werde und dadurch wieder die 3. Ziffer auf der Waage auftaucht. Nach der Geburt meines Sohnes Mae fällt es mir schwer, wieder abzunehmen. Was ich im Spiegel sehe, macht mir Angst, Fotos von mir sind mir peinlich und ich halte mein Gewicht geheim, obwohl es nicht zu übersehen ist. Ich beginne mit einer restriktiven, einschränkenden und frustrierenden Ernährungsweise. Ich möchte Ergebnisse sehen, und zwar schnell. Die Kurve steigt an, fällt, steigt wieder an, genauso wie meine Moral. Alles ist Anstrengung, Kampf, Entbehrung. An Wochenenden gebe ich auf und breche zusammen, um montags wieder bei Null anzufangen. Alles ist durcheinander, aber ich schaffe es, mich davon zu überzeugen, dass ich schon alles versucht habe und mir nichts anderes helfen kann … Ich verliere 30 Kilo, dann nehme ich wieder zu und weiß nicht, wann das jemals aufhört. Bis zu diesem berühmten Januar 2023, als ich 30 Jahre wurde. Marine, das muss aufhören, so kannst du nicht ewig weitermachen, deine Figur jedes Jahr ändern und dich zurückziehen, damit die Leute das nicht merken. Wie wäre es, ein dauerhaftes Gleichgewicht zu finden? Mal sehen, was passiert.
Ich beschließe, die wirklichen Gründe für meine ständige Gewichtszunahme herauszufinden: Ich esse nicht genug (ja, das macht dick), ich ernähre mich nicht ausgewogen, ich trinke nicht genug Wasser und vor allem bewege ich mich gar nicht.
Und so kommt es, dass auf meinem Weg der „Selbstfindung“ die Wand-Pilates-Methode auftaucht. In meinen Netzwerken erscheinen regelmäßig Werbeanzeigen, ich sehe sie als Zeichen und werde aktiv. Ich appelliere an meine aufkeimende Motivation, um die erste Einheit zu überstehen, und ahne nicht, dass ich bald nicht mehr ohne auskommen würde.
Gleichzeitig richte ich einen privaten Instagram-Kanal ein, auf dem ich wie in einem Tagebuch täglich meine Mahlzeiten, meine Gewichtsveränderung, meine Pilates-Übungen und meine Gefühle verzeichne. Das alles schmücke ich mit persönlichen Anekdoten aus, mit Tipps für „Normal-

sterbliche“ und schreibe auch darüber, was andere als Tabu empfinden. Und dann geht es Schlag auf Schlag: Frauen folgen meinen Ratschlägen (die eigentlich nur eigene Erfahrungen sind) und erzielen außerordentliche Ergebnisse. Sie fühlen sich besser, finden „sich selbst“ und sprechen darüber.

So verbreitete sich dieses intime Tagebuch innerhalb von 3 Monaten und wurde von nahezu 200.000 Personen auf allen Netzwerken verfolgt. Ich bezeichne sie als 200.000 „Musen“.

Das Interesse daran ist unglaublich, und das ist berechtigt! Für die Wand-Pilates-Methode braucht man keine Ausrüstung, nur eine freie Wand und eine Matte. Das kann man auch zu Hause und im Urlaub machen! Diesen Sommer habe ich zum ersten Mal in meinem Leben meinen Sport mitgenommen. Auf der Terrasse eines Bungalows, im Schatten von Pinien und beim Zirpen der Grillen, konnte ich dem Drang nicht widerstehen, meine täglichen Trainingseinheiten zu absolvieren. Das war neu für mich, aber ich spürte tatsächlich ein Verlangen, meinen Körper zu bewegen, wenn auch nur für ein paar Minuten, um mich gut zu fühlen. Wenn man mir das vor ein paar Monaten gesagt hätte, hätte ich das nie geglaubt! Aber das ist eines der Symptome der Wand-Pilates-Sucht!

Eine ansteckende Sucht, denn viele „Musen“ haben das genauso erlebt! Viele von ihnen waren nicht sportlich aktiv und suchten seit Jahren DEN Sport, der sie mit körperlicher Aktivität versöhnen könnte (siehe die Erfahrungsberichten, S. 8–9). Ich selbst hatte schon seit Jahren gar keinen Sport mehr getrieben. Mehrmals meldete ich mich in einem Fitnessstudio an, trainierte aber nur ein- oder zweimal im Jahr (und wurde zu einem der profitabelsten Mitglieder gewählt). Allein schon, dass ich dafür aus dem Haus gehen musste, war ein Hindernis für mich. Ich fühlte mich nicht wohl dabei, mein Haus, meinen Mann und meine Kinder allein zu lassen. Ich starrte permanent auf das Telefon, um sicherzugehen, dass alles in Ordnung war, und konzentrierte mich nicht auf die Übungen und hatte auch keinen Spaß dabei. Kürzlich habe ich es mit Boxen versucht. Auf einen Sack (oder eine Kollegin) einzuschlagen, gefiel mir, aber ich hasste alles, was dazugehörte: Sprünge, Kniebeugen, Liegestütze, Seile ... Ich war so sehr mit meinen Pfunden beschäftigt, dass es alles nur eine Qual war. Dann kam Wand-Pilates in mein Leben und ich versöhnte mich mit Sport, beziehungsweise mit mir selbst. Die Bewegungen sind sanft, die Einheiten kurz und abwechslungsreich, sodass es nicht langweilig wird.

Obwohl Wand-Pilates ein Sport mit geringem Aufwand ist, sind die Auswirkungen für die Figur atemberaubend und schnell! Tatsächlich merkt man schon nach den ersten Einheiten einen Unterschied. Man fühlt sich im Alltag kräftiger stabiler, gefestigter! Wenn ich zum Beispiel eine relativ schwere Einkaufstasche trug, neigte sich mein Körper nach unten und in meinem Arm spürte ich die Anstrengung. Heute nehme ich eine ganz andere Spannung in meinen Bauchmuskeln wahr: die Kraft meiner Körpermitte gleicht den Zug meiner Tasche aus und mein Körper bleibt aufrecht. Das werden Sie auch merken, da bin ich sicher.

Wenn Sie das hier lesen, haben Sie sicher schon ein Auge auf Wand-Pilates geworfen. Jetzt ist es an der Zeit, aktiv zu werden und die erste Einheit zu absolvieren! Wenn Ihnen die Motivation fehlt, appellieren Sie an Ihre Disziplin, beides liegt oft nah beieinander. Sie werden überrascht sein, welche Auswirkungen das auf Körper und Geist hat, zumindest wünsche ich Ihnen das!

Für mich war Wand-Pilates eine echte Offenbarung, und ich hoffe, für Sie auch.

WAS IST WAND-PILATES?

Pilates an der Wand ist eine Methode, bei der eine Wand als Stütze verwendet wird, um die Muskeln zu stärken und die Körperhaltung zu verbessern. Sie ist vom traditionellen Pilates inspiriert, das von Joseph Pilates in den 1920er-Jahren entwickelt wurde.

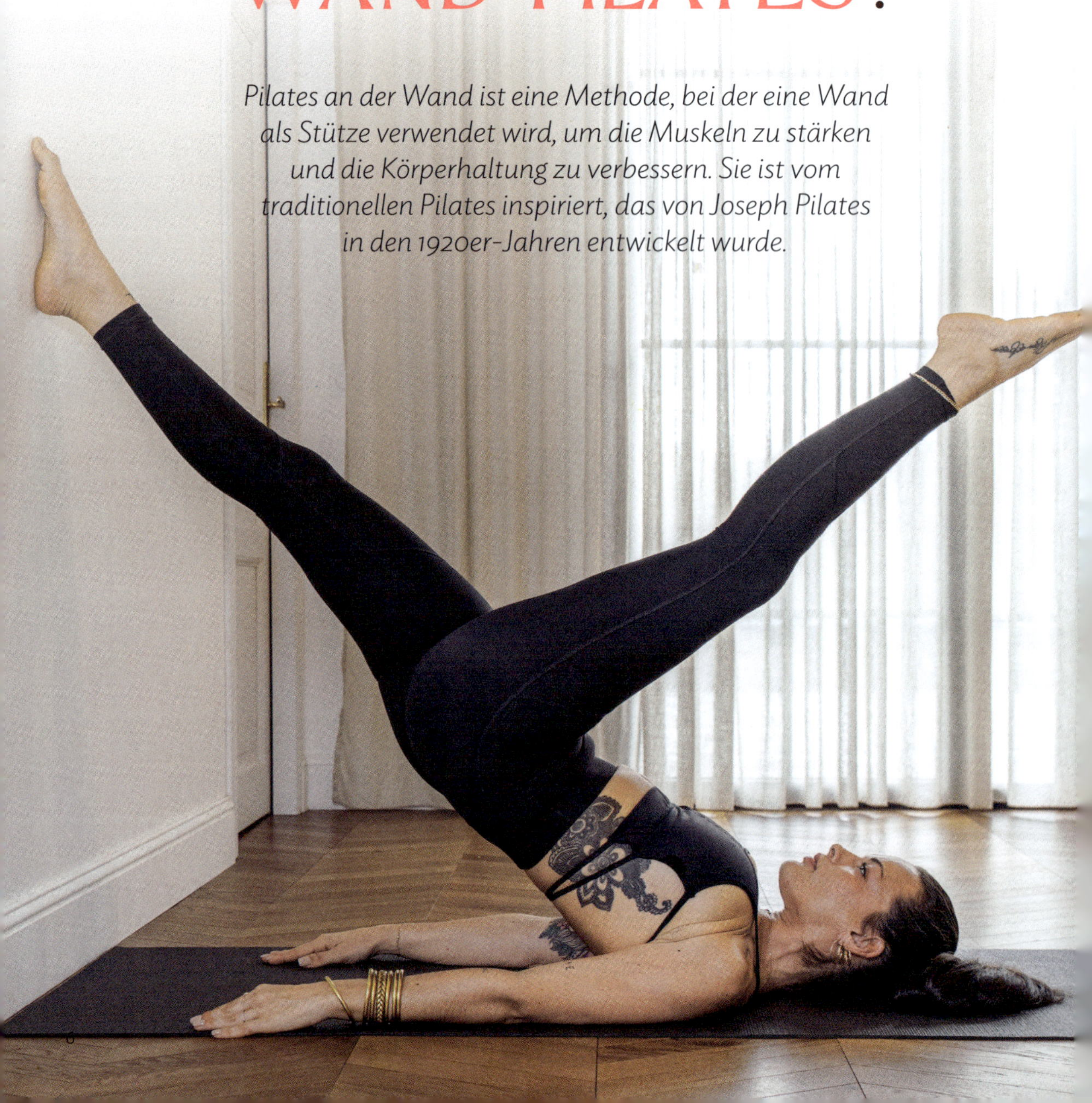

Bei diesem Sport geht es um Stabilität, Gleichgewicht und Beweglichkeit und er stärkt die Tiefenmuskulatur. Neben der Kräftigung der Muskeln hilft Wand-Pilates, die Wirbelsäule besser auszurichten, die Haltung im Alltag zu verbessern und Muskelverspannungen abzubauen.
Dieser belastungsschonende Sport erlaubt es einem, regelmäßig zu trainieren, ohne dabei zu sehr unter dem eigenen Körpergewicht zu leiden. Dabei machen sich die positiven Auswirkungen sehr schnell bemerkbar: Die schrägen Bauchmuskeln werden trainiert und man fühlt sich im Alltag straffer und gestärkt. Die Silhouette strafft sich, der Oberkörper öffnet sich und der Körper wird kräftiger. Wie traditionelles Pilates ist auch die Variante an der Wand eine Wohltat für den Geist. Die sanften, aber äußerst effizienten Bewegungen bieten allen die Möglichkeit für körperliche Aktivität, auch Sportmuffel finden schnell Gefallen daran, siehe die Erfahrungsberichte S. 8–9.

Die Variante an der Wand tut auch der Seele gut.

Ein paar Empfehlungen:
Achten Sie bei den Übungen darauf, dass der Boden oder die Matte nicht rutschig sind. Trainieren Sie barfuß, damit Sie nicht stürzen.
Man kann diese Übungen überall ausführen, wo es eine freie Wand gibt. Wie bei jedem anderen Sport auch, ist es wichtig, dass man sich vor einer Übung aufwärmt.

Für diesen Sport braucht man nur eine freie Wand.

Für eine gute Ausführung der Übungen ist die richtige Atmung essenziell. Bei jeder Einatmung müssen der Beckenboden und die tiefen Bauchmuskeln angespannt werden (beim Ausatmen zieht man den Bauchnabel näher an die Wirbelsäule heran). Nehmen Sie sich Zeit, um die Bauchmuskeln beim Ausatmen zu spüren, dann spüren Sie sie auch bei den Übungen besser.
Regelmäßiges Trainieren ist bei diesem Sport wichtig, damit man die Wirkungen spürt. Es ist besser, täglich 10 Minuten zu trainieren, als einmal in der Woche 40 Minuten. Sie werden schnell Fortschritte machen und mehr und mehr Freude an den Übungen gewinnen. Wenn Sie die Auswirkungen auf Ihren Körper und Ihre Seele spüren, werden die Wand-Pilates-Übungen zu Ihrem Wohlbefinden im Alltag beitragen.

ERFAHRUNGSBERICHTE*

Cécile

42 Jahre, macht seit 3 Wochen Wand-Pilates

„Ich kann nicht mehr auf meine morgendlichen Übungen verzichten und komme immer entspannt zur Arbeit, voller Energie, gut drauf und mit einem Lächeln. Ich habe fast 5 kg abgenommen, ich spüre und sehe, wie sich mein Körper verändert, das ist sehr schön."

Manon

27 Jahre, macht seit 2 Monaten Wand-Pilates

„Meine Figur ist schlanker, ich bin beweglicher geworden und habe mehr Selbstbewusstsein. Zunächst war ich skeptisch, aber dies ist ein Sport, der trotz des geringen Aufwands Wunder wirkt. Ganz zu schweigen vom psychologischen Wohlbefinden … alles wunderbar."

Léanne

25 Jahre, macht seit 2 Wochen Wand-Pilates

„Eine wahnsinnige Wohltat, den Körper intensiv, aber sanft zu trainieren. Schon nach 2 Wochen beginnen sich Bauchmuskeln und Taille abzuzeichnen. Ich empfehle das zu 100 %, danke Marine!"

Sabrina

43 Jahre, macht seit 1 Monat Wand-Pilates

„Wand-Pilates ist eine wundervolle Entdeckung, Sport ohne großen Aufwand für den Körper, der Arbeit in der Tiefe leistet. Er sorgt für Kräftigung, Gleichgewicht und eine gute Körperform. Ich möchte nie mehr ohne auskommen."

Valérie

54 Jahre, macht seit 2 Monaten Wand-Pilates

„Eine sofortige Wohltat. Ich gehe schon lang ins Fitnessstudio und hatte Lust auf etwas anderes. Ich habe mit dem 30-Tage-Programm begonnen und bin dabeigeblieben. Die Übungen sind mir jeden Tag ein echtes Bedürfnis. Sie geben mir das Gefühl von richtiger Muskelarbeit ohne Stress für den Körper. Seitdem fühle ich mich viel ausgeglichener und die Ergebnisse stellen sich langsam ein. Es ist eine Wohltat, Marines Programm zu verfolgen, das eine schöne Entdeckung für mich war. Seitdem wähle ich aus den Videos die aus, die mir gefallen, auf die ich Lust habe; es gibt keinen Zwang, nur Spaß und positive Wirkung. DANKE."

Magali

49 Jahre, macht seit 3 Wochen Wand-Pilates

„Welche Wohltat, seit ich damit begonnen habe, habe ich eine bessere Körperspannung und Energie. Ich mache das erst seit 3 Wochen, sehe aber schon weniger Zentimeter an meinen Oberschenkeln und Armen! Ich fühle mich nach jeder Einheit so gut, mit dem Sport, bei dem mein Körper nicht leidet und bei dem ich nicht merke, dass ich Sport mache! Jeden Morgen freue ich mich auf 1 oder 2 Einheiten. Noch einmal vielen Dank, dass ich das entdecken konnte!"

Ophélie

31 Jahre, macht seit 4 Monaten Wand-Pilates

„Hallo Marine, seit ich Wand-Pilates mache, habe ich 7 kg abgenommen und fühle mich in meinem Körper und meinem Kopf wohler, mein Körper wird straffer und ich bin fitter. Ich bin so viel glücklicher."

*Erfahrungsberichte aus Umfragen in meinen Netzwerken.

Frédérique

37 Jahre, macht seit 3 Wochen Wand-Pilates

„Ein Wohlgefühl nach der Übung am Morgen: Ich fühle mich wohl in meiner Haut, ich bin den ganzen Tag über besser drauf und motivierter. Manchmal habe ich das Gefühl, dass die Übungen nicht viel bewirken, aber dann verliere ich mehrere Zentimeter am Bauch, der Taille, den Oberschenkeln und Armen. Ich habe mir nie viel aus Sport gemacht, aber jetzt bin ich froh, dass ich morgens meine Einheiten absolviere."

Aude

50 Jahre, macht seit 1 Monat Wand-Pilates

„Super, ohne unter seinem Gewicht zu leiden, kann man täglich ohne besondere Kleidung üben. Ich persönlich habe bessere Resultate mit Wand-Pilates als mit Intervalltraining erzielt ... gut definierte Bauchmuskeln, straffe Oberschenkel, allgemein ein gutes Körpergefühl ... ich möchte es nicht mehr missen ..."

Vanessa

42 Jahre, macht seit 1 Monat Wand-Pilates.

„Für mich war das eine Entdeckung, seit ich abends nach der Arbeit Wand-Pilates mache, bin ich nicht mehr frustriert. Es tut mir psychisch und körperlich unglaublich gut. Ich merke auch, dass ich schon einige Zentimeter und Kilo verloren habe."

Alexia

27 Jahre, macht seit 1 Monat Wand-Pilates

„Konturierte Körperform, beeindruckende Ergebnisse an Oberschenkeln/Gesäß und Armen! Generelles Wohlgefühl, weniger müde, bessere Haltung und keine Rückenschmerzen mehr, insgesamt überaus positiv. Ich habe es noch nie geschafft, so regelmäßig und über einen längeren Zeitraum Sport zu treiben, und das ohne Zwang, nur mit Lust und dem Wunsch, jeden Tag weiterzumachen. Mit einer ausgewogenen Ernährung ist dies für mich die perfekte Kombination!"

Gaelle

40 Jahre, macht seit 2 Monaten Wand-Pilates

„Ich habe eine bessere Haltung und viel weniger Schmerzen. Mein Körper ist viel fester, meine Cellulitis hat sich verringert, meine Bauchmuskeln zeichnen sich ab, mein Gesäß ist straffer. Wenn ich 1 Tag auslasse, fühle ich mich nicht wohl ... Ich konnte mir bisher nicht vorstellen, dass so ein langsamer und sanfter Sport solche Muskeln ausbildet. Dank Wand-Pilates macht mir Sport Spaß. Ich bin auf die Ergebnisse nach 6 Monaten gespannt, wenn es mir schon nach 2 so gut geht. Ich warte mal, was die Waage sagt, aber mental bin ich schon eine ganz andere."

Maëlys

27 Jahre, macht seit 3 Monaten Wand-Pilates

„Nach 2 Wochen Wand-Pilates habe ich eine echte Veränderung in mir gespürt, mit mehr Kraft, einer aufrechteren Haltung, einem äußerlich veränderten Körper; ich bin weniger müde, habe mehr Energie, fühle mich freier, mehr Dinge tun zu können, weil ich mehr Selbstvertrauen habe. Wand-Pilates hat mein Leben verändert. Danke für alles, Marine."

GUTE VORBEREITUNG

BEVOR SIE MIT WAND-PILATES BEGINNEN, SOLLTEN SIE FOLGENDE HALTUNGEN KENNEN:

BECKENSTELLUNG

Für eine sichere Ausführung der Wand-Pilates-Übungen muss das Becken in neutraler Position sein. Dabei wird die normale Wölbung des unteren Rückens beibehalten.

Um diese zu ermitteln, kippen Sie das Becken in die extremen Positionen: nach hinten, sodass der Po herausgestreckt wird, und nach vorn. Die neutrale Position liegt dazwischen.

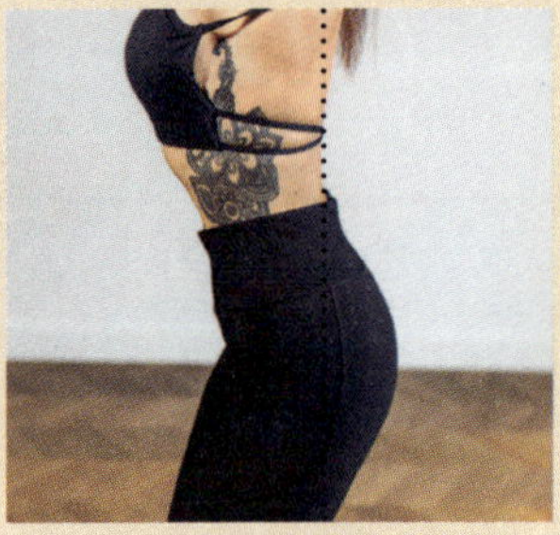
NACH VORN GEKIPPT

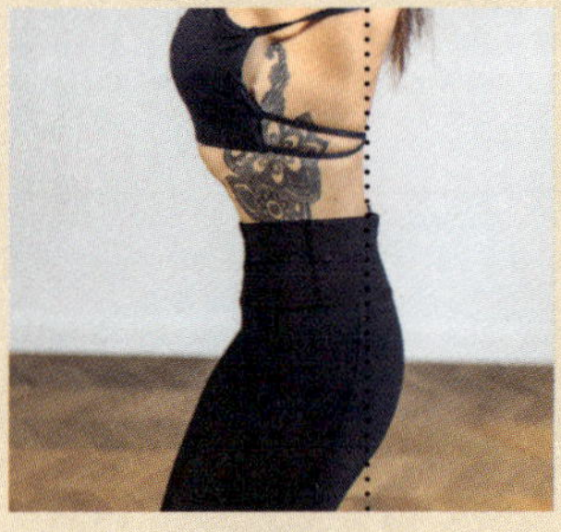
NEUTRALES BECKEN

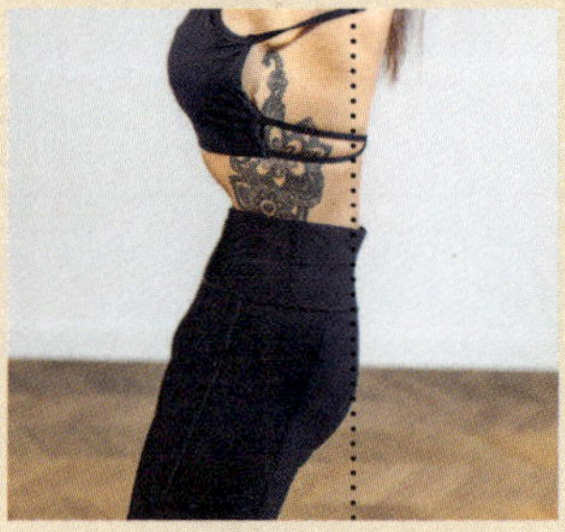
NACH HINTEN GEKIPPT

BAUCHMITTE

Um die tiefen Muskeln zu trainieren, müssen Sie lernen, die Beckenbodenmuskeln anzuspannen. Legen Sie sich dafür auf den Rücken und stellen Sie die Beine auf. Stellen Sie sich dann vor, Sie müssen Blähungen unterdrücken, ohne die Gesäßmuskeln anzuspannen, und gleichzeitig einen Urinstrahl zurückhalten (meine Damen, denken Sie an den „Pinkelstopp“-Test bei der Rückbildungsgymnastik). Wenn der Beckenboden angespannt ist, spannen Sie die schrägen Bauchmuskeln an. Atmen Sie dafür aus und ziehen Sie den Bauchnabel Richtung Wirbelsäule. Ich empfehle Ihnen, das ein paar Minuten vor der ersten Übungseinheit zu trainieren, um ein Gefühl für die Körperspannung zu entwickeln.

ATMUNG

Atmen Sie durch die Nase ein und spüren Sie, wie sich dabei die Bauchseiten öffnen. Atmen Sie durch den Mund aus und ziehen Sie dabei den Bauchnabel zur Wirbelsäule.

SCHULTERN

Die Schultern sollten entspannt auf der Höhe des Schlüsselbeins liegen und nicht zu den Ohren hochgezogen werden.

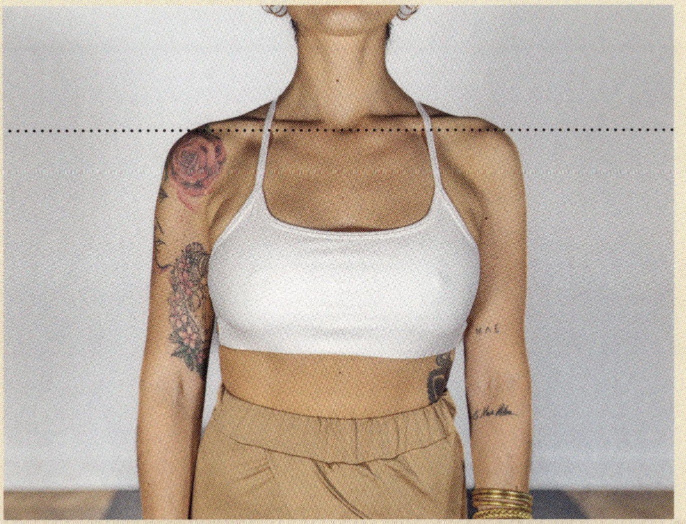

KOPF

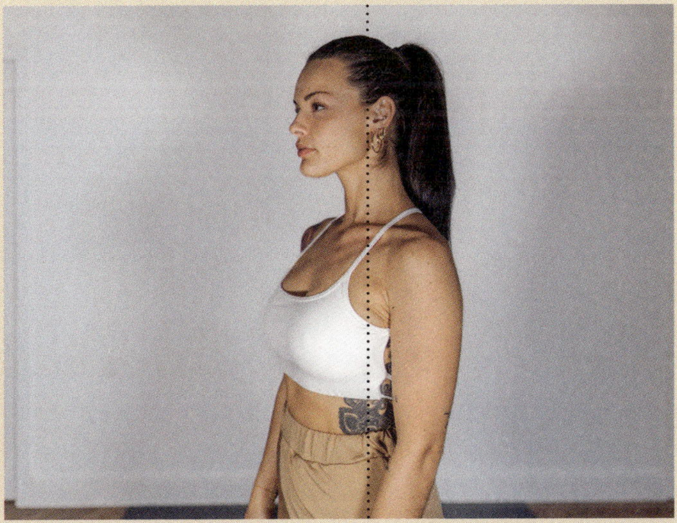

Ziehen Sie im Stehen mit freiem Hals, geradem Kinn und offenem Oberkörper den Scheitel zur Decke. Richten Sie sich auf, in jeglicher Hinsicht …

DIE GOLDENEN REGELN

UM GUTE ERGEBNISSE ZU ERZIELEN, SOWOHL FÜR IHREN KÖRPER ALS AUCH FÜR IHREN GEIST, MUSS DIESE NEUE SPORTLICHE AKTIVITÄT MIT EINER GUTEN ERNÄHRUNG KOMBINIERT WERDEN.

Nachdem ich seit meinem 8. Lebensjahr von einer Ernährungsberaterin zur nächsten geschickt wurde, glaubte ich, wirklich alles probiert zu haben. Bis zu diesem Januar 2023, als ich entschied, es wirklich zu probieren, ganz ernsthaft. Damals wurde mir klar, dass alle Werkzeuge direkt vor mir lagen, dass ich keine Diät brauchte, sondern eine ganz normale Ernährung. Eine, durch die man nicht zunimmt, mit der man gesund bleibt. Um Ihnen dabei zu helfen, den gleichen Effekt zu erzielen, finden Sie hier einige Tipps, die sich bei den Musen bewährt haben:

Man belohnt sich nicht für gutes Essen, indem man schlecht isst.

Man beglückwünscht sich nicht für seine Anstrengungen, indem man sie zerstört.

Man unterscheidet zwischen Wunsch und Gelegenheit:
„Habe ich wirklich Lust auf Burger mit Pommes oder habe ich nur Lust darauf, weil ich gerade im Restaurant bin?“ Manchmal muss man nur ein paar Sekunden nachdenken, um seine Meinung zu ändern, und zwar in aller Ruhe.

Zwischen den Bissen das Besteck ablegen:
So nimmt man die Mahlzeit bewusst zu sich und bekommt ein Gefühl für die Mengen. Und indem dabei die Zeit für das Essen und Kauen länger wird, verspürt man auch schneller ein Sättigungsgefühl. Denn meist bleibt man nicht aus Hunger am Tisch, sondern aus Gewohnheit, weil wir das Essen vor Augen haben.

Keine Schüsseln auf den Tisch stellen, sondern den Teller (und die der anderen) in der Küche füllen. So verhindert man, dass man sich unnötig nachnimmt.

Während des Tages ausreichend Wasser trinken.
Eventuell hilft Ihnen dabei ein Messbecher. Früher habe ich erst um 20 Uhr abends meinen ersten Schluck Wasser getrunken, heute brauche ich mindestens 2 Liter am Tag! Der Durst kommt mit dem Trinken.

Zu jeder Mahlzeit Gemüse essen.
Für alle, die kein Gemüse mögen: Es gibt bestimmt 2 oder 3 Sorten, die auch Sie gerne essen.
Essen Sie vor allem diese und wandeln Sie die Rezepte ab!

Die Mahlzeiten im Voraus zubereiten, so setzt man sich einen Rahmen dafür und spart jeden Tag wertvolle Zeit. Zeit, die man für eine Einheit Wand-Pilates nutzen kann …

Die Teller-Methode anwenden (von Ernährungsexperten der Universität Harvard entwickelt): ¼ Proteine, ¼ Sättigungsbeilage, 2/4 Gemüse (und Obst).

Auf meinen Kanälen in den sozialen Netzwerken finden Sie täglich weitere Ratschläge und Tipps.

STOPPUHR

AUSSER BEI DEN AUFWÄRM- UND DEHNÜBUNGEN, FÜR DIE DIE ANGEGEBENE ZEIT EINGEHALTEN WERDEN MUSS, FINDET MAN BEI ALLEN WAND-PILATES-ÜBUNGEN EINEN VORSCHLAG FÜR DIE DAUER UND ANZAHL VON WIEDERHOLUNGEN. DIESE BEIDEN ANGABEN:

- geben die Anzahl der Wiederholungen an, die Sie in der vorgegebenen Zeit schaffen sollten. Dies ist ein Ziel, das Sie erreichen sollten, wenn es beim ersten Versuch nicht klappt, ist das nicht schlimm, Sie werden sich verbessern, je besser Sie die Bewegung beherrschen.

- ermöglichen Ihnen, die Übung auch ohne Stoppuhr durchzuführen. Um Ihre Trainingseinheiten so angenehm wie möglich zu gestalten, können Sie sich mit einer Sport-Timer-App behelfen. Man kann sie sich gratis herunterladen.
Mit einer solchen App können Sie sich einen Zeitplan für jede Übungseinheit in diesem Buch erstellen:

Aufwärmen:
- 4 Übungen von jeweils 30 Sekunden
- 15 Sekunden Pause dazwischen (Nutzen Sie die Zeit, die nächste Übung im Buch anzusehen und/oder die nächste Position einzunehmen).

Übungen:
- 9 Übungen von jeweils 30 Sekunden
- 15 Sekunden Pause dazwischen (ebenfalls, um sich auf die nächste einzustellen)

Stretching:
- 4 Übungen von jeweils 30 Sekunden
- 10–15 Sekunden Pause dazwischen (ebenfalls, um sich auf die nächste einzustellen)

Sie müssen nur zwei Timer einstellen, die für alle Sitzungen gelten (1 zum Aufwärmen und für das Stretching + 1 für die Übungen).

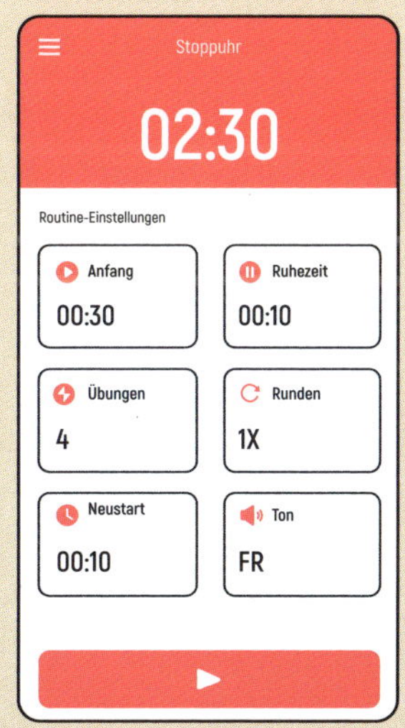

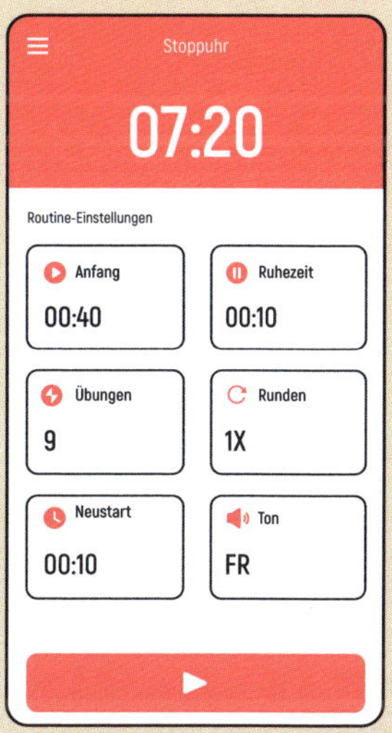

MEIN PLAN
Wand-Pilates

TRAGEN SIE HIER DIE DATEN VOM 1. UND 28. TAG EIN	ANFANGSDATUM	ENDDATUM
GEWICHT	....	....
TAILLEN-UMFANG	....	....
HÜFT-UMFANG	....	....
OBERSCHENKEL-UMFANG	....	....

28-TAGE-CHALLENGE,
NACH JEDER EINHEIT EIN KÄSTCHEN DURCHKREUZEN

TAG 1	TAG 2	TAG 3	TAG 4
TAG 5	TAG 6	TAG 7	TAG 8
TAG 9	TAG 10	TAG 11	TAG 12
TAG 13	TAG 14	TAG 15	TAG 16
TAG 17	TAG 18	TAG 19	TAG 20
TAG 21	TAG 22	TAG 23	TAG 24
TAG 25	TAG 26	TAG 27	TAG 28

AUFWÄRMEN 1. EINHEIT

HALSWIRBELSÄULE 30 Sek.

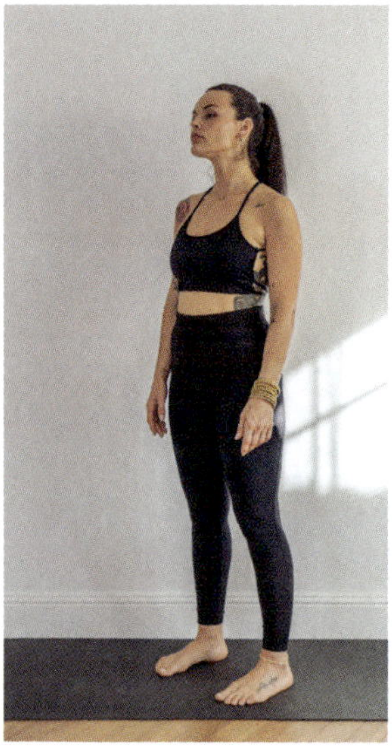

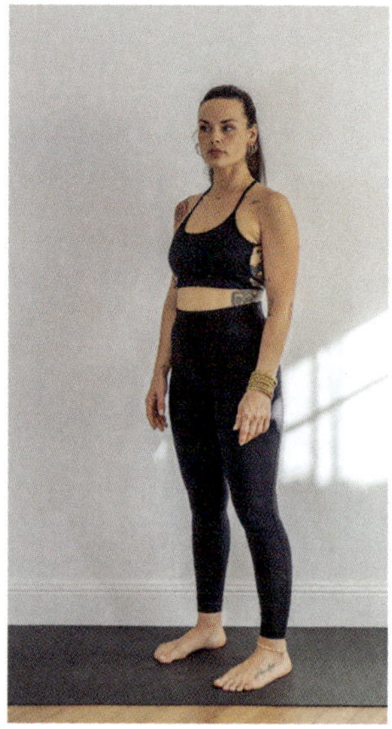

1. Stellen Sie aufrecht hin, die Beine hüftbreit auseinander. Die Schultern fallen locker nach unten, das Kinn ist leicht eingezogen, sodass die Halswirbelsäule gedehnt wird.

2. Machen Sie kleine, sanfte, kreisende Bewegungen mit dem Kopf.

3. Wechseln Sie nach 15 Sek. die Richtung oder verdoppeln Sie die Aufwärmzeit (30 Sek. + 30 Sek.).

SCHULTERN 30 Sek.

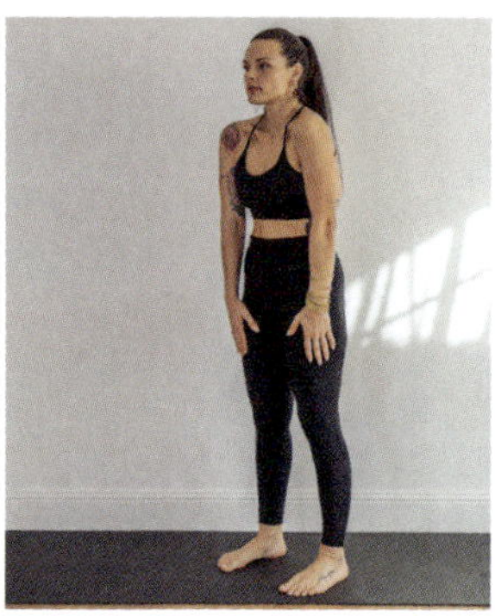

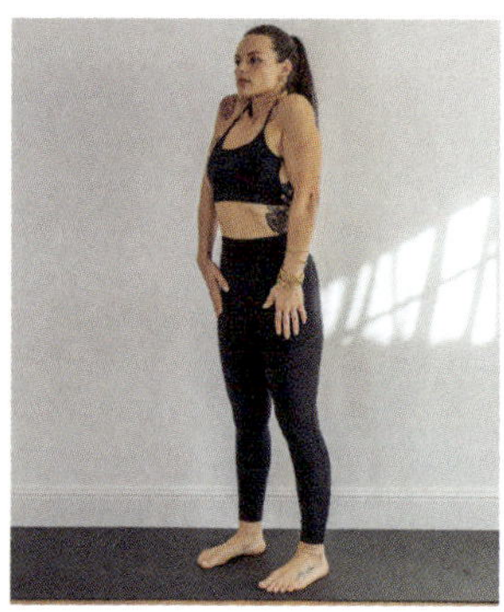

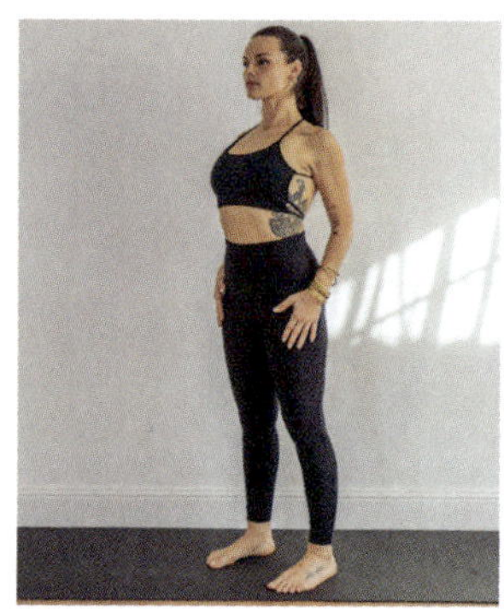

1. Stellen Sie sich aufrecht hin, die Beine sind beckenbreit auseinander, die Schultern sind tief.

2. Kreisen Sie die Schultern in großen Bewegungen: Beim Einatmen öffnen sie sich nach hinten und die Schulterblätter kommen zusammen. Führen Sie sie beim Ausatmen in einer kreisenden Bewegung nach vorn, der Rücken wird dabei rund.

3. Wechseln Sie nach 15 Sek. die Richtung oder verdoppeln Sie die Aufwärmzeit (30 Sek. + 30 Sek.).

HANDGELENKE 30 Sek.

1. Verschränken Sie die Finger und kreisen Sie Ihre Handgelenke.

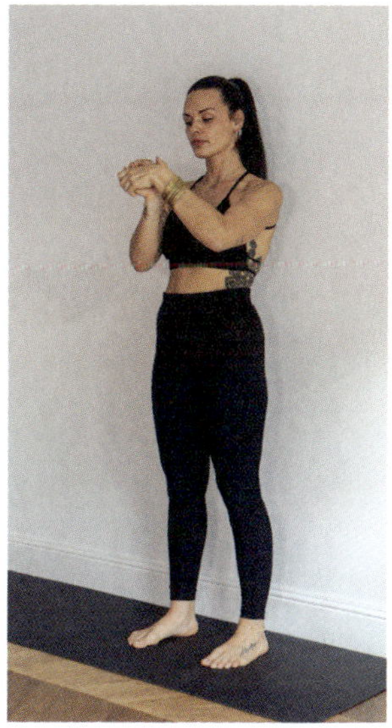

FUSSGELENKE 30 Sek.

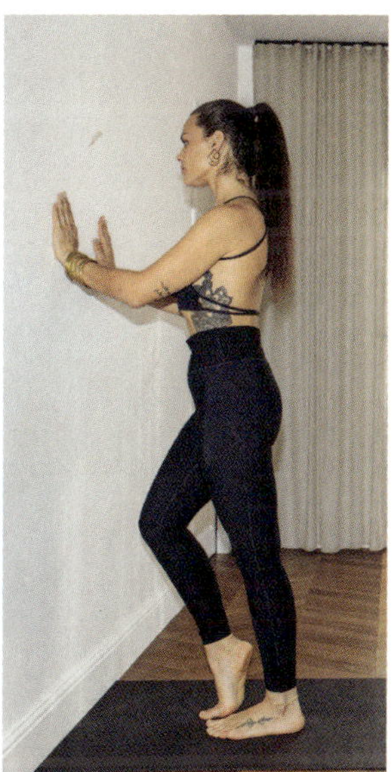

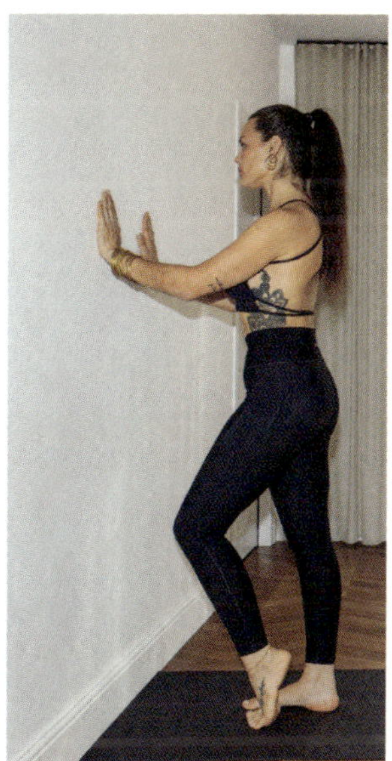

1. Stellen Sie sich aufrecht hin und legen Sie die Hände an die Wand. Heben Sie die rechte Ferse an, kommen Sie auf die Zehenspitzen und setzen Sie den Fuß wieder ab. Nun heben Sie den rechen Fuß. Wechseln Sie in einer fließenden Bewegung von einem Fuß auf den anderen.

AUFWÄRMEN 2. EINHEIT

WIRBELSÄULE STRECKEN 30 Sek.

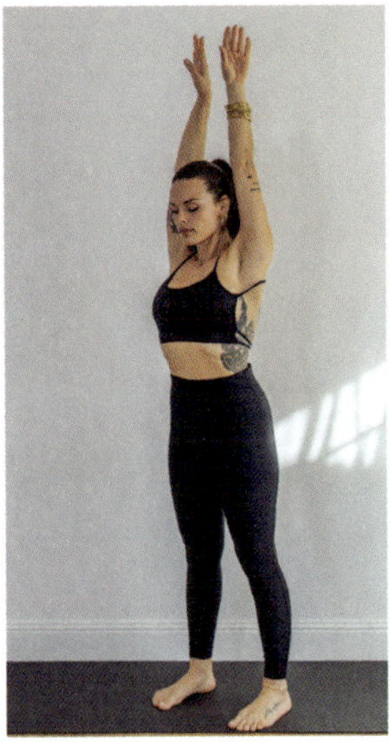

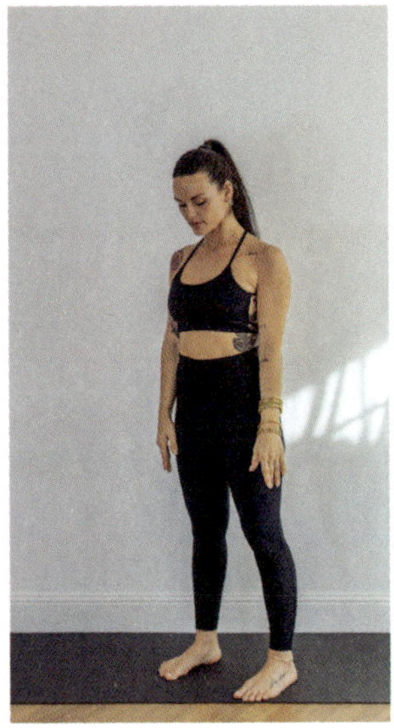

1. Stehen Sie aufrecht, mit den Beinen beckenbreit auseinander, die Schulterblätter sind tiefgezogen und geöffnet.

2. Atmen Sie ein und heben Sie die Arme hoch, machen Sie sich lang. Das Kinn ist dabei entspannt und leicht nach vorn gestreckt.

3. Atmen sie aus und lassen Sie die Arme neben den Körper fallen, das Kinn bleibt dabei vorn.

SCHULTERN 30 Sek.

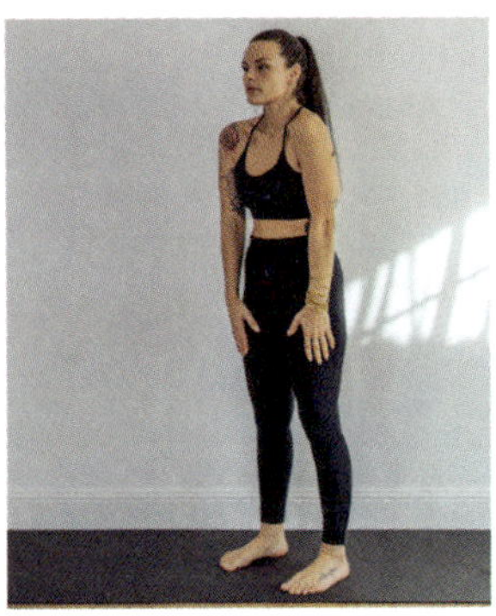

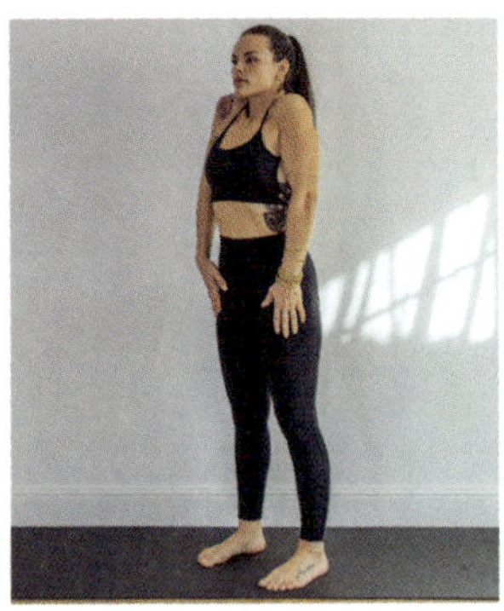

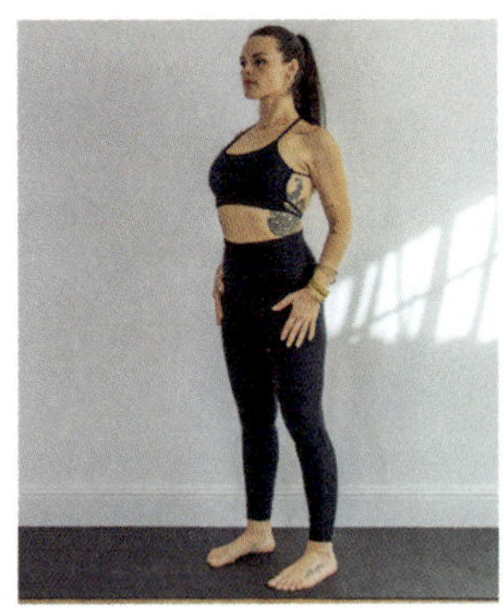

1. Stellen Sie sich aufrecht hin, die Beine sind beckenbreit auseinander, die Schultern tief.

2. Führen Sie mit den Schultern große, kreisende Bewegungen aus: Beim Einatmen öffnen sie sich nach hinten und die Schulterblätter kommen zusammen. Führen Sie sie beim Ausatmen in einer kreisenden Bewegung nach vorn, der Rücken wird dabei rund.

3. Wechseln Sie nach 15 Sek. die Richtung oder verdoppeln Sie die Aufwärmzeit (30 Sek. + 30 Sek.).

VON DER SPITZE AUF DIE FERSE 30 Sek.

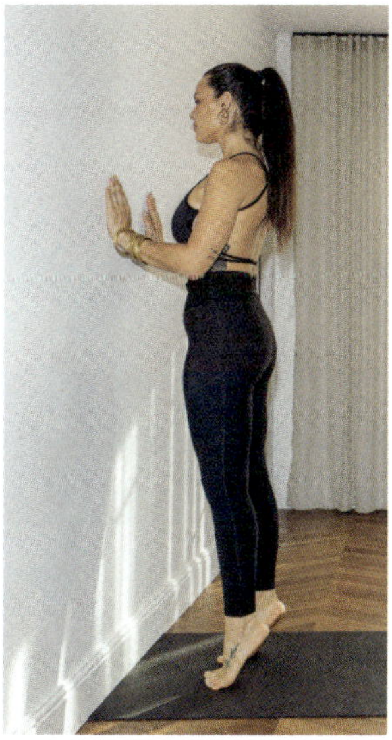

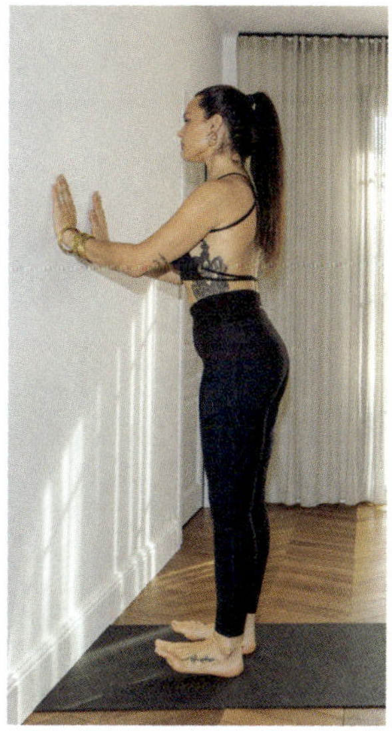

1. Stellen Sie sich aufrecht hin und legen Sie die Hände an die Wand.

2. Atmen Sie ein und stellen Sie sich auf die Zehenspitzen.

3. Atmen Sie aus, gehen Sie auf die Fersen und heben Sie die Zehen an.

4. Wiederholen Sie die Bewegung.

BECKENMOBILISATION 30 Sek.

1. Stellen Sie sich aufrecht hin, die Beine sind beckenbreit auseinander und leicht gebeugt.

2. Kippen Sie das Becken über die neutrale Position vor und zurück.

3. Atmen Sie ein und kippen Sie das Becken nach hinten, atmen Sie dann aus und bringen Sie es in einer fließenden Bewegung weit nach vorn.

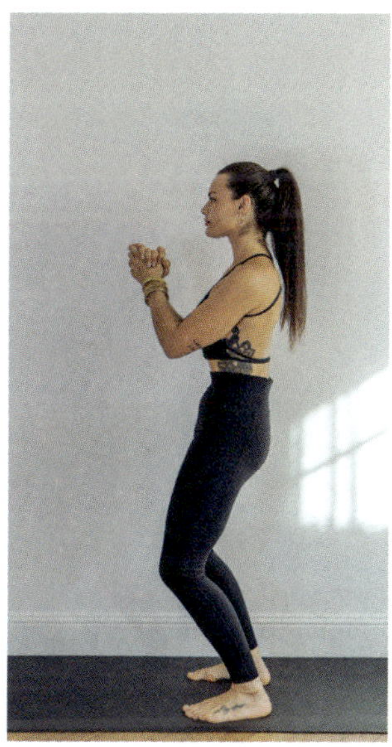

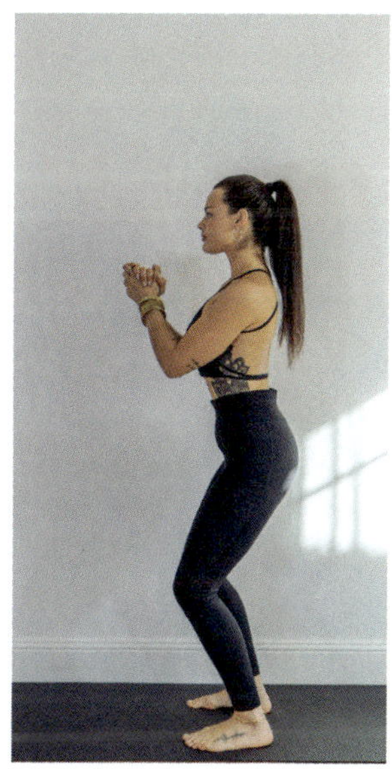

AUFWÄRMEN 3. EINHEIT

HALSWIRBELSÄULE 30 Sek.

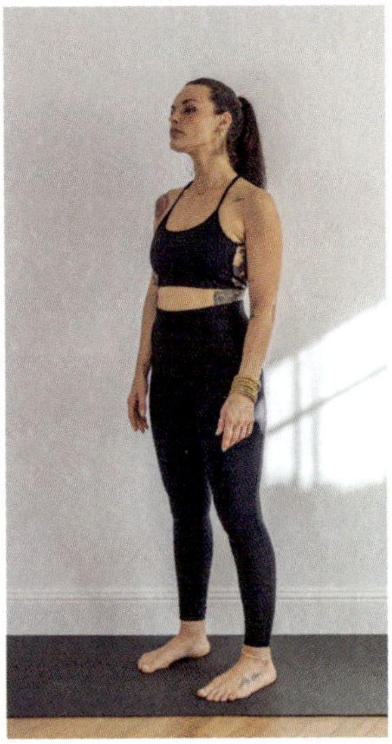

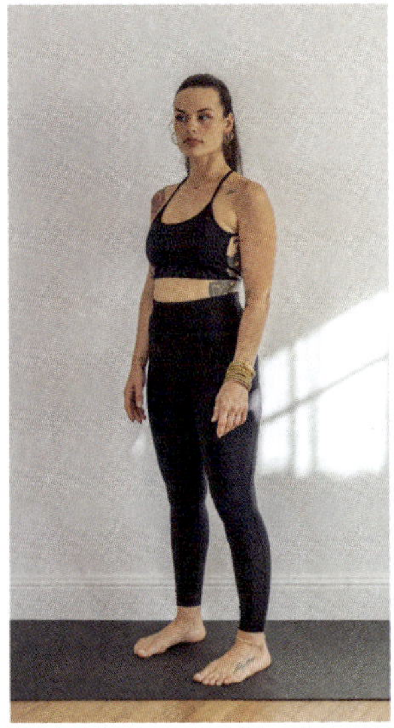

1. Stellen Sie sich aufrecht hin, die Beine sind beckenbreit auseinander, die Schultern tief, das Kinn leicht nach unten gezogen, sodass sich die Halswirbelsäule komplett entspannt.

2. Kreisen Sie den Kopf in kleinen, sanften und flüssigen Bewegungen.

3. Wechseln Sie nach 15 Sek. die Richtung oder verdoppeln Sie die Aufwärmzeit (30 Sek. + 30 Sek.).

HÜFTKREISEN 30 Sek.

1. Stellen Sie sich aufrecht hin, die Beine sind leicht gebeugt und beckenbreit auseinander.

2. Kreisen Sie die Hüften kontrolliert über die verschiedenen Beckenpositionen, dabei bleiben die Schultern stabil. Das Körpergewicht ist gleichmäßig auf beide Füße verteilt.

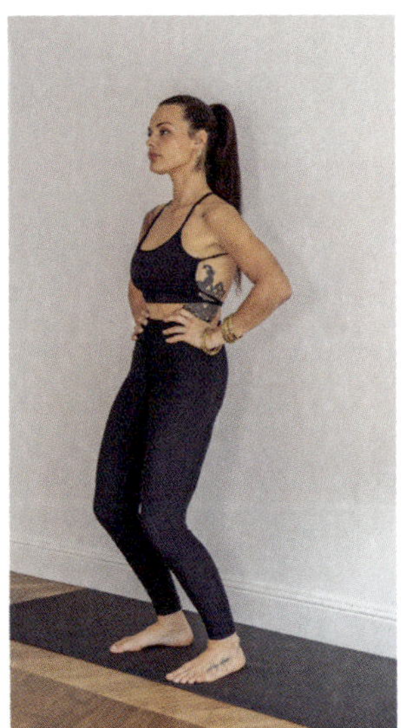

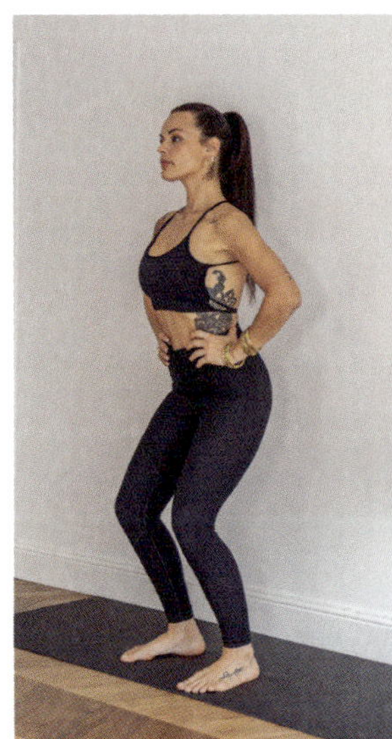

BEIN DEHNEN / RECHTS 30 Sek.

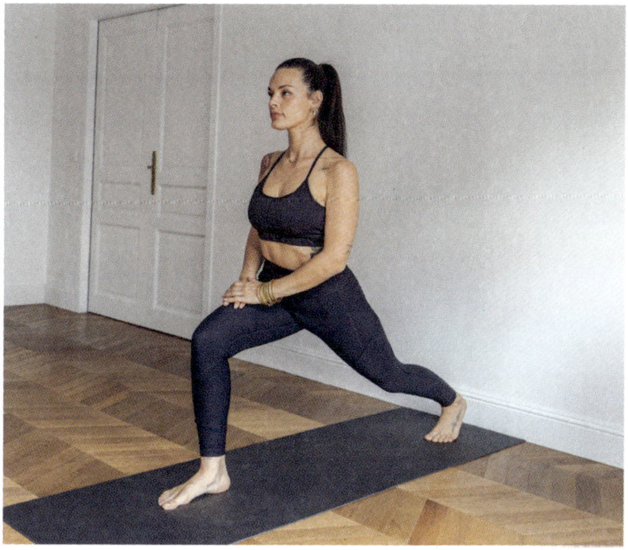

1. Stellen Sie sich in den Ausfallschritt, mit dem rechten Bein nach vorn und dem linken nach hinten gestreckt, um die Wade zu dehnen. Die Hüften bleiben dabei parallel.

2. Halten Sie diese Position und atmen Sie tief.

BEIN DEHNEN / LINKS 30 Sek.

1. Stellen Sie sich in den Ausfallschritt, mit dem linken Bein nach vorn und dem rechten nach hinten gestreckt, um die Wade zu dehnen. Die Hüften bleiben dabei parallel.

2. Halten Sie diese Position und atmen Sie tief.

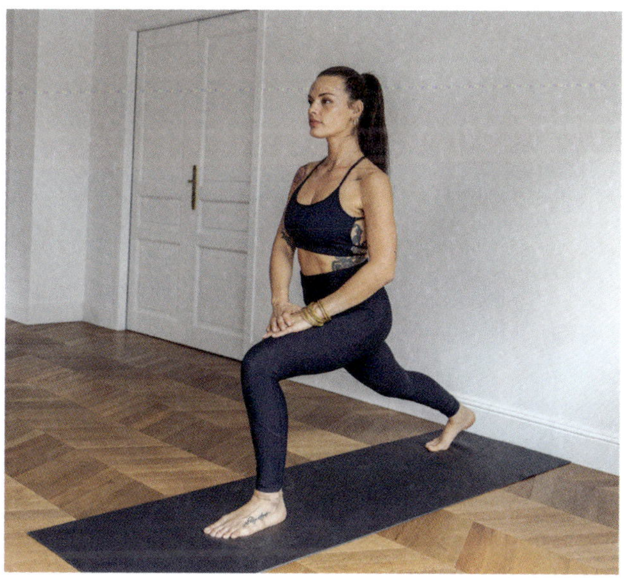

AUFWÄRMEN 4. EINHEIT

RÜCKEN — 30 Sek.

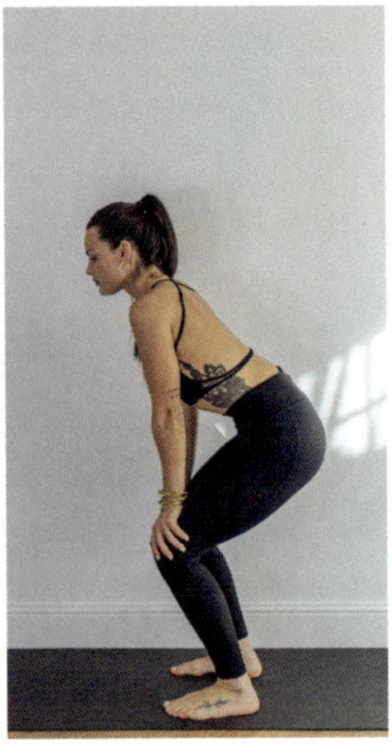

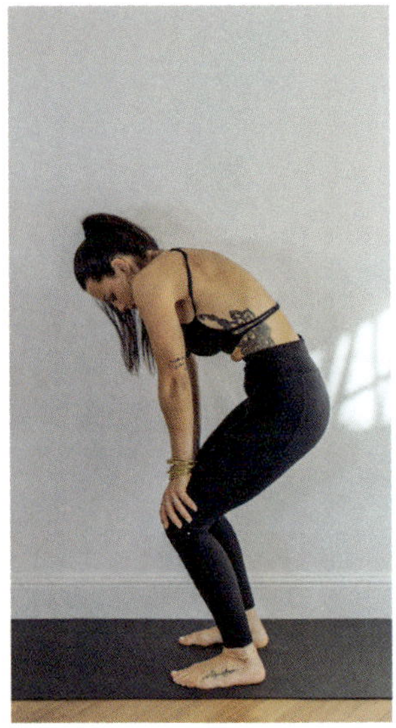

1. Stellen Sie sich aufrecht hin, mit gebeugten Beinen und den Händen auf den Oberschenkeln.

2. Halten Sie die Position, atmen Sie aus und machen Sie den Rücken rund.

3. Atmen Sie ein und strecken Sie den Rücken in einer langsamen und fließenden Bewegung wieder in die gerade Position.

4. Wiederholen sie das.

KNIEGELENKE — 30 Sek.

1. Legen Sie die Hände auf die Knie, strecken Sie dabei das Gesäß nach hinten und halten Sie die Füße parallel.

2. Kreisen Sie die Knie in kleinen Bewegungen.

3. Wechseln Sie nach der Hälfte der Zeit die Richtung oder wiederholen Sie die Übung (30 Sek. + 30 Sek.).

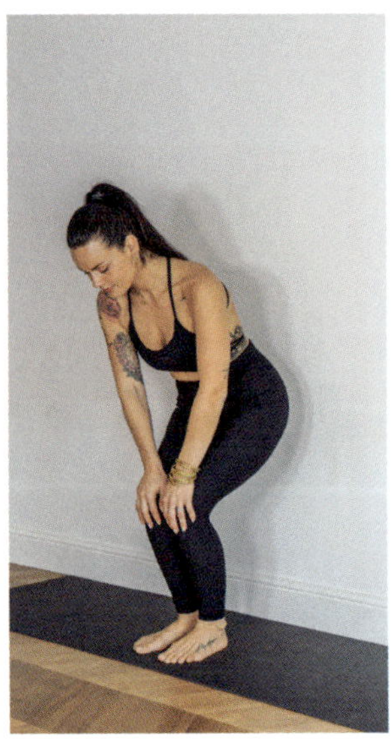

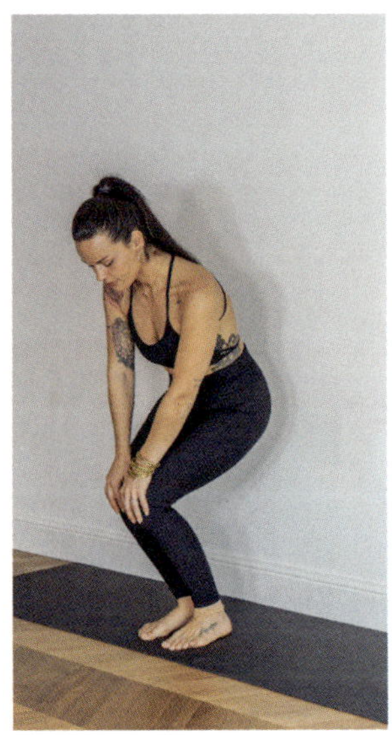

WIRBELSÄULE STRECKEN 30 Sek.

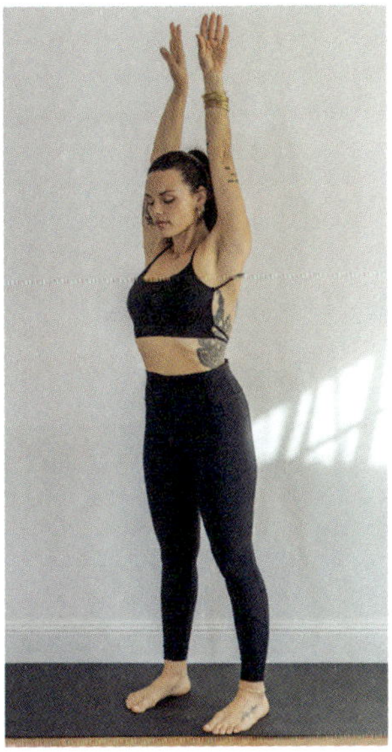

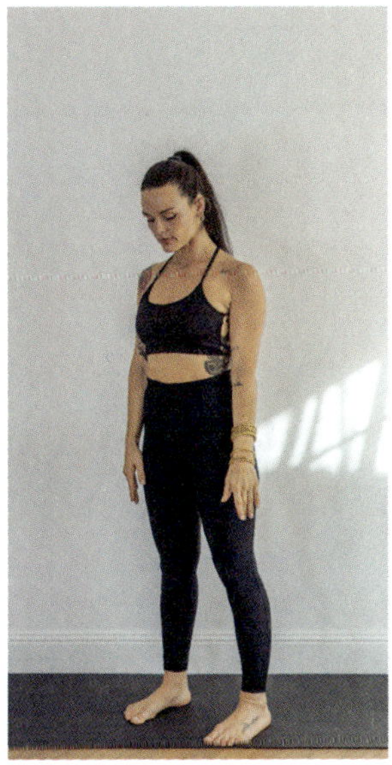

1. Stehen Sie aufrecht, mit den Beinen beckenbreit auseinander und den Schultern tief und offen.

2. AtmenSie ein und streckten Sie die Arme nach oben, machen Sie sich groß. Das Kinn ist dabei leicht nach vorn gestreckt.

3. Atmen Sie aus und lassen Sie die Arme neben den Körper fallen, das Kinn bleibt dabei vorn.

VON DER SPITZE AUF DIE FERSE 30 Sek.

1. Stellen Sie sich aufrecht hin und legen Sie die Hände an die Wand.

2. Atmen Sie ein und stellen Sie sich auf die Zehenspitzen.

3. Atmen Sie aus, gehen Sie auf die Fersen und heben Sie die Zehen an.

4. Wiederholen Sie die Bewegung.

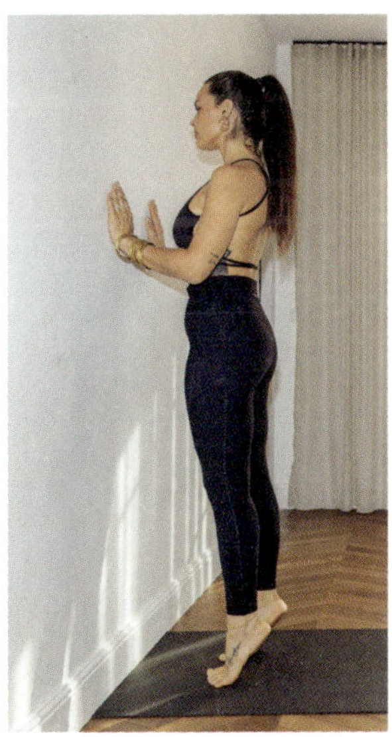

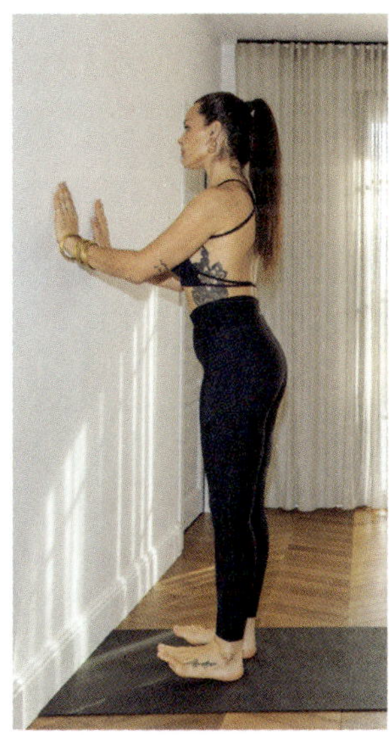

1. ÜBUNGSEINHEIT

SCHULTERKREISEN

40 Sek. oder 15 Wdh.

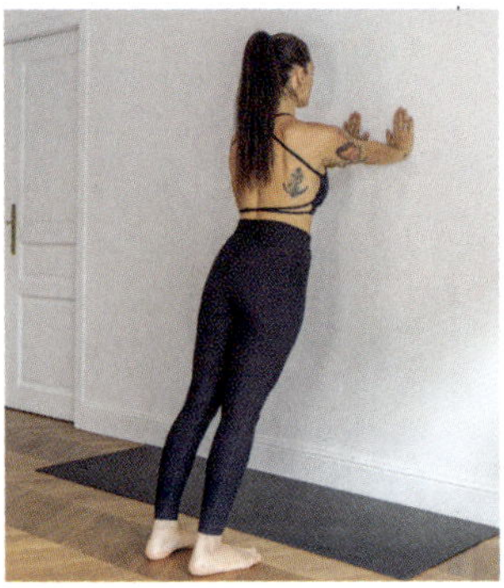

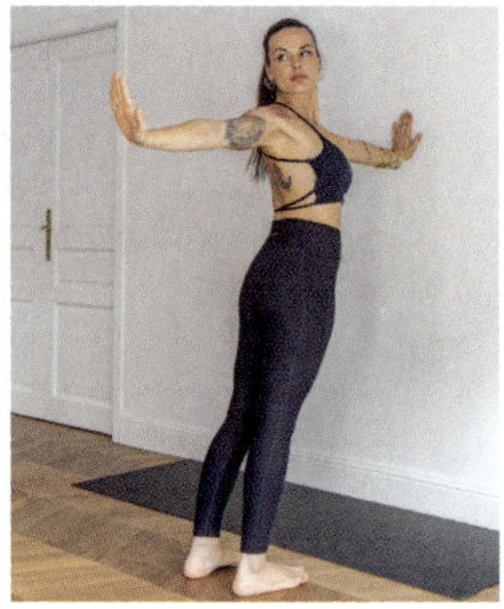

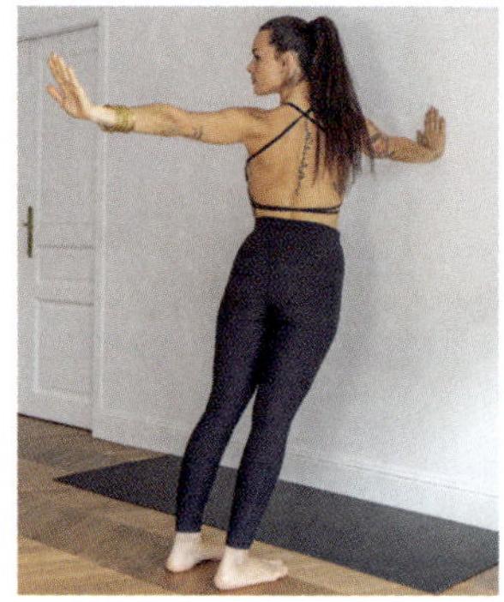

1. Legen Sie die Hände schulterbreit an die Wand und strecken Sie die Arme durch.

2. Führen Sie den rechten Arm nach hinten und folgen Sie ihm mit dem Blick.

3. Bringen Sie wieder beide Hände an die Wand und wiederholen Sie die Übung mit dem anderen Arm.

4. Spannen Sie während der Übung die Muskeln an und wechseln Sie die Seiten ab.

SCHULTER ANTIPPEN

40 Sek. oder 25 bis 30 Wdh.

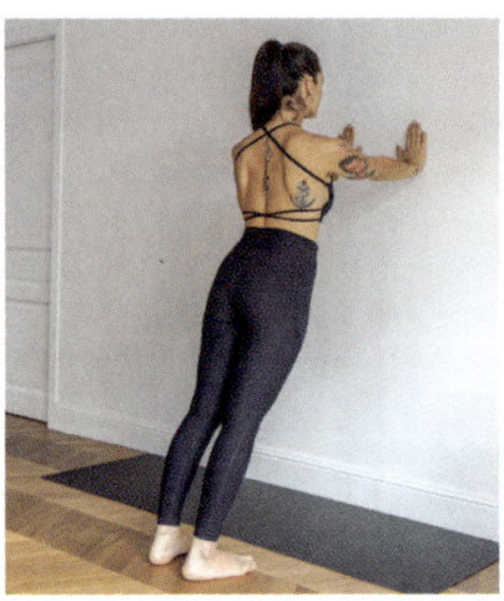

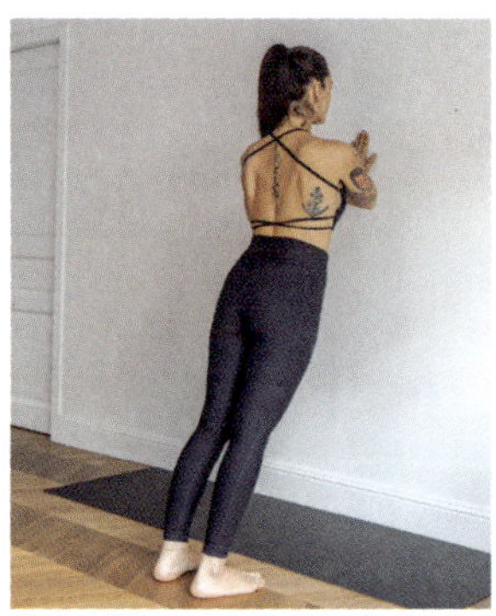

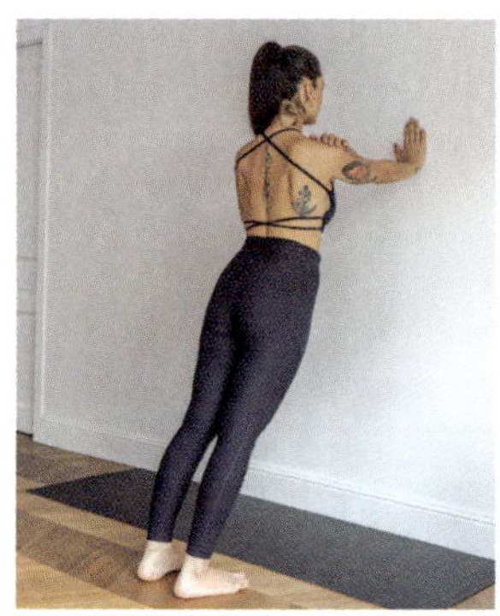

1. Stellen Sie sich aufrecht mit dem Gesicht zur Wand und gehen Sie einen Schritt zurück (um die Breite einer Sportmatte), sodass das Gewicht vorn liegt.

2. Legen Sie die Hände auf Kinnhöhe an die Wand, stellen Sie die Füße nebeneinander und achten Sie auf das neutrale Becken (gerade Linie). Atmen Sie konzentriert.

3. Halten Sie die Spannung und tippen Sie mit der rechten Hand auf die linke Schulter. Nehmen Sie die Hand wieder zurück und führen Sie diese Bewegung im Wechsel aus.

LIEGESTÜTZE AN DER WAND

40 Sek. oder 10 bis 12 Wdh.

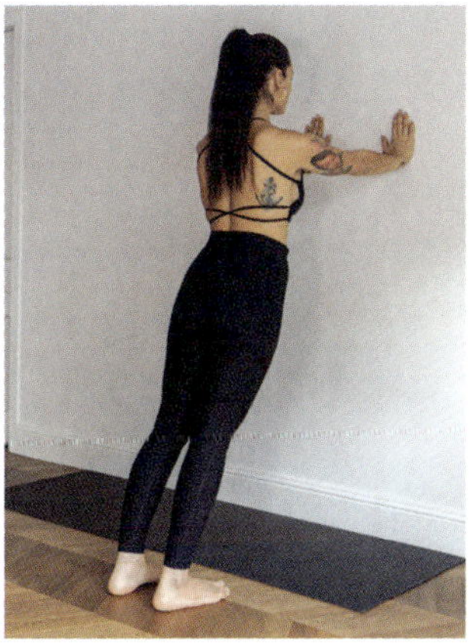
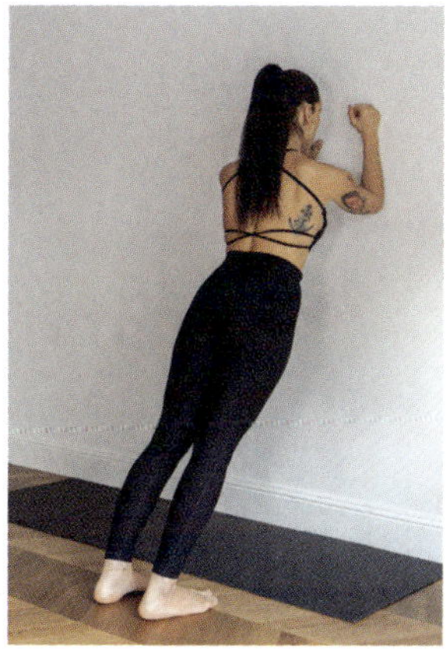
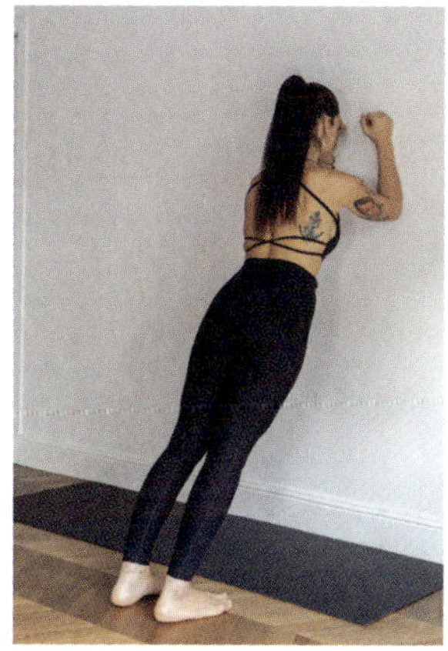
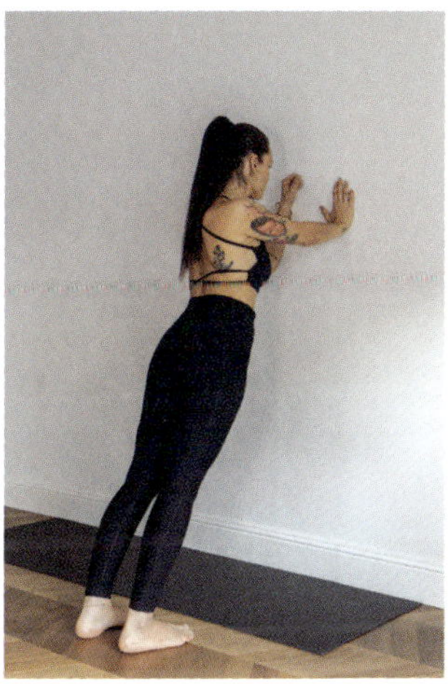
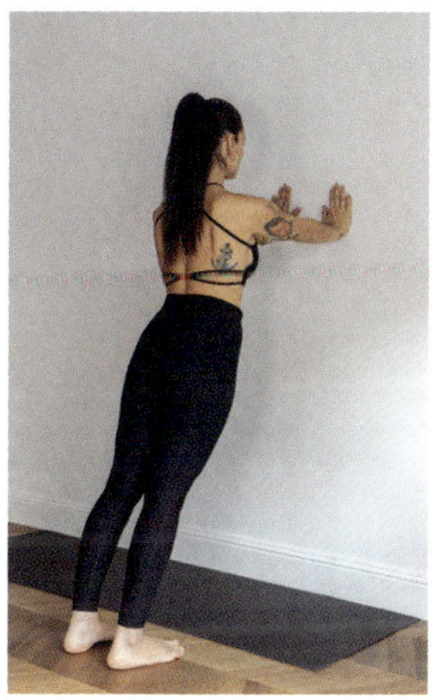

1. Stellen Sie sich aufrecht mit dem Gesicht zur Wand, die Füße stehen parallel nebeneinander.

2. Legen Sie die Hände mit gestreckten Armen schulterbreit an die Wand und gehen Sie etwas zurück, sodass das Gewicht vorn liegt.

3. Beugen Sie den rechten Ellbogen, dann den linken.

4. Strecken Sie dann den rechten Arm, danach den linken.

5. Wiederholen Sie diese Bewegung.

HANDFLÄCHEN ZUSAMMENBRINGEN

40 Sek. oder 12 bis 15 Wdh.

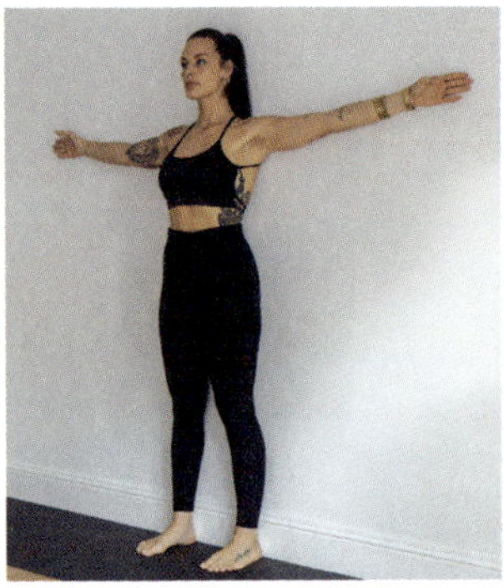

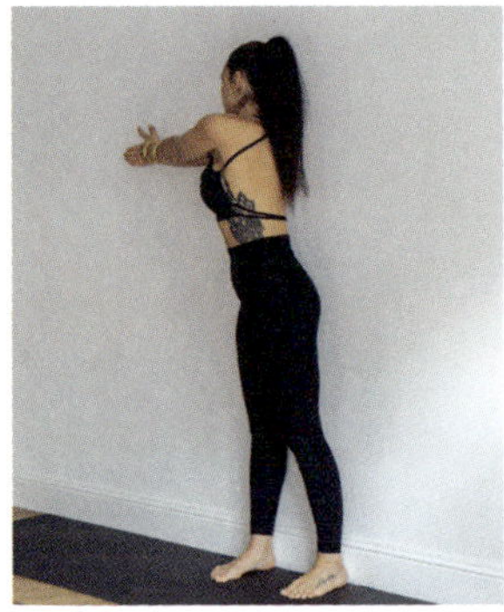

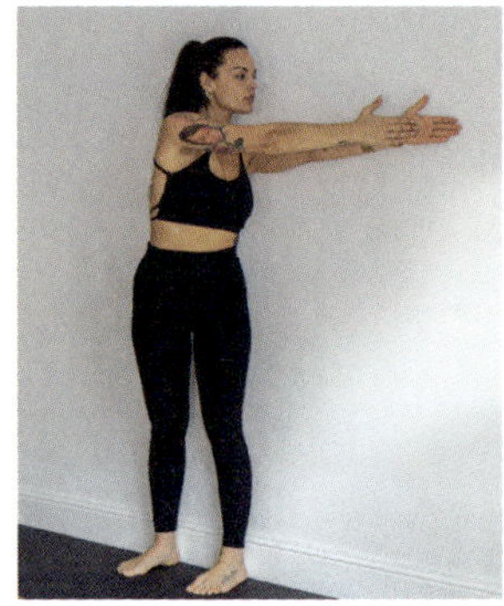

1. Stellen Sie sich aufrecht mit dem Rücken an die Wand und breiten Sie die Arme auf Schulterhöhe aus. Die Schultern sind nach unten gezogen, die untere Körperhälfte bleibt stabil.

2. Legen Sie mit gestreckten Armen eine Handfläche auf die andere, spannen Sie dabei die Bauchmuskeln an.

3. Kommen Sie zur Mitte, legen Sie die Arme wieder zur Seite und wiederholen Sie das mit dem anderen Arm. Denken Sie an die Atmung und spannen Sie die Muskeln an. Der Oberkörper darf sich nur im Bauchbereich drehen.

FLEX-POINT IN RÜCKENLAGE

40 Sek. oder 20 Wdh.

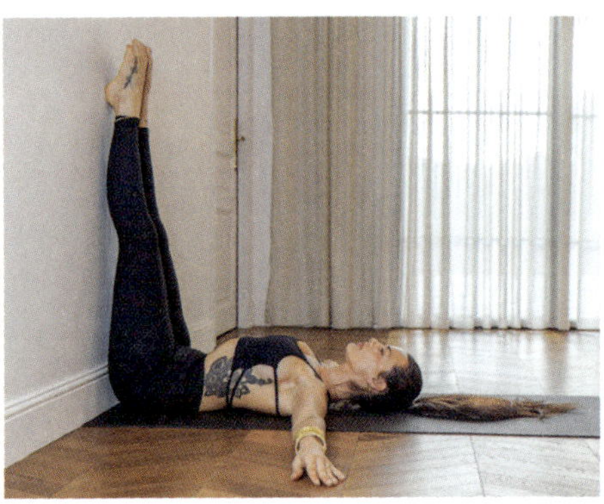

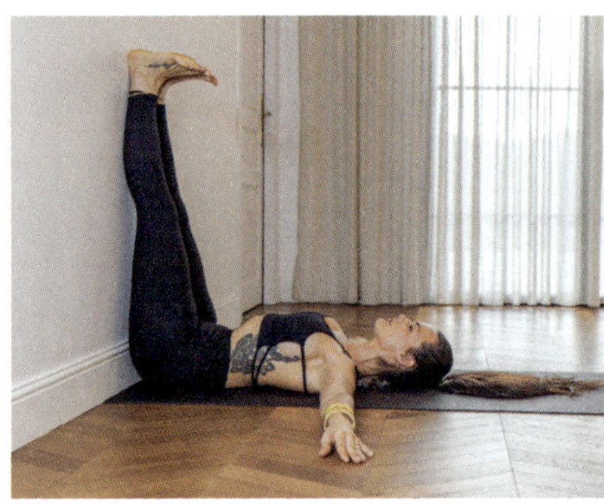

1. Legen Sie sich auf den Rücken, mit gestreckten Beinen an der Wand, und strecken und beugen Sie im Wechsel die Füße in kräftigen Bewegungen.

2. Achten Sie darauf, dass der Rücken gerade ist und Sie während der ganzen Übung tief atmen. Sie sollten dabei spüren, wie die Waden arbeiten.

SCHMETTERLING

40 Sek. oder 15 Wdh.

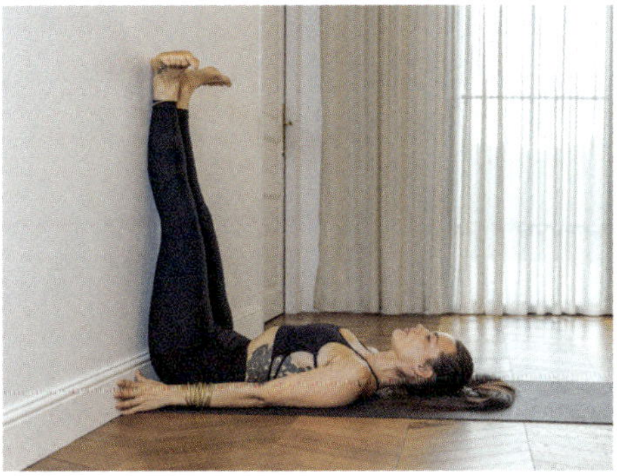

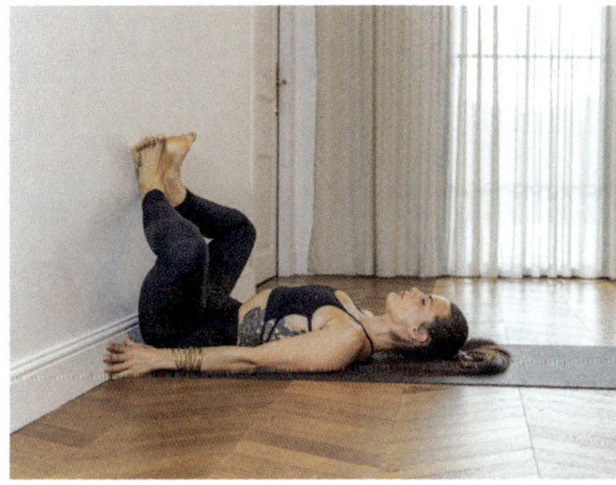

1. Legen Sie sich auf den Rücken, mit neutralem Becken und gestreckten Beinen an der Wand.

2. Die Füße sind geflext und die Zehen nach außen gerichtet, atmen Sie ein.

3. Atmen Sie aus (Bauchnabel anziehen) und schieben Sie die aneinanderliegenden Fersen Richtung Schambein.

4. Schieben Sie die Fersen wieder Richtung Decke und wiederholen Sie die Bewegung.

BRÜCKE

40 Sek. oder 15 Wdh.

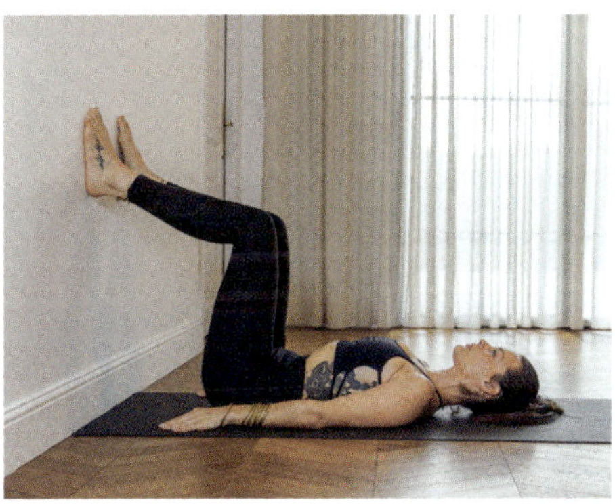

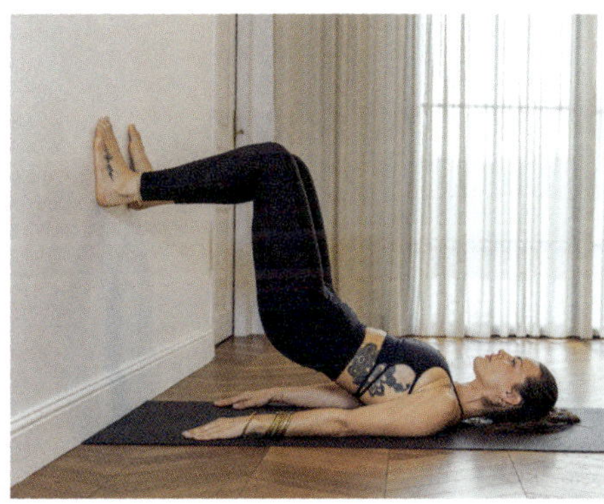

1. Legen Sie sich auf den Boden, mit den Füßen an der Wand. Beugen Sie die Knie im 90°-Winkel, dabei sind die Füße etwas höher als die Knie. Achten Sie auf das neutrale Becken.

2. Atmen Sie ein und spannen Sie den Beckenboden an.

3. Atmen Sie aus und heben Sie die Hüfte kontrolliert an.

4. Bringen Sie sie langsam wieder in die Ausgangsposition, indem Sie die Wirbelsäule Wirbel für Wirbel abrollen. Wiederholen Sie die Bewegung.

BRÜCKE MIT 1 ANGEWINKELTEN BEIN / RECHTS

40 Sek. oder 15 Wdh.

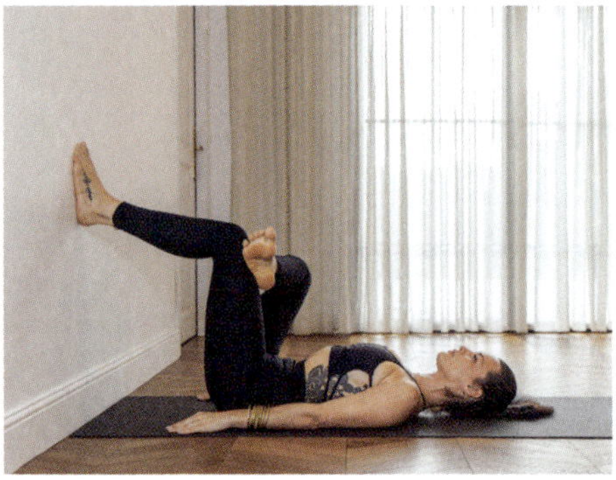

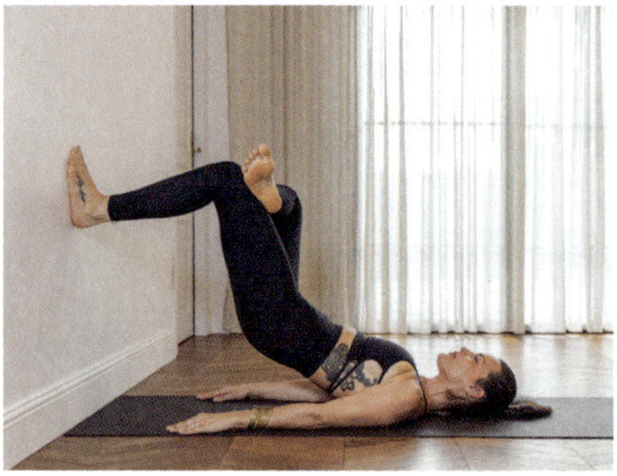

1. Legen Sie sich auf den Boden, legen Sie den rechten Fuß an die Wand und den linken auf das rechte Knie.

2. Atmen Sie ein und spannen Sie den Beckenboden an.

3. Atmen Sie aus, ziehen Sie den Bauchnabel ein und heben Sie die Hüfte in einer kontrollierten Bewegung an.

4. Gehen Sie langsam in die Ausgangsposition zurück und wiederholen Sie die Übung.

BRÜCKE MIT 1 ANGEWINKELTEN BEIN / LINKS

40 Sek. oder 15 Wdh.

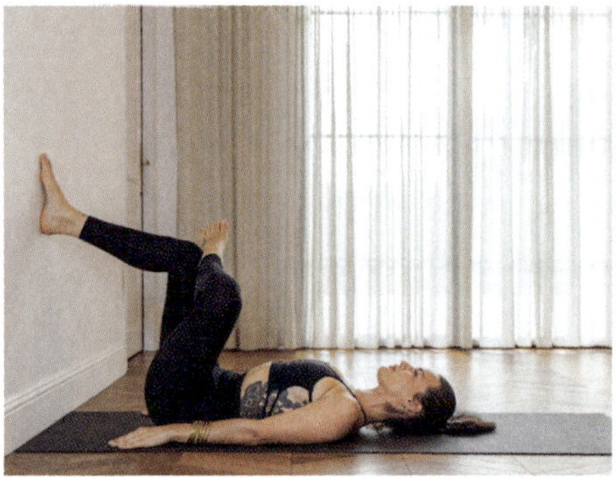

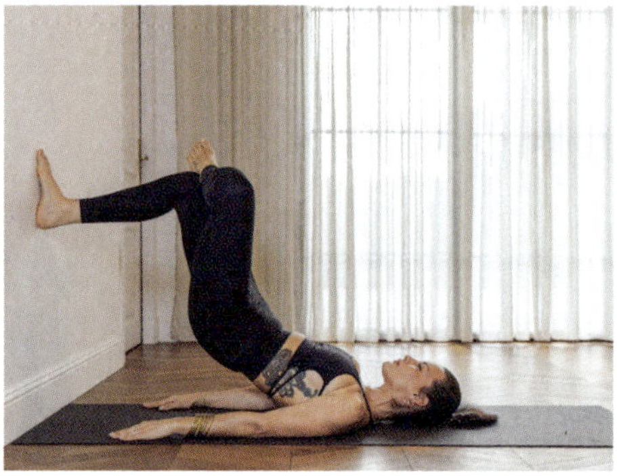

1. Legen Sie sich auf den Boden, legen Sie den linken Fuß an die Wand und den rechten auf das linke Knie.

2. Atmen Sie ein und spannen Sie den Beckenboden an.

3. Atmen Sie aus, ziehen Sie den Bauchnabel ein und heben Sie die Hüfte in einer kontrollierten Bewegung an.

4. Bringen Sie sie langsam wieder in die Ausgangsposition und wiederholen Sie die Übung.

2. ÜBUNGSEINHEIT

SEITBEUGE / LINKS

40 Sek. oder 15 Wdh.

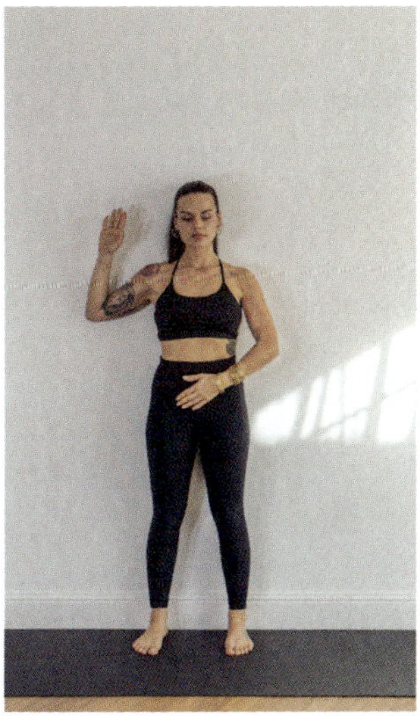

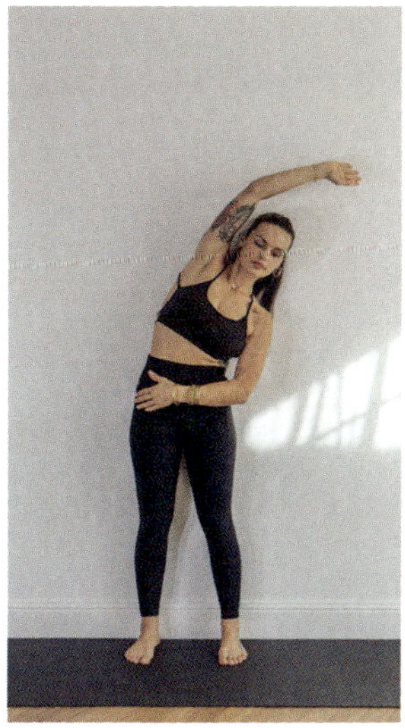

1. Stellen Sie sich aufrecht mit dem Rücken an die Wand, der Unterkörper ist stabil.

2. Beugen Sie sich nach links, spannen Sie dabei die Bauchmuskeln an (ziehen Sie beim Ausatmen den Bauchnabel ein).

3. Kommen Sie mit der Einatmung zur Mitte zurück und wiederholen Sie das mit derselben Seite.

4. Beugen Sie sich nicht zu weit, die Übung sollte den Rücken nicht zu sehr beanspruchen.

SEITBEUGE / RECHTS

40 Sek. oder 15 Wdh.

1. Stellen Sie sich aufrecht mit dem Rücken an die Wand, der Unterkörper ist stabil.

2. Beugen Sie sich nach rechts, spannen Sie dabei die Bauchmuskeln an (ziehen Sie beim Ausatmen den Bauchnabel ein).

3. Kommen Sie mit der Einatmung zur Mitte zurück und wiederholen Sie das mit derselben Seite.

4. Beugen Sie sich nicht zu weit, die Übung sollte den Rücken nicht zu sehr beanspruchen.

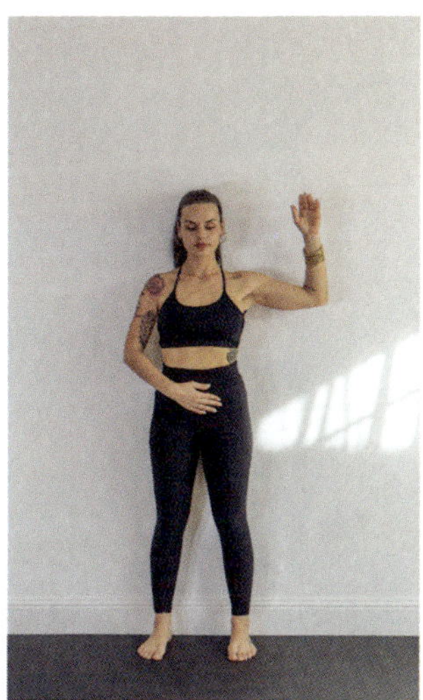

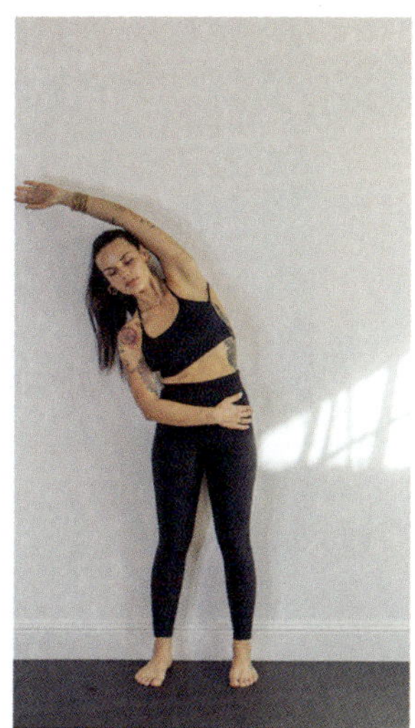

LIEGESTÜTZE AN DER WAND

40 Sek. oder 10 bis 12 Wdh.

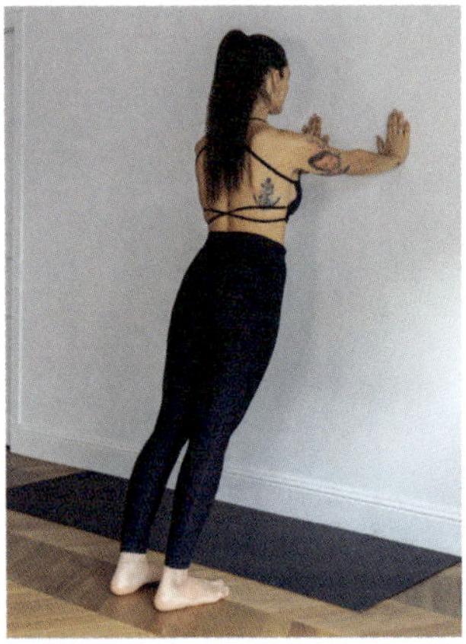

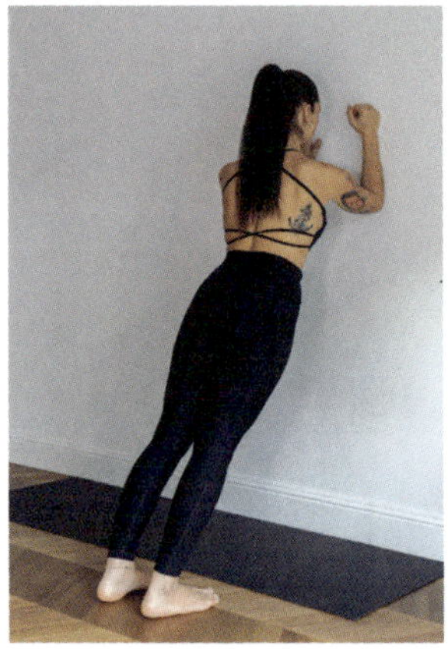

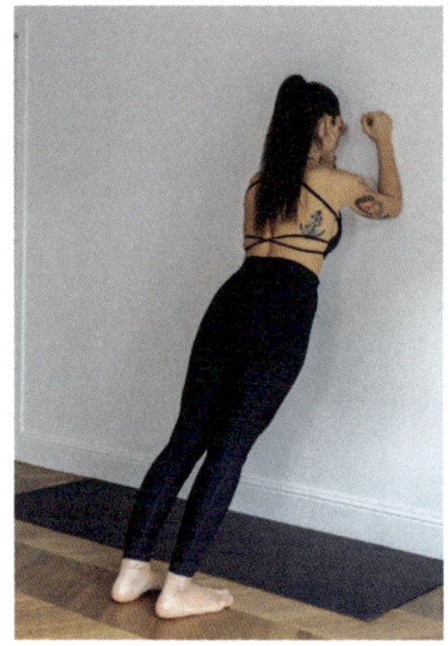

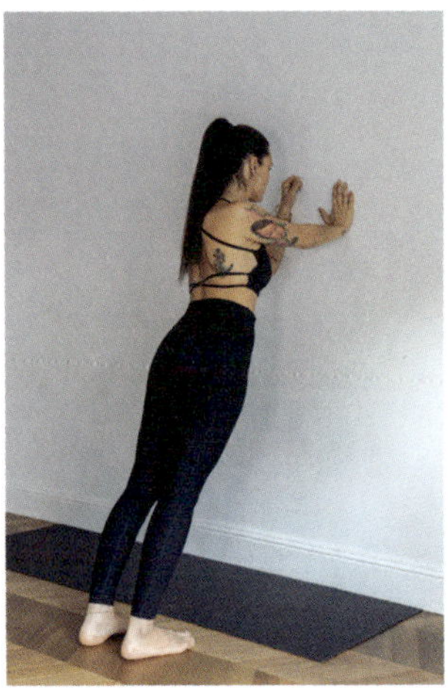

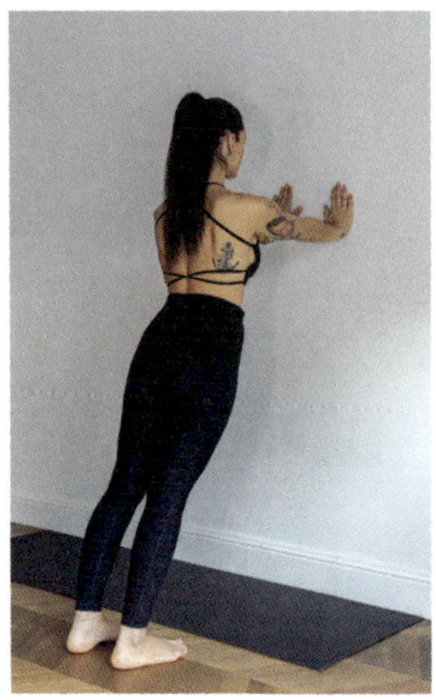

1. Stellen Sie sich aufrecht mit dem Gesicht zur Wand, die Füße stehen parallel nebeneinander.

2. Legen Sie die Hände mit gestreckten Armen schulterbreit an die Wand und gehen Sie etwas zurück, sodass das Gewicht vorn liegt.

3. Beugen Sie den rechten Ellbogen, dann den linken.

4. Strecken Sie dann den rechten Arm, danach den linken.

5. Wiederholen Sie die Bewegung.

SCHULTER ANTIPPEN

40 Sek. oder 25 bis 30 Wdh.

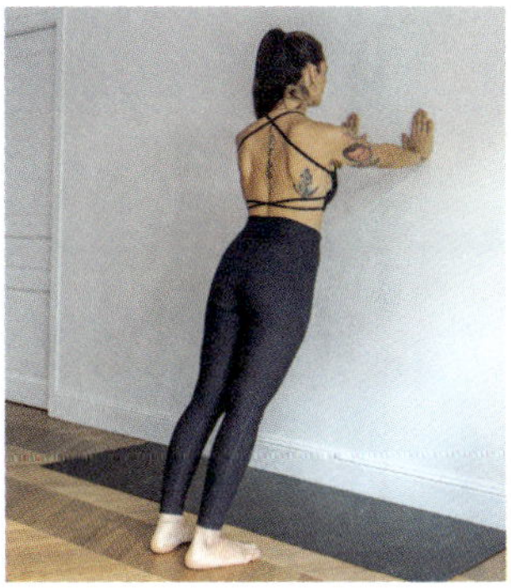

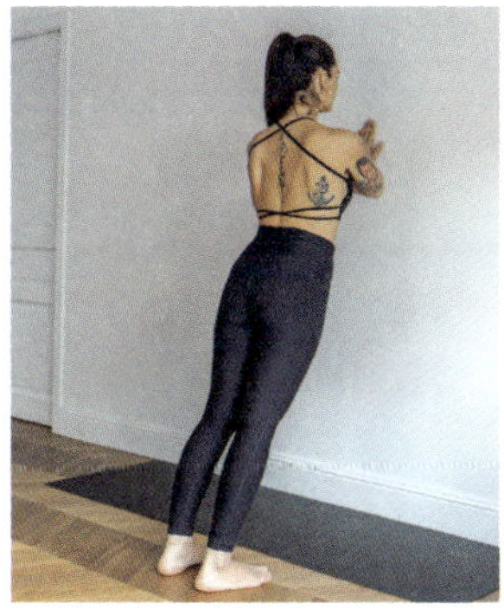

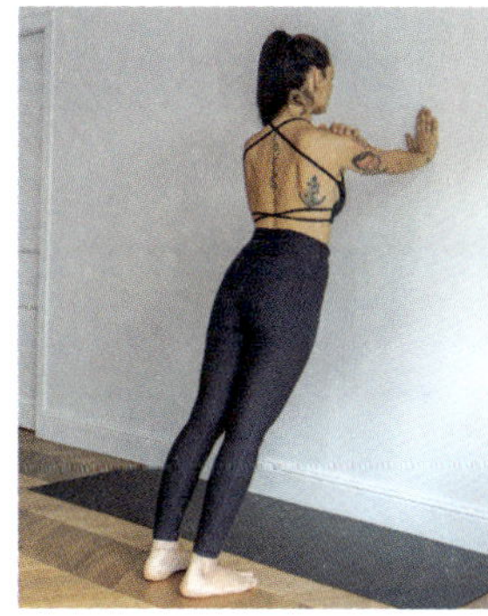

1. Stellen Sie sich aufrecht mit dem Gesicht zur Wand und gehen Sie einen Schritt zurück (um die Breite einer Sportmatte), sodass das Gewicht vorn liegt.

2. Legen Sie die Hände auf Höhe des Kinns an die Wand, stellen Sie die Füße nebeneinander und achten Sie auf das neutrale Becken (gerade Linie). Atmen Sie tief.

3. Halten Sie die Spannung und tippen Sie mit der rechten Hand auf die linke Schulter. Nehmen Sie die Hand wieder zurück und führen Sie diese Bewegung im Wechsel aus.

BRÜCKE

40 Sek. oder 15 Wdh.

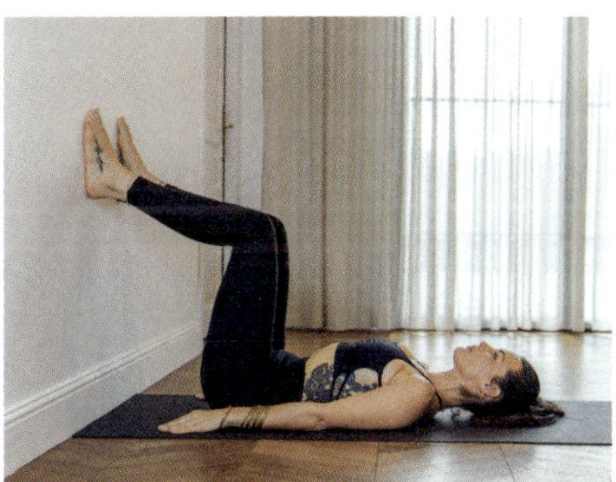

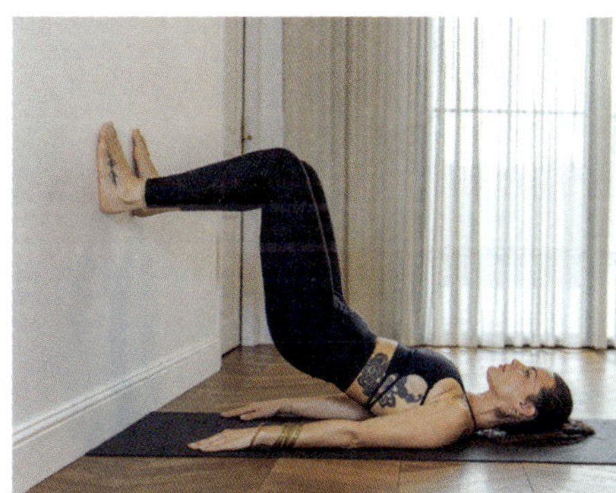

1. Legen Sie sich auf den Boden, mit den Füßen an der Wand. Beugen Sie die Knie im 90°-Winkel, dabei liegen die Füße etwas über den Knien. Achten Sie auf das neutrale Becken.

2. Atmen Sie ein und spannen Sie den Beckenboden an.

3. Atmen Sie aus und heben Sie die Hüfte kontrolliert an.

4. Bringen Sie sie langsam wieder in die Ausgangsposition, indem Sie die Wirbelsäule Wirbel für Wirbel abrollen. Wiederholen Sie die Bewegung.

BRÜCKE MIT GESTRECKTEN ARMEN RECHTS

40 Sek. oder 15 Wdh.

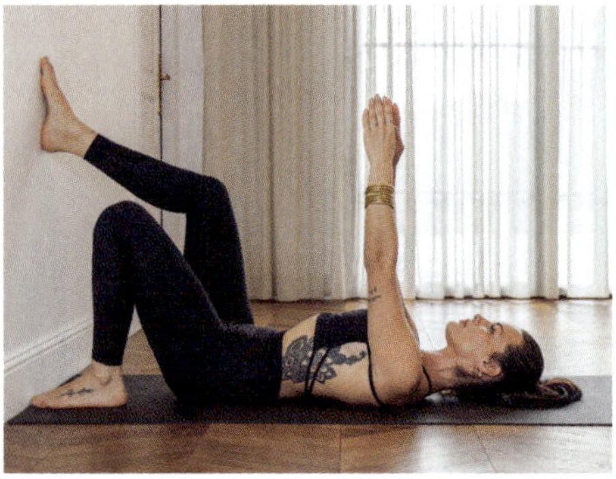

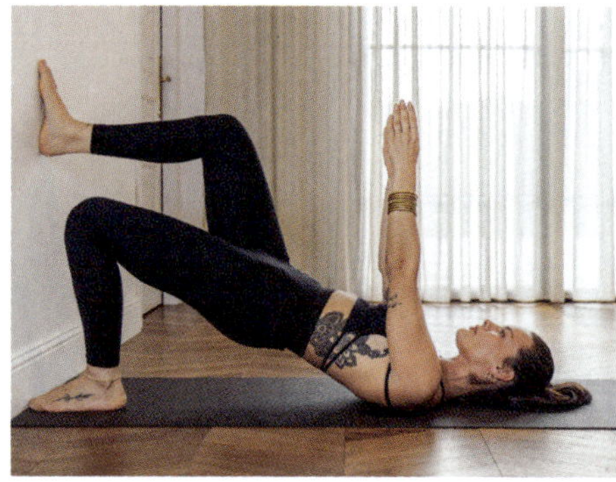

1. Legen Sie sich auf den Rücken, mit neutralem Becken, das rechte Bein ist angewinkelt, der Fuß an der Wand und etwas höher als das Knie.

2. Das linke Bein ist gebeugt, der Fuß steht auf dem Boden. Strecken Sie die Arme zur Decke, sie bleiben schulterbreit. Die Schulterblätter sind auf dem Boden verankert. Atmen Sie ein und öffnen Sie dabei die Seiten.

3. Heben Sie beim Ausatmen die Hüften an, das Becken bleibt dabei neutral.

4. Legen Sie beim Einatmen das Becken wieder auf dem Boden ab. Wiederholen Sie die Bewegung.

BRÜCKE MIT GESTRECKTEN ARMEN LINKS

40 Sek. oder 15 Wdh.

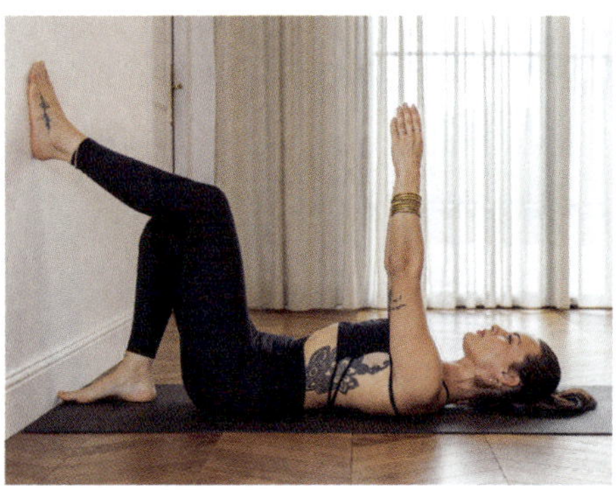

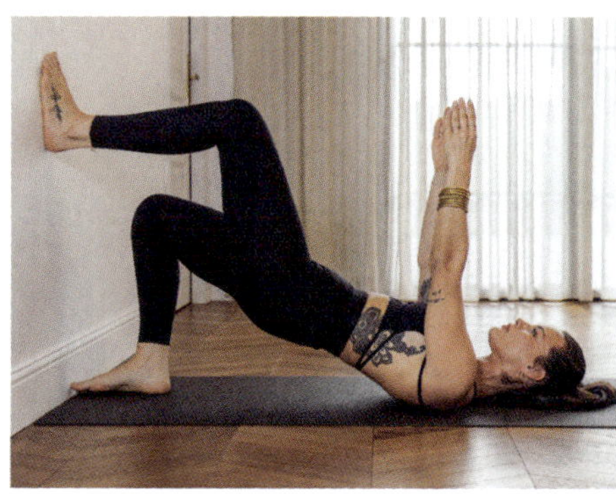

1. Legen Sie sich auf den Rücken, mit neutralem Becken, das linke Bein ist angewinkelt, der Fuß an der Wand und etwas höher als das Knie.

2. Das rechte Bein ist gebeugt, der Fuß steht auf dem Boden. Strecken Sie die Arme zur Decke, sie bleiben schulterbreit, die Handflächen zeigen zueinander. Die Schulterblätter sind auf dem Boden verankert. Atmen Sie ein und öffnen Sie dabei die Seiten.

3. Heben Sie beim Ausatmen die Hüften an, das Becken bleibt dabei neutral.

4. Legen Sie beim Einatmen das Becken wieder auf dem Boden ab. Wiederholen Sie die Bewegung.

BEINE ÖFFNEN IN RÜCKENLAGE

40 Sek. oder 15 Wdh.

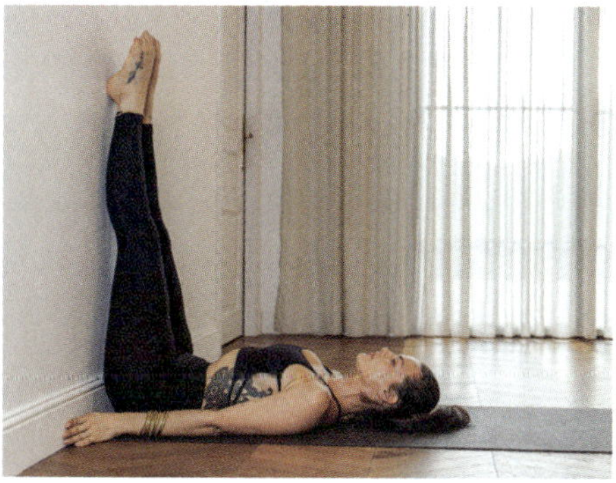

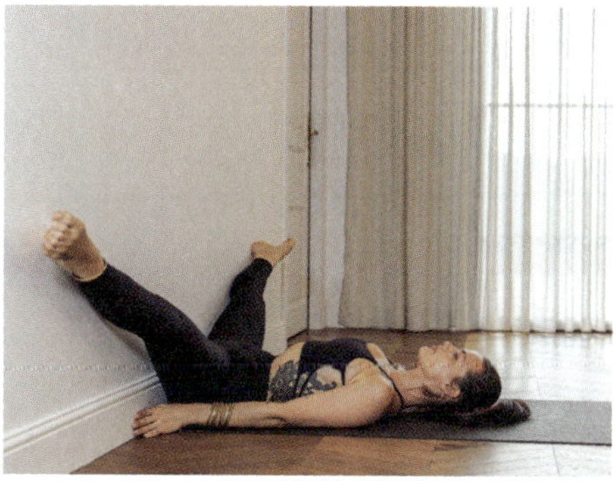

1. Legen Sie sich auf den Boden, das Becken ist neutral (fallen Sie nicht ins Hohlkreuz, zwischen Rücken und Boden darf keine Hand passen).

2. Das Gesäß liegt dicht an der Wand, die Beine sind parallel nach oben gestreckt.

3. Öffnen Sie beim Einatmen langsam und kontrolliert die Beine.

4. Führen Sie sie beim Ausatmen wieder zur Mitte. So trainieren Sie nicht nur Ihre Adduktorenmuskeln (Innenseite der Oberschenkel), sondern auch die Bauchmuskeln.

UNTERARMSTÜTZ

40 Sek. oder 15 Wdh.

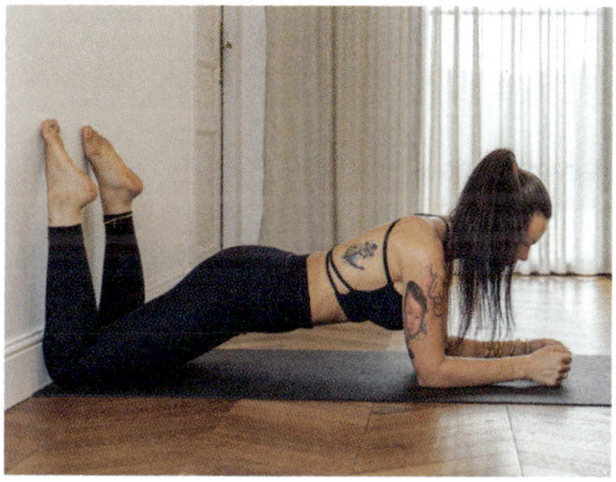

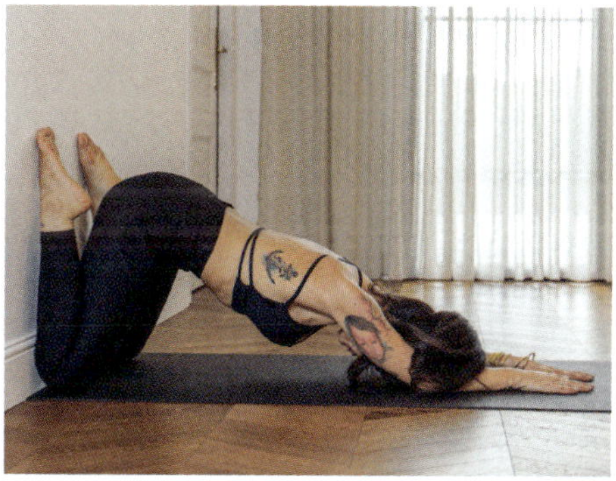

1. Stützen Sie sich auf die Unterarme und die Knie und legen Sie die Unterschenkel an die Wand.

2. Schieben Sie mit der Einatmung das Gesäß Richtung Wand. Die Arme und der Rücken sind dabei gestreckt.

3. Atmen Sie aus (denken Sie daran, den Bauchnabel einzuziehen) und kommen Sie wieder in den Unterarmstütz.

4. Wiederholen Sie die Übung.

3. ÜBUNGSEINHEIT

MARSCHIEREN

40 Sek. 20 Wdh.

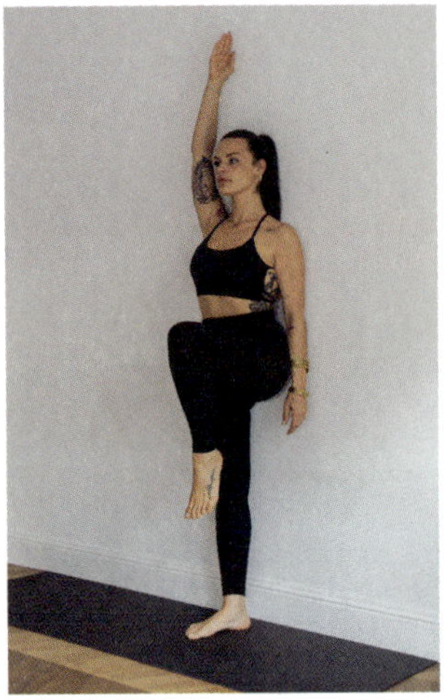

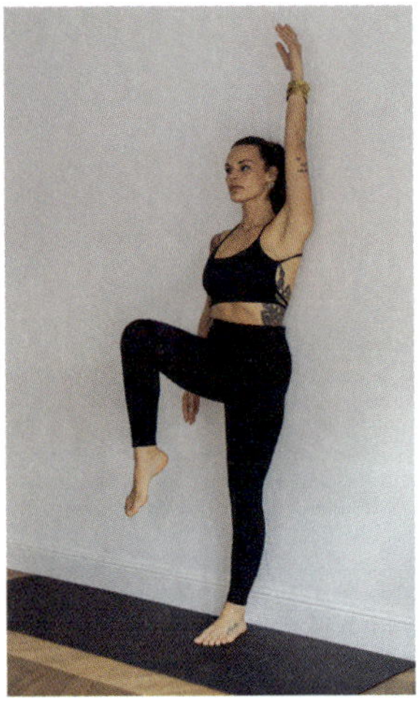

1. Stellen Sie sich mit dem Rücken an die Wand, die Füße stehen nebeneinander.

2. Heben Sie gleichzeitig das linke Knie und den rechten Arm an.

3. Wechseln Sie die Seiten und wiederholen Sie das, kontrollieren Sie das Gleichgewicht, indem Sie dabei die Bauchmuskeln anspannen. Wiederholen Sie nicht einfach die Bewegung, sondern spüren Sie die Körperspannung.

WANDSITZ + ENGELSFLÜGEL

40 Sek. oder 15 Wdh.

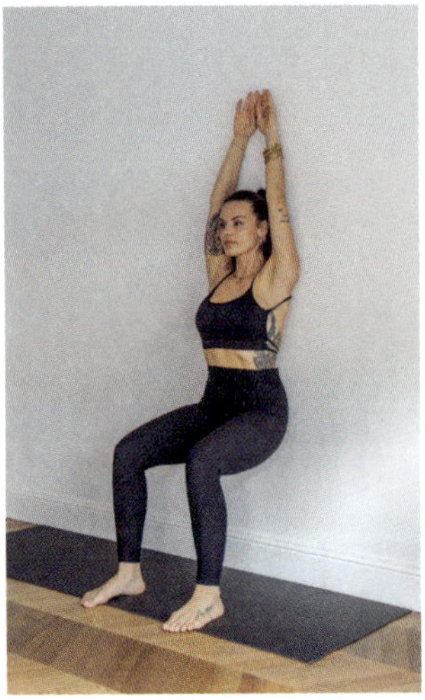

1. Drücken Sie Kopf, Lendenwirbel und Schultern an die Wand und blicken Sie geradeaus. Die Beine stehen beckenbreit auseinander.

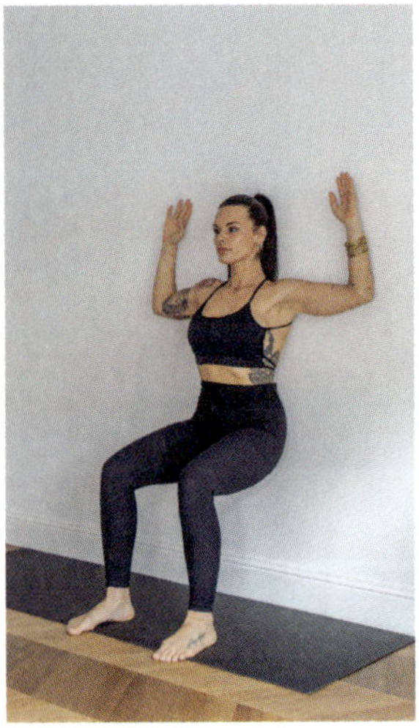

2. Gleiten Sie mit dem Körper nach unten, bis die Knie über den Knöcheln im 90°-Winkel gebeugt sind.

3. Spannen Sie mit der Ausatmung die Bauchmuskeln an und halten Sie diese Position.

4. Atmen Sie ein und heben Sie die Arme über den Kopf (schieben Sie sie an der Wand entlang).

5. Atmen sie aus und beugen Sie die Ellbogen auf Schulterhöhe, die Handflächen zeigen dabei nach außen.

6. Wiederholen Sie diese Bewegungen.

SCHULTER ANTIPPEN

40 Sek. oder 25 bis 30 Wdh.

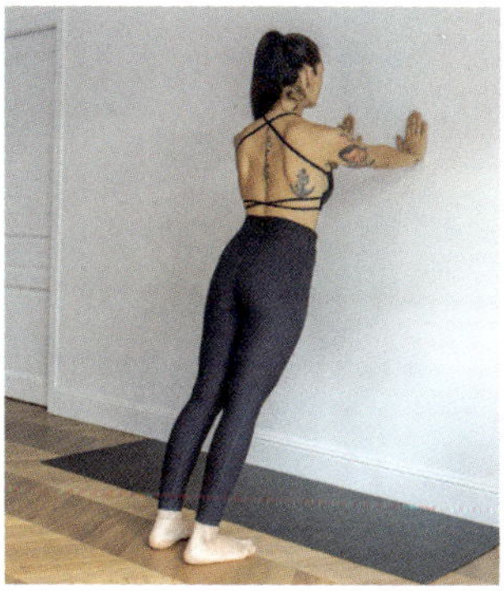

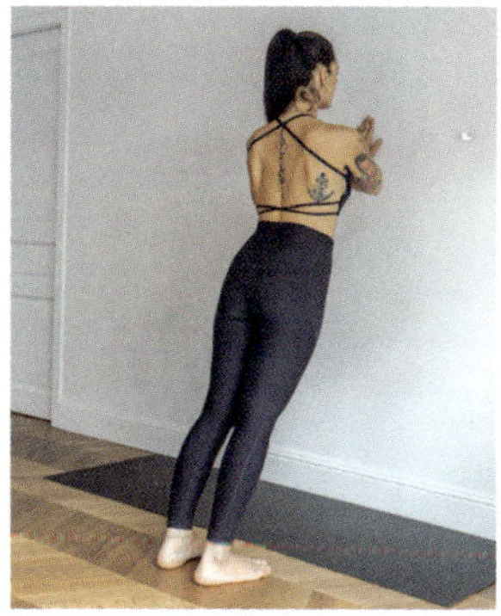

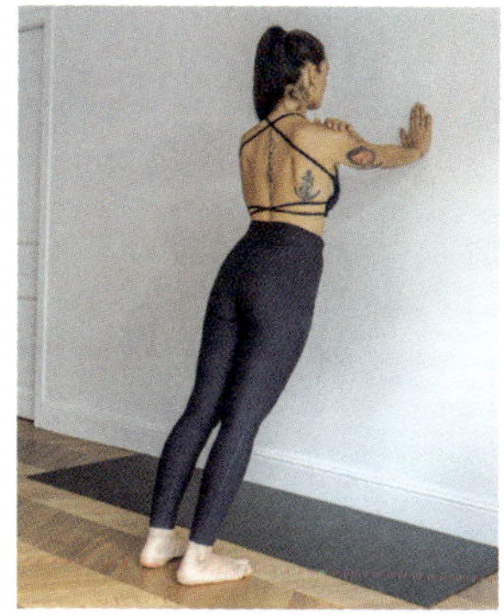

1. Stellen Sie sich aufrecht mit dem Gesicht zur Wand und gehen Sie einen Schritt zurück (um die Breite einer Sportmatte), sodass das Gewicht vorn liegt.

2. Legen Sie die Hände auf Kinnhöhe an die Wand, stellen Sie die Füße nebeneinander und achten Sie auf das neutrale Becken (gerade Linie). Atmen Sie tief.

3. Halten Sie die Spannung und tippen Sie mit der rechten Hand auf die linke Schulter. Nehmen Sie die Hand wieder zurück und führen Sie diese Bewegung im Wechsel aus.

OBERKÖRPERSPANNUNG MIT ANHEBEN VON BEIN UND ARM

40 Sek. oder 15 Wdh.

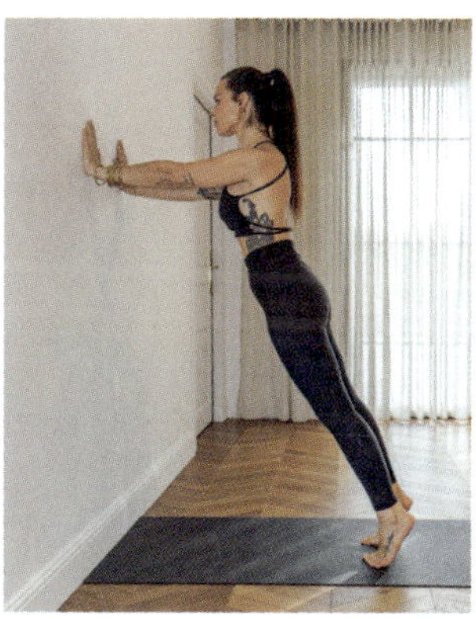

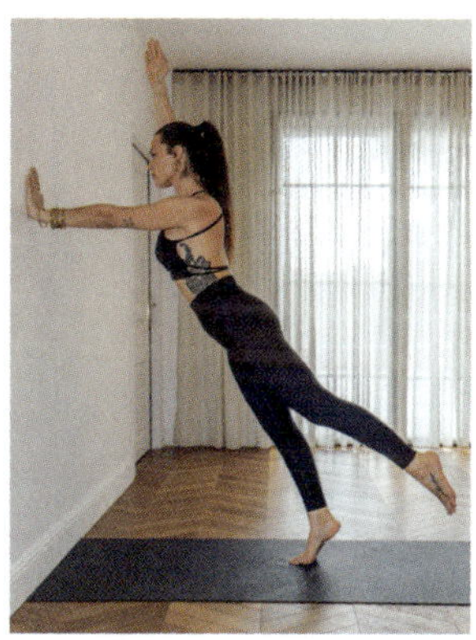

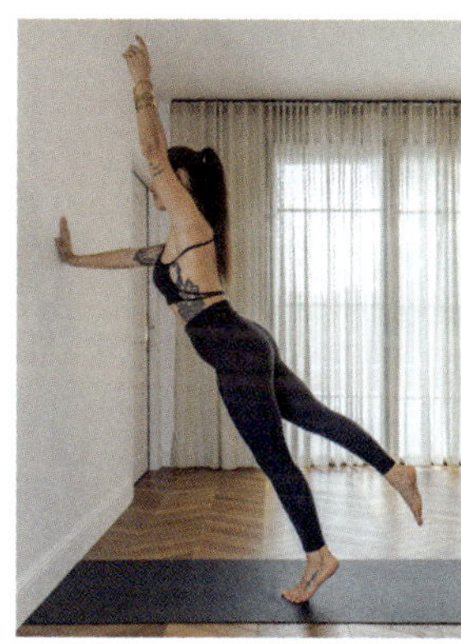

1. Stellen Sie sich aufrecht mit den Händen an die Wand (Handgelenke auf Schulterhöhe), die Arme sind gestreckt, Schultern tief.

2. Treten Sie etwas zurück in eine leicht geneigte, aber aufrechte Position (neutrales Becken), stehen Sie auf Zehenspitzen. Atmen Sie ein.

3. Atmen Sie aus, heben Sie einen Arm und das gegengleiche Bein an.

4. Kommen Sie beim Einatmen in die Ausgangsposition und wechseln Sie die Seiten ab.

BAUCHMUSKELN IM SITZEN

40 Sek. oder 20 Wdh.

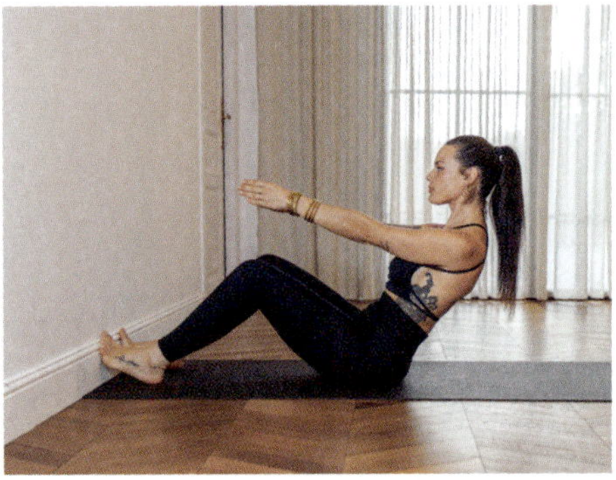

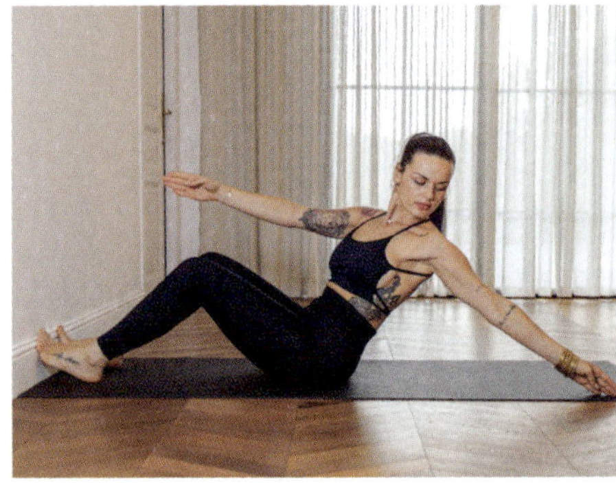

1. Setzen Sie sich mit dem Gesicht Richtung Wand, die Beine sind leicht angezogen und die Fußspitzen an der Wand.

2. Strecken Sie die Arme nach vorn und spannen Sie den Oberkörper an, indem Sie ihn nach hinten schieben.

3. Halten Sie diese Position und öffnen Sie den linken Arm nach hinten. Bringen Sie ihn dann nach vorn und wiederholen Sie das mit der anderen Seite.

Tipp: Wenn Sie Ihren Arm nach hinten öffnen, denken Sie an die vordere Hand, dann verstärkt sich die Bauchspannung. Machen Sie den Test, indem Sie an Ihre hintere Hand denken, Sie werden den Unterschied spüren.

BAUCHMUSKELN IM SITZEN 2

40 Sek. oder 20 Wdh.

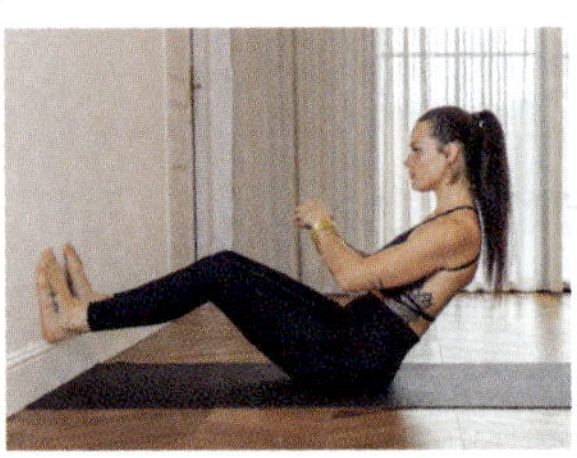

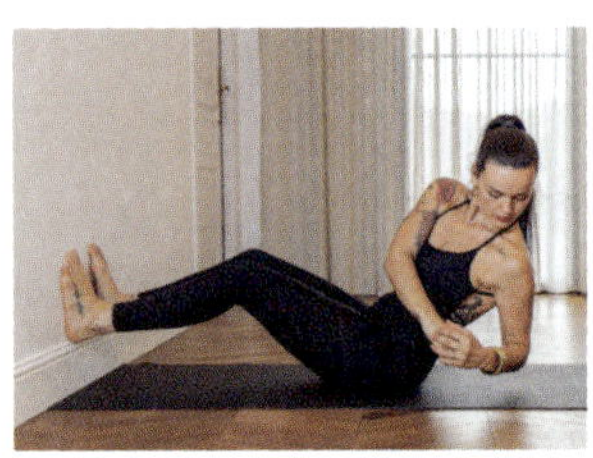

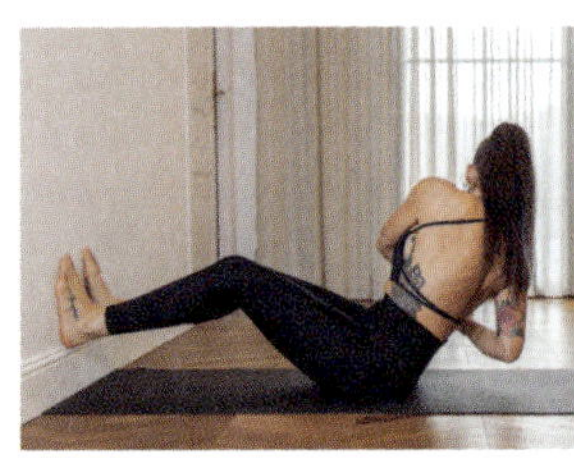

1. Setzen Sie sich mit dem Gesicht zur Wand, die Beine sind leicht angewinkelt und die Füße stehen über den Fußleisten.

2. Strecken Sie die Hände vor, mit gebeugten Armen, und spannen Sie den Oberkörper an, indem Sie ihn nach hinten schieben.

3. Führen Sie Viertelkreise um den Oberkörper aus, indem Sie die gefalteten Hände nach links und dann nach rechts nach hinten kippen.

4. Atmen Sie konzentriert.

FLEX-POINT IN RÜCKENLAGE

40 Sek. oder 20 Wdh.

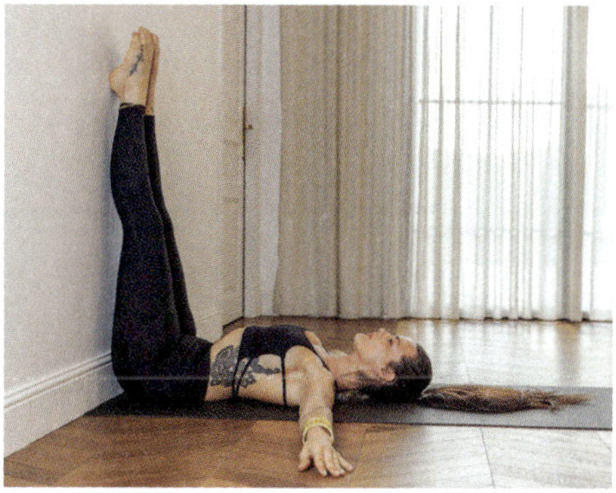

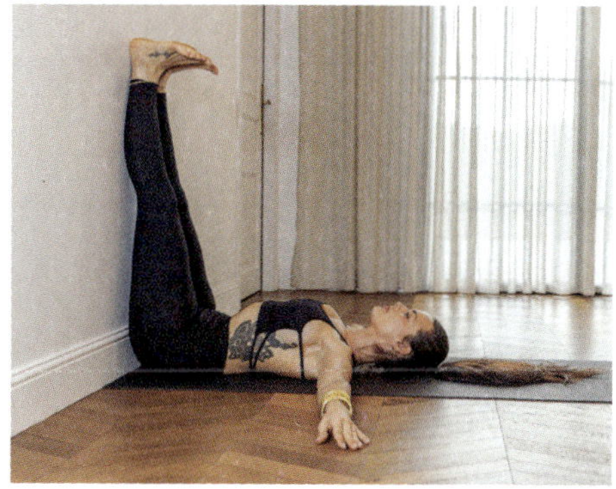

1. Legen Sie sich auf den Rücken, mit gestreckten Beinen an der Wand, und strecken und beugen Sie im Wechsel die Füße in kräftigen Bewegungen.

2. Achten Sie darauf, dass der Rücken gerade ist und Sie während der ganzen Übung konzentriert atmen. Sie sollten dabei spüren, wie die Waden arbeiten.

BRÜCKE + ARME IN DER MITTE

40 Sek. oder 15 Wdh.

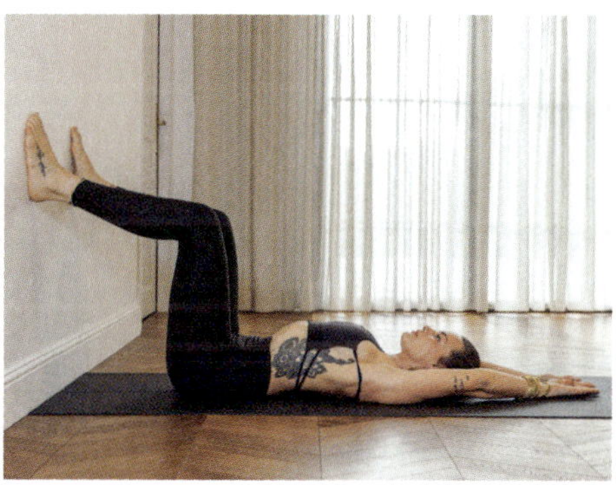

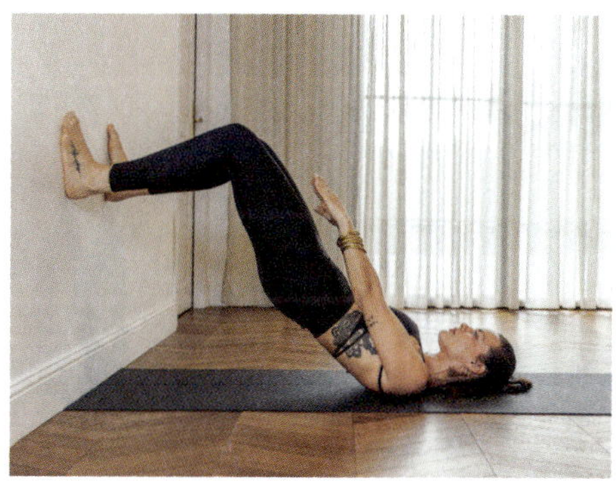

1. Legen Sie sich auf den Boden, mit den Füßen an der Wand. Beugen Sie die Knie im 90°-Winkel, dabei liegen die Füße etwas über den Knien. Achten Sie auf das neutrale Becken.

2. Nehmen Sie die Arme über den Kopf, atmen Sie ein und spannen Sie den Beckenboden an.

3. Atmen Sie aus und heben Sie die Hüfte kontrolliert an, führen Sie dabei die Arme zwischen die Beine.

4. Gehen Sie langsam in die Ausgangsposition zurück und wiederholen Sie die Abfolge.

BRÜCKE + MUSCHEL

40 Sek. oder 20 Wdh.

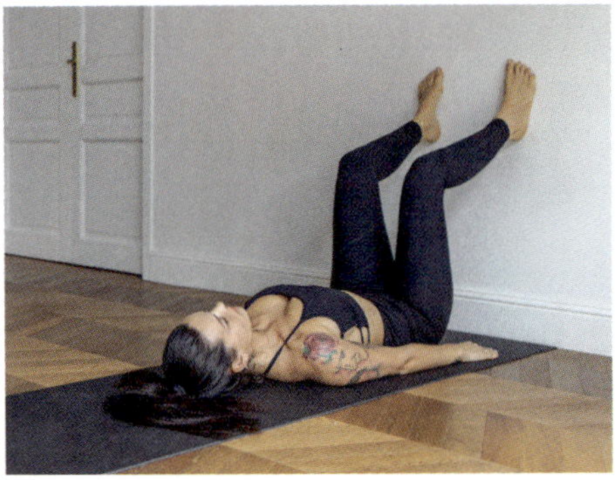

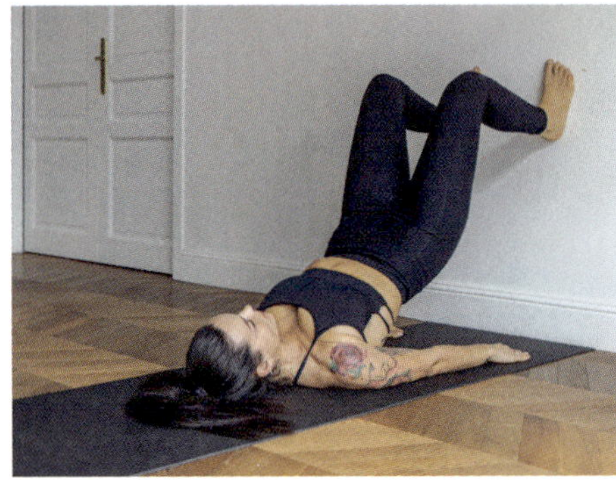

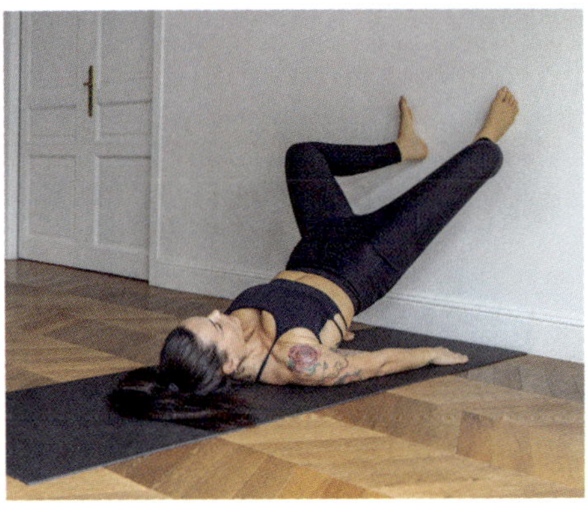

1. Legen Sie sich auf den Boden, mit den Füßen an der Wand. Beugen Sie die Knie im 90°-Winkel, dabei liegen die Füße etwas über den Knien. Achten Sie auf das neutrale Becken.

2. Atmen Sie ein und spannen Sie den Beckenboden an. Heben Sie beim Ausatmen die Hüfte an.

3. Halten Sie die Position und öffnen Sie die Knie nach außen. Schließen Sie sie wieder und kommen Sie in die Ausgangsposition, halten Sie die Spannung beim Absenken.

4. Wiederholen Sie die Abfolge.

4. ÜBUNGSEINHEIT

ENGELSFLÜGEL

40 Sek. oder 15 Wdh.

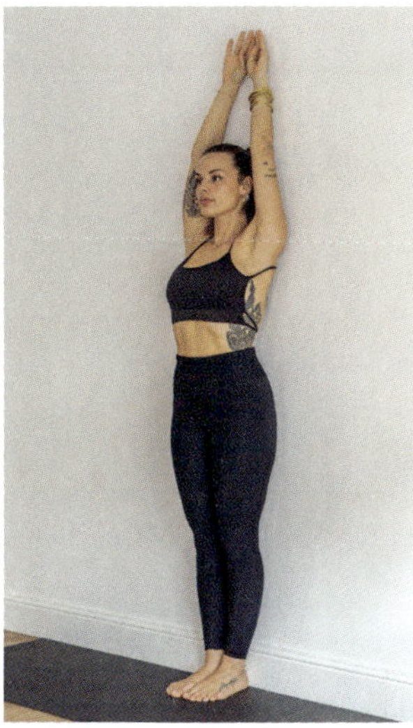

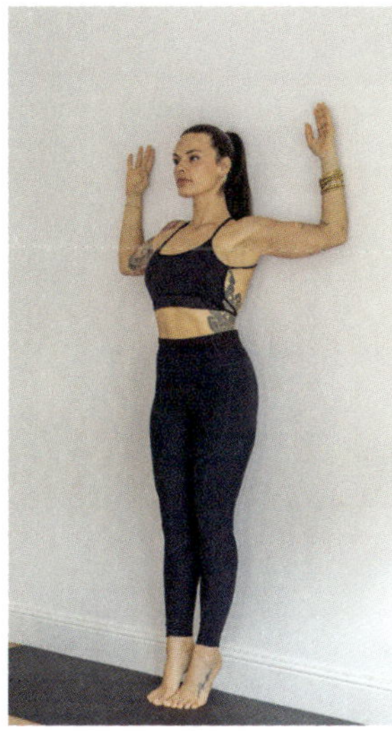

1. Stellen Sie sich mit dem Rücken an die Wand, die Füße zusammen, atmen Sie ein und heben Sie die Arme über den Kopf, der Rücken bleibt gerade.

2. Ziehen Sie mit der Ausatmung die Ellenbogen auf Schulterhöhe nach unten. Stellen Sie sich zugleich auf die Zehenspitzen.

3. Atmen Sie ein, führen Sie wieder die Arme über den Kopf und senken Sie die Füße ab.

KNIE IM STAND HOCH ZIEHEN

40 Sek. oder 15 Wdh.

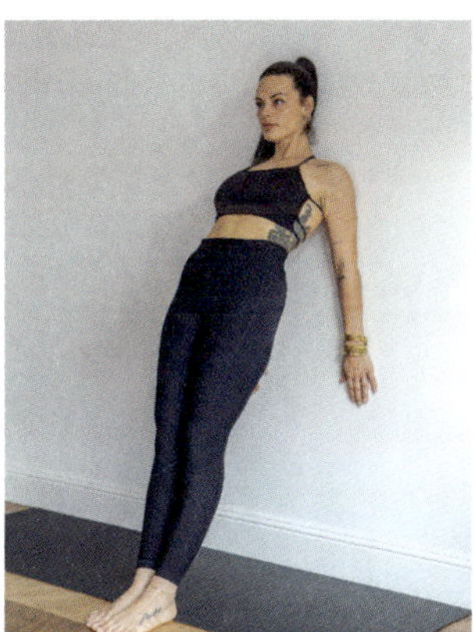

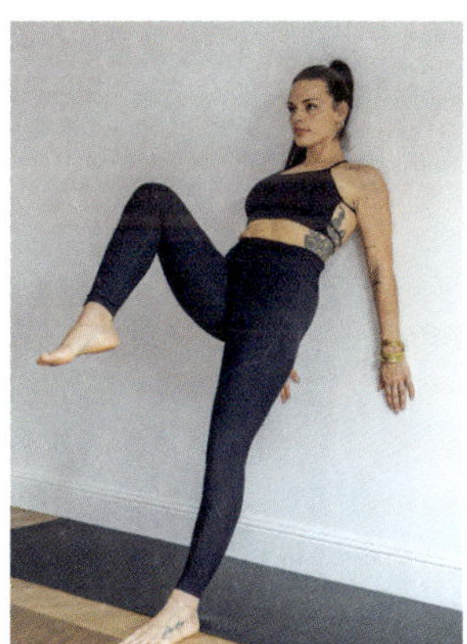

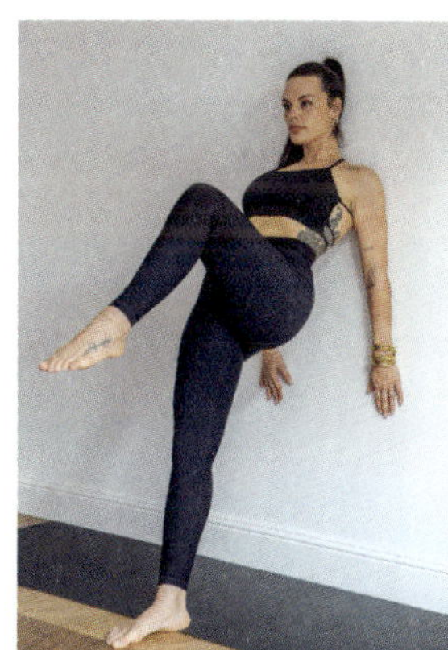

1. Lehnen Sie sich mit dem oberen Rücken an die Wand, die Beine sind vorgestreckt, sodass sie schräg, aber sicher stehen.

2. Die Arme und Hände liegen an der Wand. Spannen Sie die Muskeln an und heben Sie das rechte Knie.

3. Stellen Sie das Bein wieder ab und heben Sie das linke Knie. Wiederholen Sie das im Wechsel.

SEITLICHE CRUNCHES IM STAND / RECHTS

40 Sek. oder 20 Wdh.

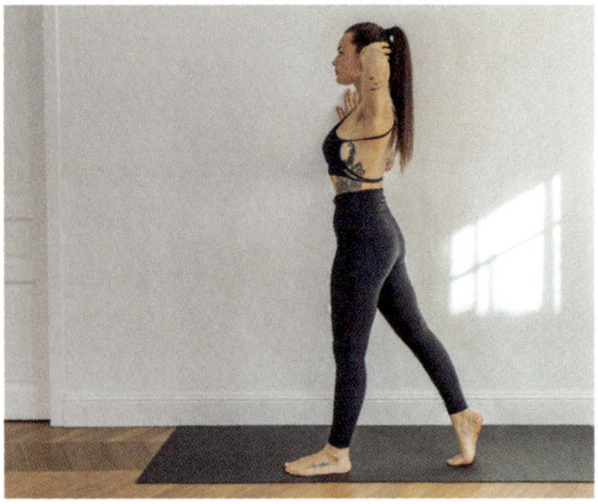

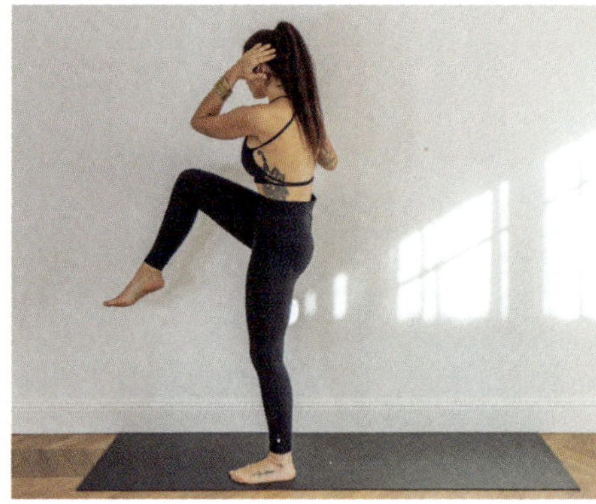

1. Stellen Sie sich seitlich an die Wand, legen Sie Ihre rechte Hand daran und die linke hinter den Kopf.

2. Machen Sie mit dem rechten Bein einen Schritt nach hinten und stellen Sie sich auf die Zehenspitzen. Atmen Sie ein.

3. Bringen Sie mit der Ausatmung das rechte Knie mit dem linken Ellbogen zusammen. Dabei sollten Sie die schrägen Bauchmuskeln spüren.

4. Kommen Sie mit der Einatmung in die Ausgangsposition zurück und wiederholen Sie die Bewegung.

SEITLICHE CRUNCHES IM STAND / LINKS

40 Sek. oder 20 Wdh.

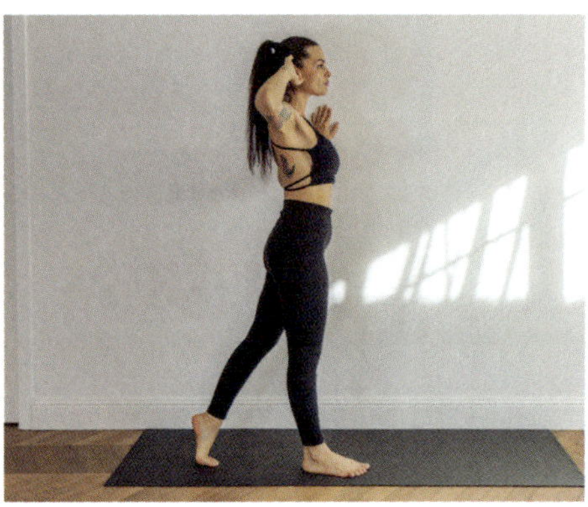

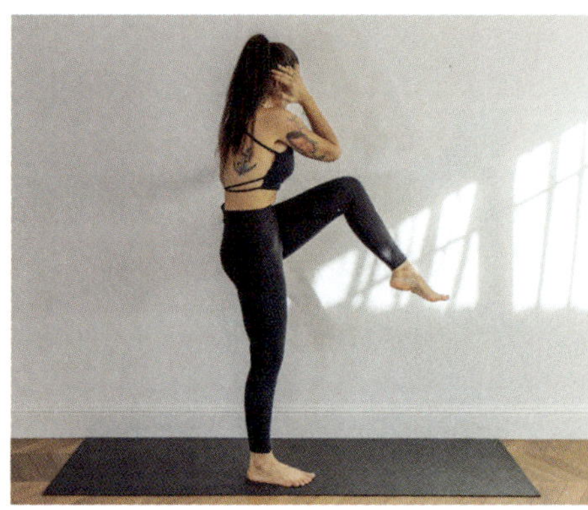

1. Stellen Sie sich seitlich an Wand, legen Sie Ihre linke Hand daran und die rechte hinter den Kopf.

2. Machen Sie mit dem linken Bein einen Schritt nach hinten und stellen Sie sich auf die Zehenspitzen. Atmen Sie ein.

3. Bringen Sie mit der Ausatmung das linke Knie mit dem rechten Ellbogen zusammen. Dabei sollten Sie die schrägen Bauchmuskeln spüren.

4. Kommen Sie mit der Einatmung in die Ausgangsposition zurück und wiederholen Sie die Bewegung.

VIERFÜSSLERSTAND MIT BEINHEBEN / RECHTS

40 Sek. oder 15 Wdh.

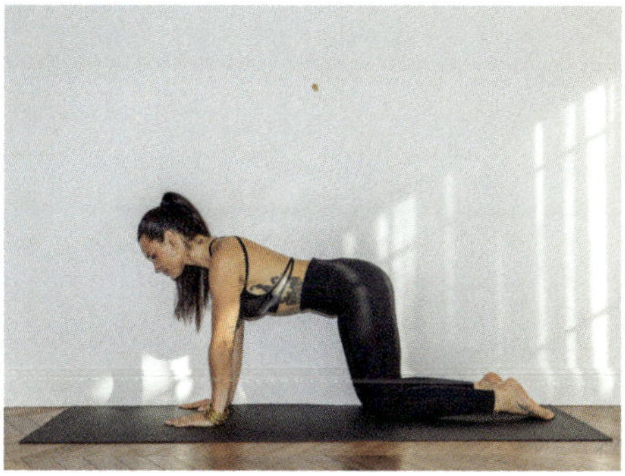

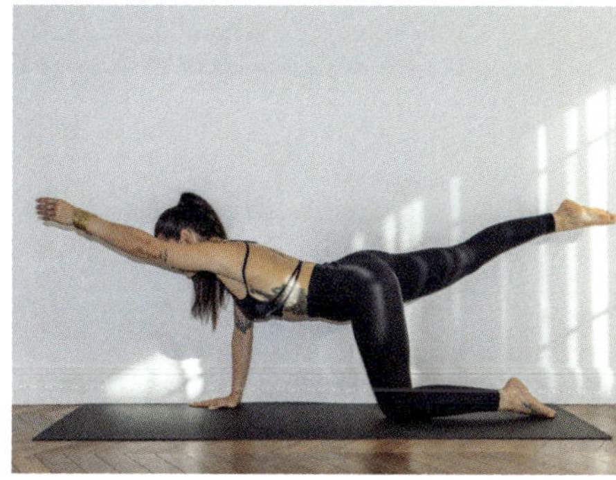

1. Nehmen Sie den Vierfüßlerstand ein, mit den Knien über der Hüfte und der Körperseite an der Wand.

2. Strecken Sie mit der Ausatmung den linken Arm und das rechte Bein (an der Wand), ohne das Körpergewicht zu verlagern.

3. Kommen Sie mit der Einatmung wieder in die Ausgangsposition und wiederholen Sie das auf derselben Seite.

VIERFÜSSLERSTAND MIT BEINHEBEN / LINKS

40 Sek. oder 15 Wdh.

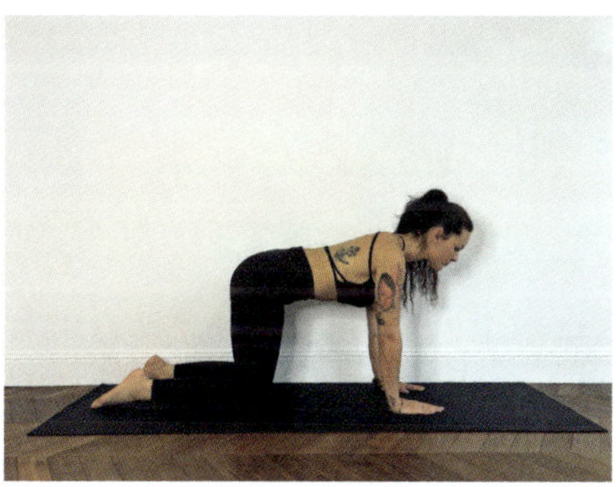

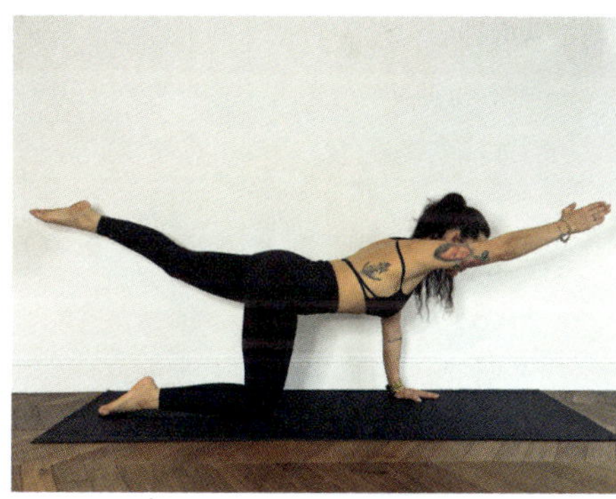

1. Nehmen Sie den Vierfüßlerstand ein, mit den Knien über der Hüfte und der Körperseite an der Wand.

2. Strecken Sie mit der Ausatmung den rechten Arm und das linke Bein (an der Wand), ohne das Körpergewicht zu verlagern.

3. Kommen Sie beim Einatmen wieder in die Ausgangsposition und wiederholen Sie das auf derselben Seite.

BRÜCKE + ARMROTATION

40 Sek. oder 15 Wdh.

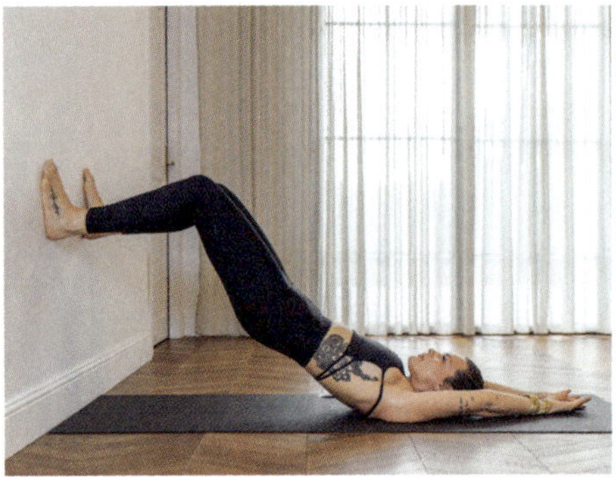

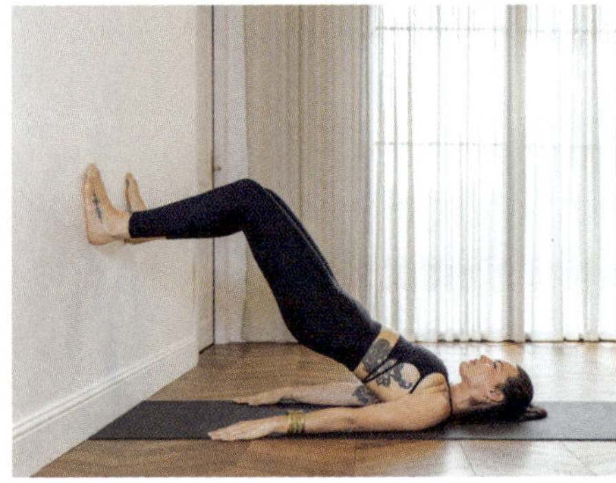

1. Legen Sie sich auf den Boden, mit den Füßen an der Wand. Beugen Sie die Knie im 90°-Winkel, dabei liegen die Füße etwas über den Knien und die Arme gestreckt hinter dem Kopf. Achten Sie auf das neutrale Becken.

2. Atmen Sie ein und spannen Sie den Beckenboden an.

3. Heben Sie beim Ausatmen die Hüfte an. Halten Sie diese Position, atmen Sie ein und führen Sie die Arme über die Vorderseite des Körpers an die Seite und dann wieder über den Kopf. Wiederholen Sie die Bewegung.

BRÜCKE MIT 1 GESTRECKTEN BEIN / RECHTS

40 Sek. oder 15 Wdh.

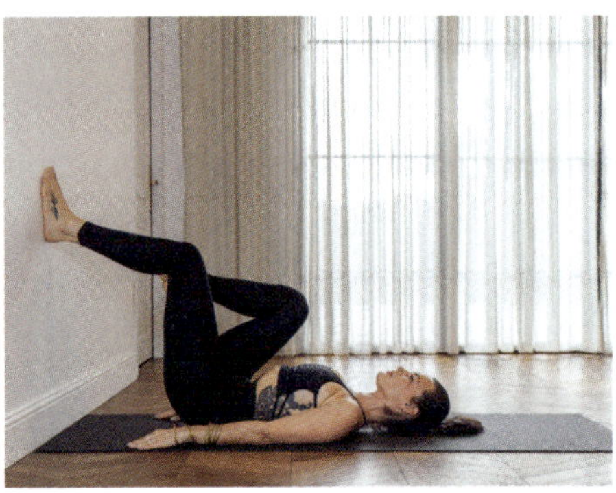

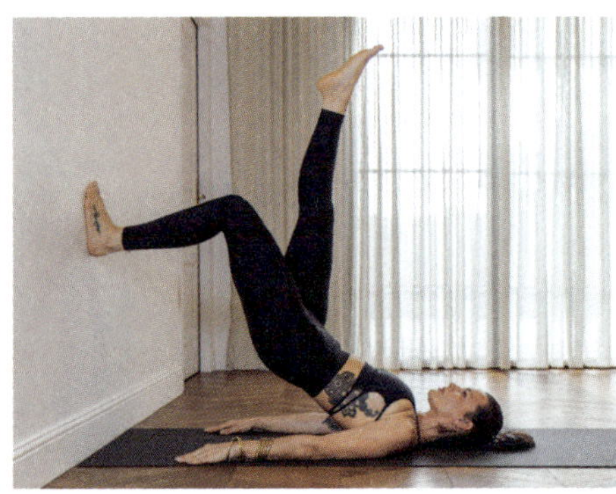

1. Legen Sie sich auf den Boden, den linken Fuß an die Wand und das Knie um 90° angewinkelt. Heben Sie das rechte Bein mit gestrecktem Fuß zur Decke.

2. Atmen Sie ein und spannen Sie den Beckenboden an.

3. Heben Sie beim Ausatmen die Hüfte an und bringen Sie das Becken in die neutrale Stellung.

4. Legen Sie das Gesäß wieder auf den Boden und wiederholen Sie die Bewegung.

BRÜCKE MIT 1 GESTRECKTEN BEIN / LINKS

40 Sek. oder 15 Wdh.

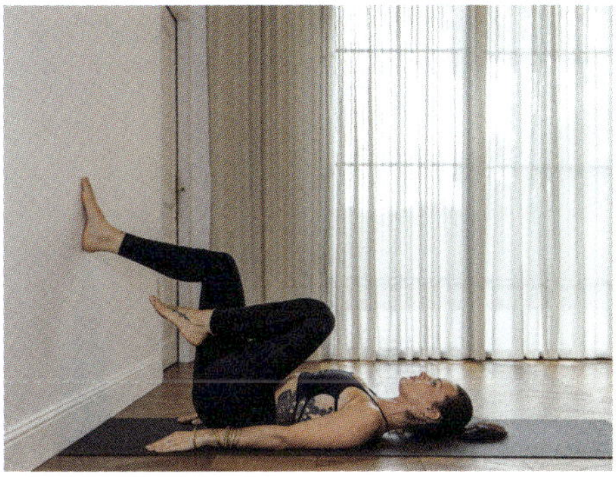

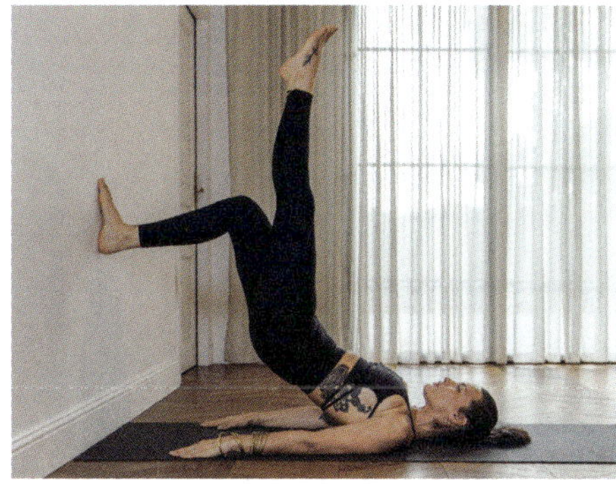

1. Legen Sie sich auf den Boden, den rechten Fuß an die Wand und das Knie um 90° angewinkelt. Heben Sie das linke Bein mit gestrecktem Fuß zur Decke.

2. Atmen Sie ein und spannen Sie den Beckenboden an.

3. Heben Sie beim Ausatmen die Hüfte an und bringen Sie das Becken in die neutrale Stellung.

4. Legen Sie das Gesäß wieder auf den Boden und wiederholen Sie die Bewegung.

5. ÜBUNGSEINHEIT

OBERKÖRPERDREHUNG

40 Sek. oder 15 Wdh.

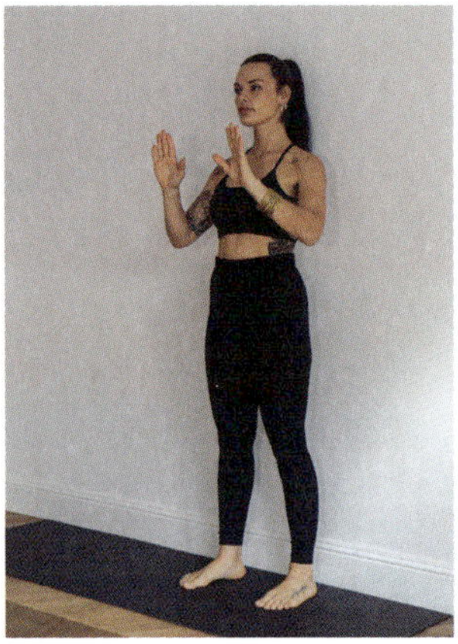

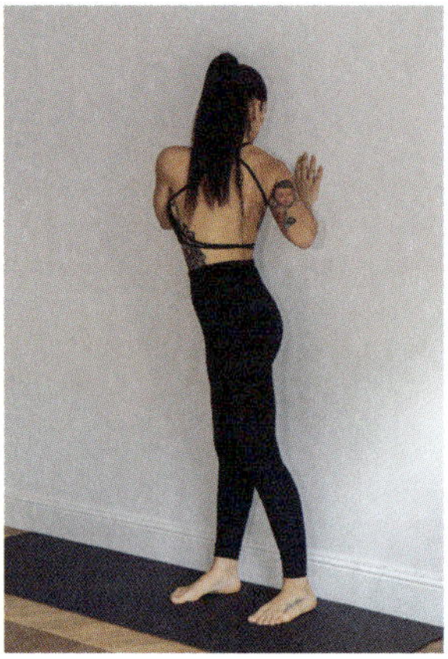

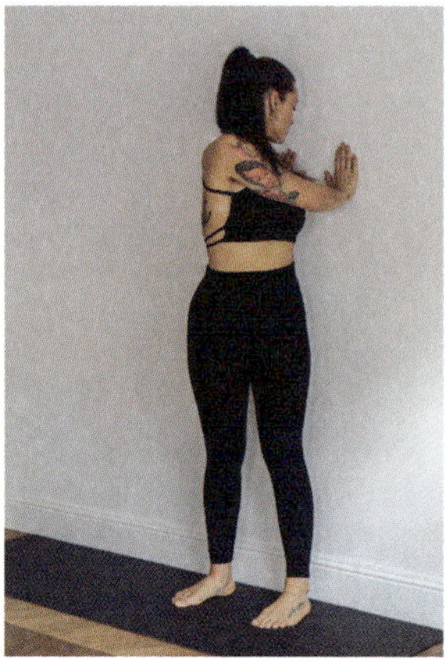

1. Stellen Sie sich mit kleinem Abstand mit dem Rücken an die Wand.

2. Beugen Sie die Arme, die Handflächen zeigen nach vorn. Drehen Sie Ihren Oberkörper nach rechts und legen Sie die Hände hinter sich an die Wand.

3. Drücken Sie den Körper ab und drehen Sie sich auf die andere Seite, bleiben Sie dabei kurz in der Mitte stehen.

4. Wiederholen Sie das, achten Sie dabei auf kontrollierte Atmung und Körperspannung.

RUMPFKRÄFTIGUNG AUF ZEHENSPITZEN

40 Sek. oder 12 Wdh.

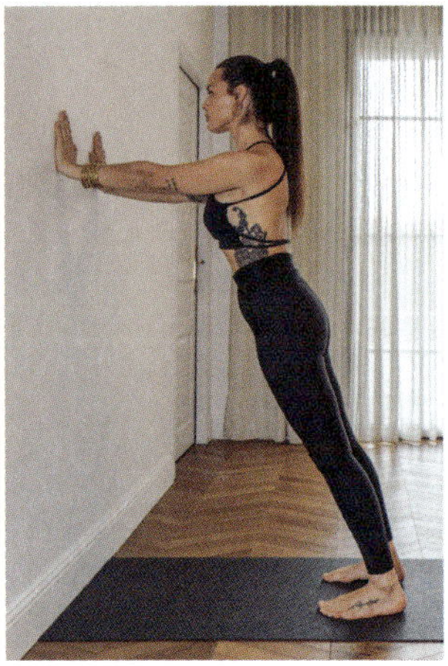

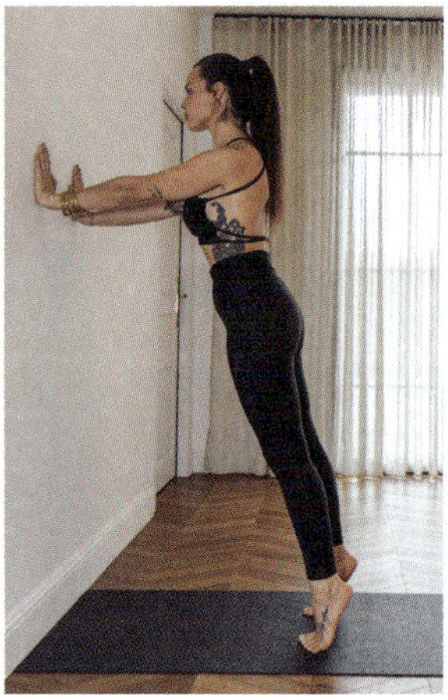

1. Stellen Sie sich mit dem Gesicht zur Wand, die Füße stehen parallel zueinander.

2. Legen Sie die Hände auf Schulterhöhe an die Wand, strecken Sie die Arme durch und treten Sie etwas zurück, sodass das Körpergewicht vorn liegt.

3. Stellen Sie sich mit der Ausatmung auf die Zehenspitzen und senken Sie die Füße mit der Einatmung wieder ab.

KNIE IM STAND HOCHZIEHEN

40 Sek. oder 15 Wdh.

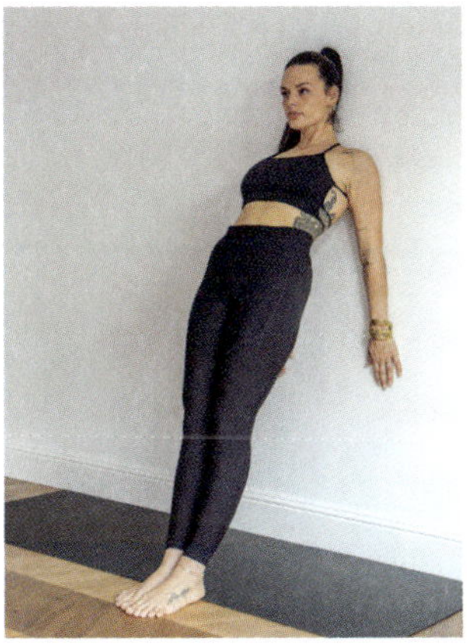

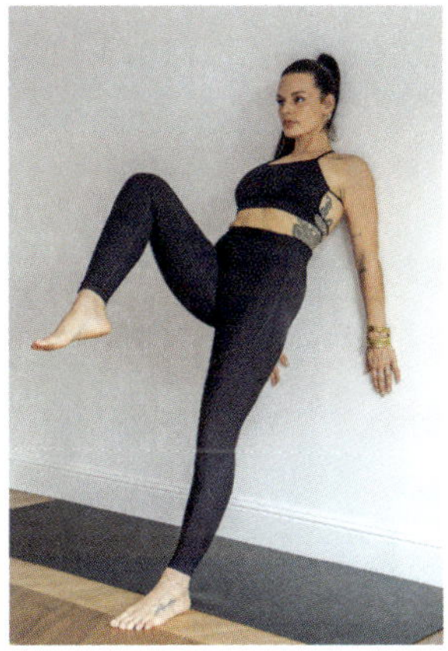

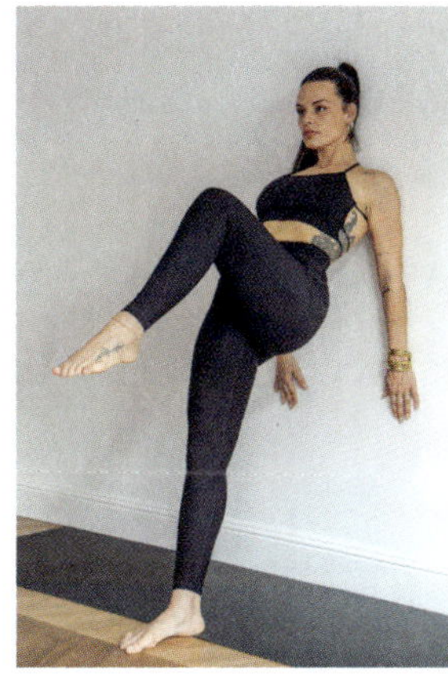

1. Lehnen Sie sich mit dem oberen Rücken an die Wand, die Beine sind vorgestreckt, sodass sie schräg, aber sicher stehen.

2. Die Arme und Hände liegen an der Wand. Spannen Sie die Muskeln an und heben Sie das rechte Knie.

3. Stellen Sie das Bein wieder ab und heben Sie das linke Knie. Wiederholen Sie das im Wechsel.

IM WANDSITZ AUF DIE ZEHENSPITZEN STELLEN

40 Sek. oder 15 Wdh.

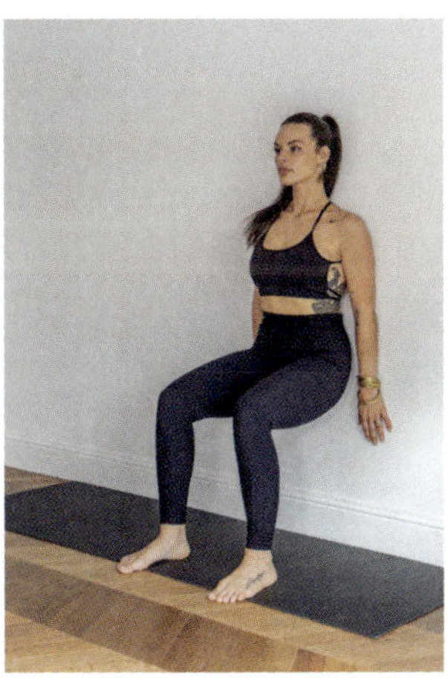

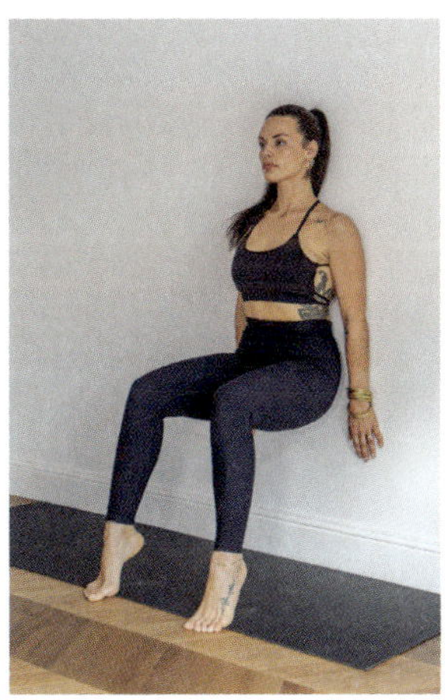

1. Drücken Sie Kopf, Lendenwirbel und Schultern an die Wand und blicken Sie geradeaus.

2. Gleiten Sie mit dem Körper nach unten, bis die Knie über den Knöcheln im 90°-Winkel gebeugt sind. Die Beine stehen dabei beckenbreit auseinander. Atmen Sie ein.

3. Heben Sie mit der Ausatmung die Fersen an und stellen Sie sich auf die Zehenspitzen. Führen Sie zugleich die Arme von unten nach vorn.

4. Atmen Sie ein, führen Sie die Arme wieder an die Wand und senken Sie die Füße ab. Wiederholen Sie das dann.

BRÜCKE

40 Sek. oder 15 Wdh.

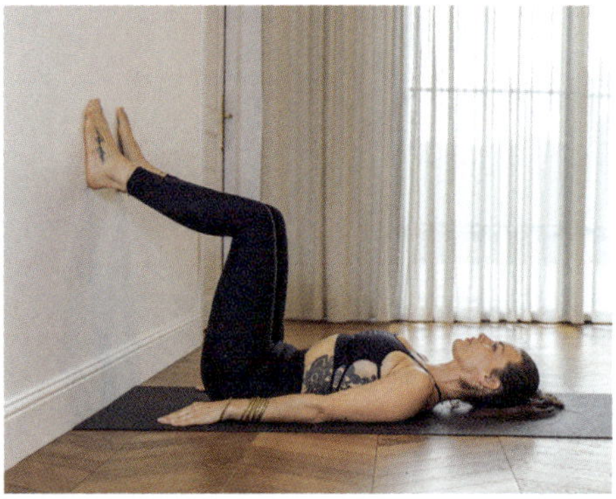

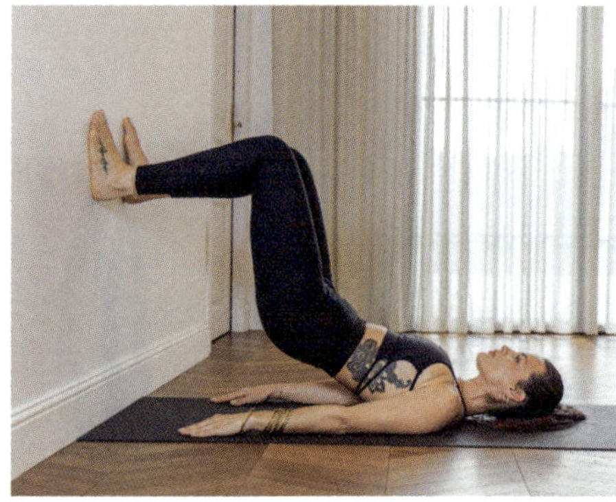

1. Legen Sie sich auf den Boden, mit den Füßen an der Wand. Beugen Sie die Knie im 90°-Winkel, dabei liegen die Füße etwas über den Knien. Achten Sie auf das neutrale Becken.

2. Atmen Sie ein und spannen Sie den Beckenboden an.

3. Atmen Sie aus und heben Sie die Hüfte kontrolliert an.

4. Bringen Sie sie langsam wieder in die Ausgangsposition, indem Sie die Wirbelsäule Wirbel für Wirbel abrollen. Wiederholen Sie die Bewegung.

BRÜCKE AUF ZEHENSPITZEN

40 Sek. oder 15 Wdh.

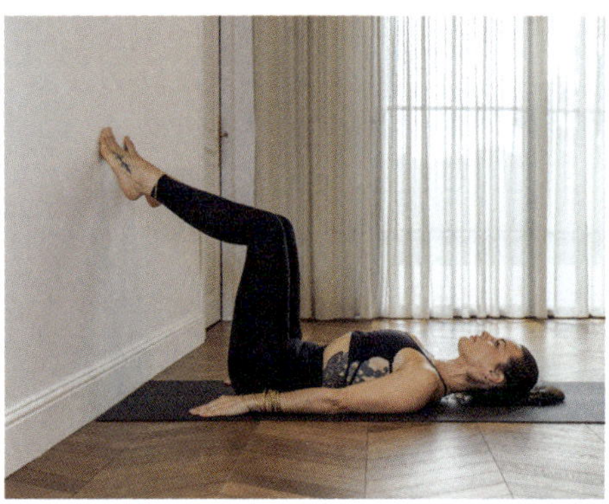

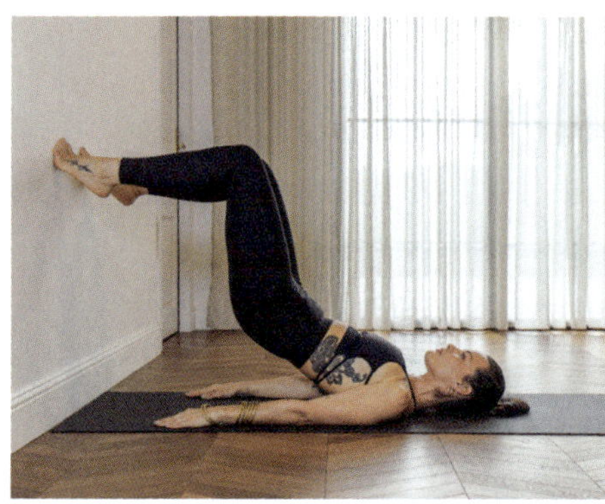

1. Legen Sie sich auf den Boden und stellen Sie die Zehenspitzen an die Wand. Beugen Sie die Knie im 90°-Winkel, dabei liegen die Füße etwas höher als die Knie. Achten Sie auf das neutrale Becken.

2. Atmen Sie ein und spannen Sie den Beckenboden an.

3. Atmen Sie aus und heben Sie die Hüfte kontrolliert an.

4. Gehen Sie langsam in die Ausgangsposition zurück und wiederholen Sie die Bewegung.

BRÜCKE MIT GESTRECKTEN ARMEN / RECHTS

40 Sek. oder 15 Wdh.

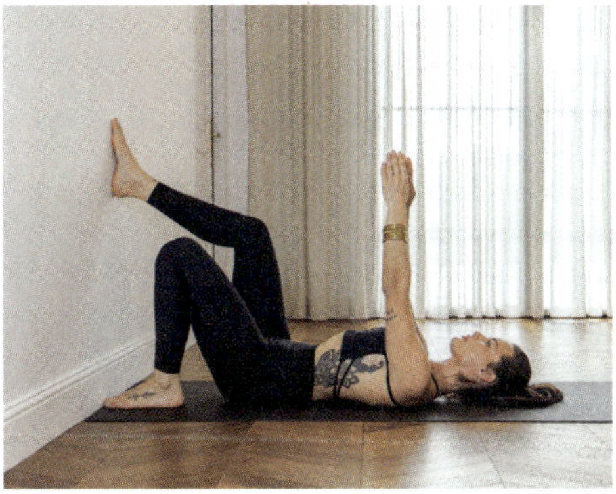

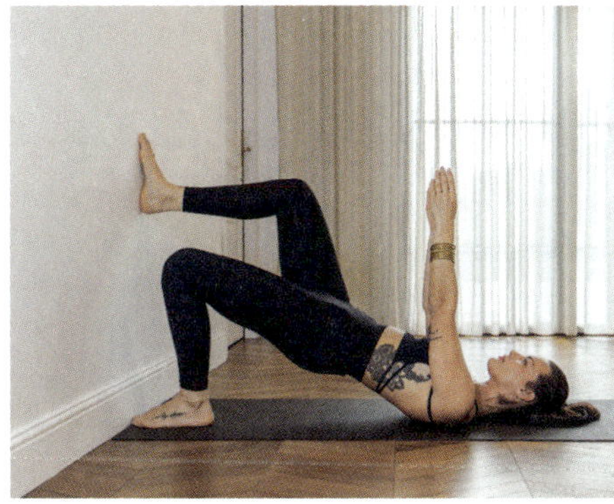

1. Legen Sie sich auf den Rücken, mit neutralem Becken, das rechte Bein ist angewinkelt, der Fuß an der Wand und etwas höher als das Knie.

2. Das linke Bein ist gebeugt, der Fuß steht auf dem Boden. Strecken Sie die Arme zur Decke, sie bleiben schulterbreit. Die Schulterblätter sind auf dem Boden verankert. Atmen Sie ein und öffnen Sie dabei die Seiten.

3. Heben Sie mit der Ausatmung die Hüften an, das Becken bleibt dabei neutral.

4. Legen Sie mit der Einatmung das Becken wieder auf dem Boden ab. Wiederholen Sie das.

BRÜCKE MIT GESTRECKTEN ARMEN / LINKS

40 Sek. oder 15 Wdh.

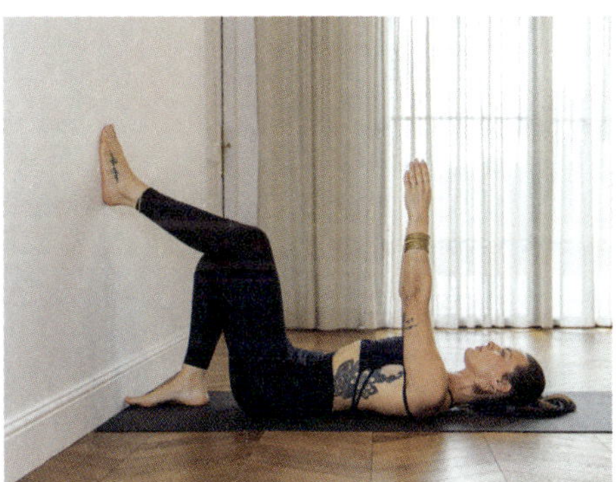

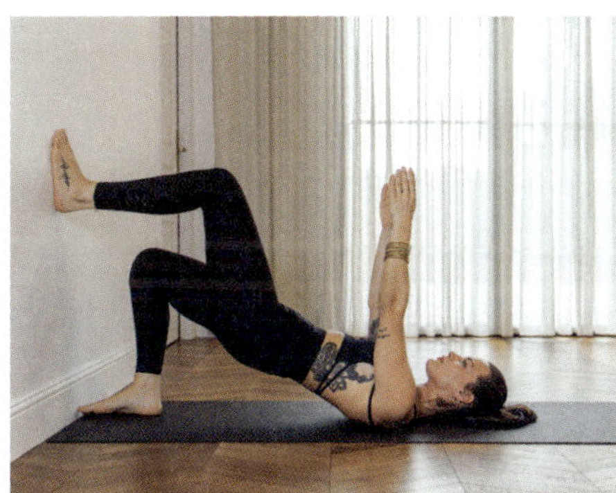

1. Legen Sie sich auf den Rücken, mit neutralem Becken, das linke Bein ist angewinkelt, der Fuß an der Wand und etwas höher als das Knie.

2. Das rechte Bein ist gebeugt, der Fuß steht auf dem Boden. Strecken Sie die Arme zur Decke, sie bleiben schulterbreit. Die Schulterblätter sind auf dem Boden verankert. Atmen Sie ein und öffnen Sie dabei die Seiten.

3. Heben Sie mit der Ausatmung die Hüften an, das Becken bleibt dabei neutral.

4. Legen Sie mit der Einatmung das Becken wieder auf dem Boden ab. Wiederholen Sie die Bewegung.

BRÜCKE MIT GESTRECKTEN BEINEN UND ANGEZOGENEM KNIE

40 Sek. oder 15 Wdh.

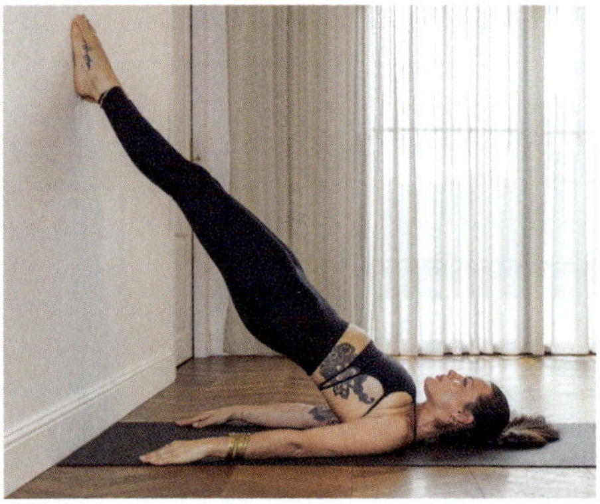

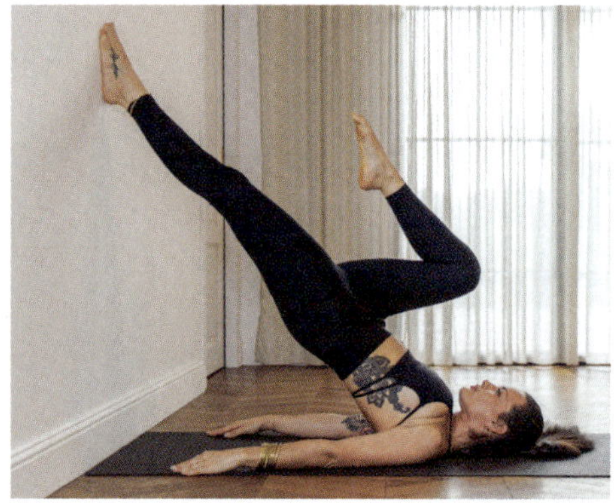

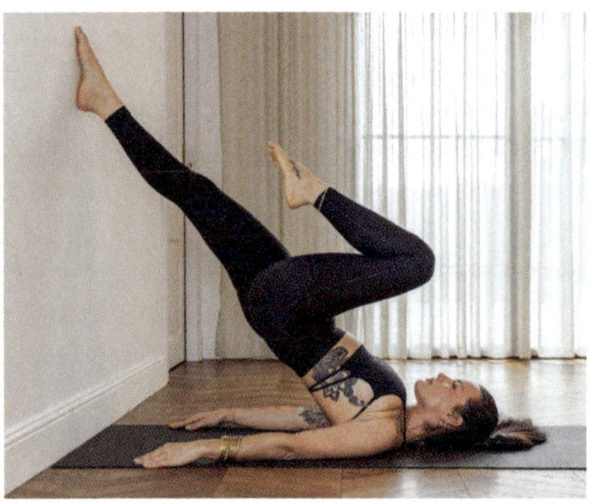

1. Legen Sie sich auf den Boden, das Becken ist neutral, die Beine gestreckt und die Hüfte angehoben.

2. Atmen Sie ein und spannen Sie den Beckenboden an. Der Hals sollte locker und entspannt sein.

3. Atmen Sie aus, ziehen Sie den Bauchnabel ein und ziehen Sie das rechte Knie zur Brust, das Becken bleibt dabei oben und zeigt zur Decke (ohne ins Hohlkreuz zu fallen).

4. Wiederholen Sie das mit dem anderen Bein und wechseln Sie fortlaufend ab.

6. ÜBUNGSEINHEIT

HANDFLÄCHEN ZUSAMMENBRINGEN

40 Sek. oder 12 bis 15 Wdh.

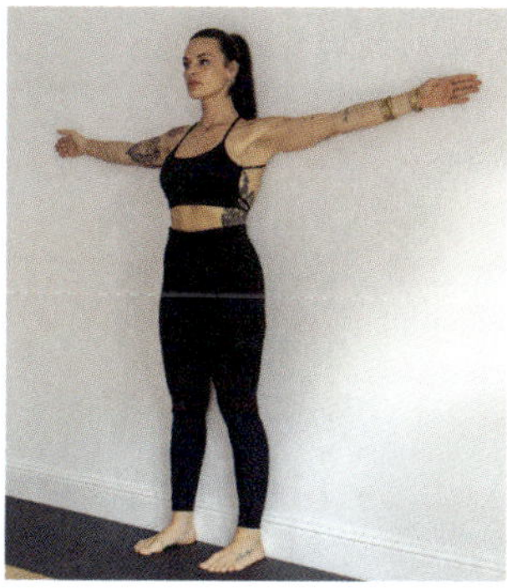

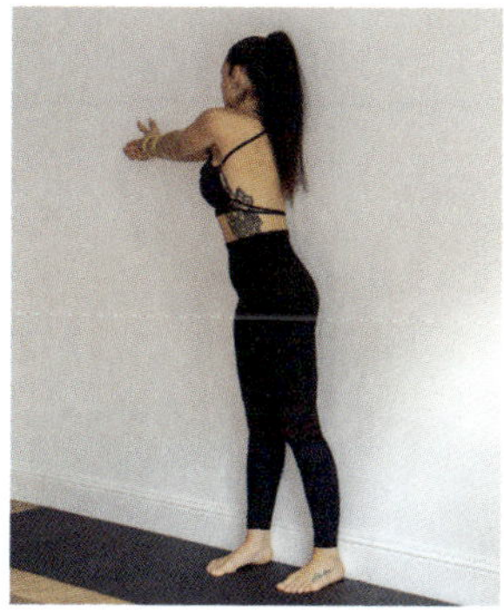

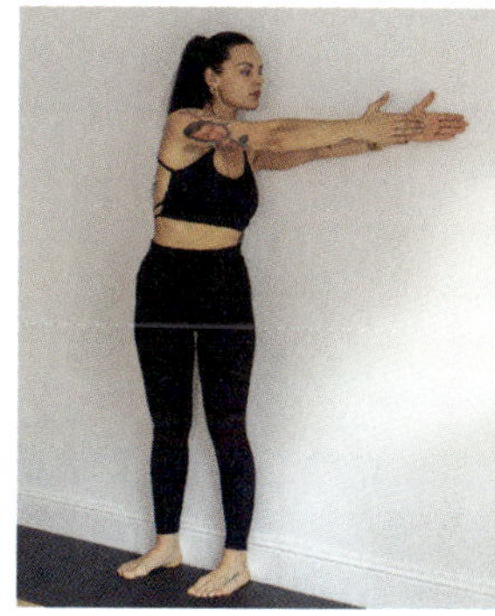

1. Stellen Sie sich aufrecht mit dem Rücken an die Wand und öffnen Sie die Arme. Die Schultern sind nach unten gezogen, die untere Körperhälfte ist stabil.

2. Legen Sie mit gestreckten Armen eine Handfläche auf die andere, spannen Sie dabei die Bauchmuskeln an.

3. Kommen Sie zur Mitte, legen Sie die Arme wieder zur Seite und wiederholen Sie das mit dem anderen Arm. Denken Sie an die Atmung und spannen Sie die Muskeln an. Der Oberkörper darf sich nur im Bauchbereich drehen.

NACH UNTEN PENDELN

40 Sek. oder 15 Wdh.

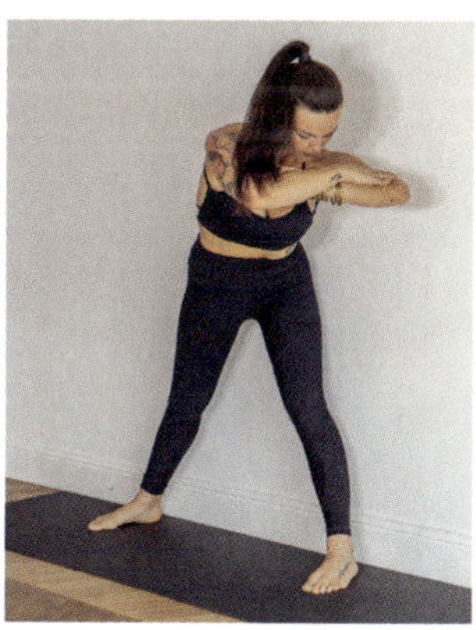

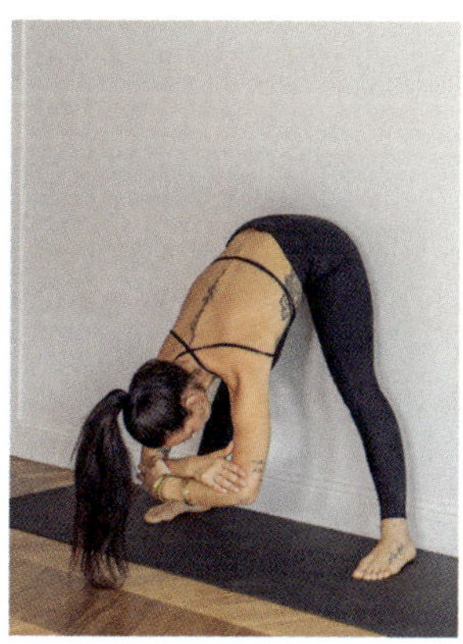

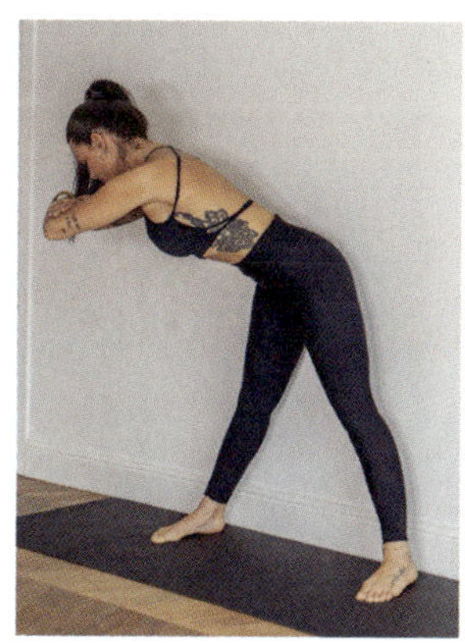

1. Stellen Sie sich aufrecht mit gespreizten Beinen an die Wand und stützen Sie sich mit dem Gesäß ab.

2. Pendeln Sie mit verschränkten Armen, geradem Rücken und angespannten Bauchmuskeln mit dem Oberkörper über die Beine.

3. Halten Sie jeweils über den Füßen kurz an. Wiederholen Sie die Bewegung.

KLEINER UNTERARMSTÜTZ

40 Sek. oder 12 Wdh.

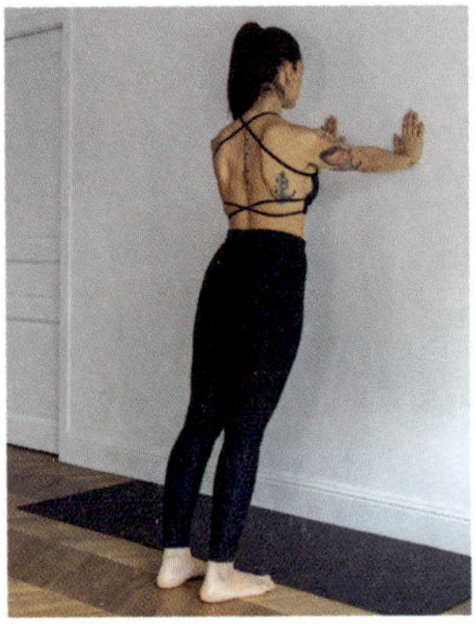

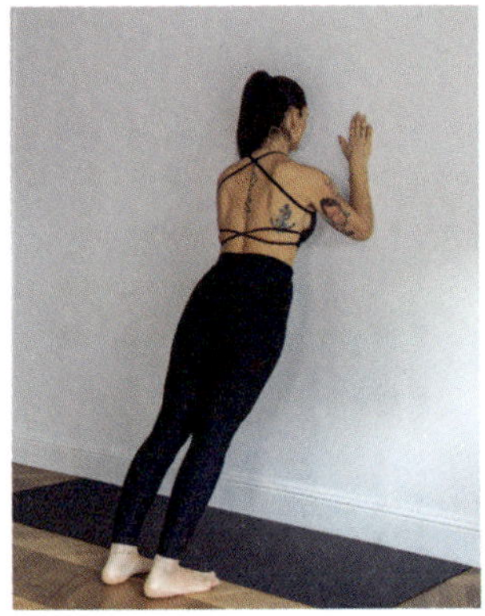

1. Stellen Sie sich mit dem Gesicht zur Wand, die Füße stehen parallel zueinander.

2. Legen Sie die Hände auf Schulterhöhe an die Wand, die Arme sind gestreckt. Treten Sie etwas zurück, damit das Körpergewicht vorn liegt.

3. Beugen Sie mit der Einatmung die Ellbogen nach unten, sodass sich das Gesicht der Wand nähert. Bleiben Sie dabei in einer Linie und legen Sie die Unterarme an die Wand.

4. Drücken Sie sich mit der Ausatmung von der Wand ab und kommen Sie in die Ausgangsposition, die Arme sind wieder gestreckt.

5. Wiederholen Sie die Übung.

GROSSER UNTERARMSTÜTZ

40 Sek. oder 12 Wdh.

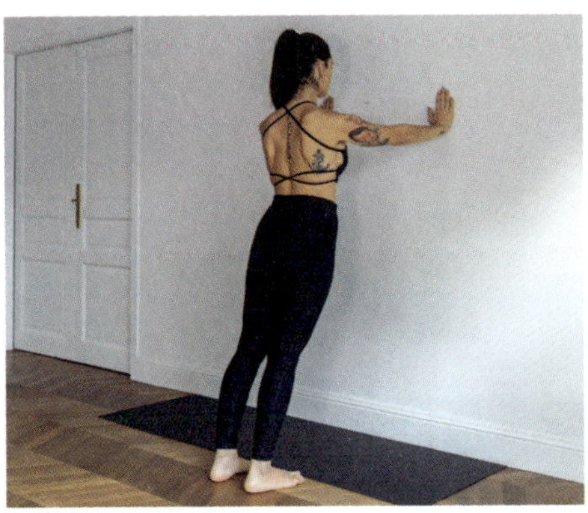

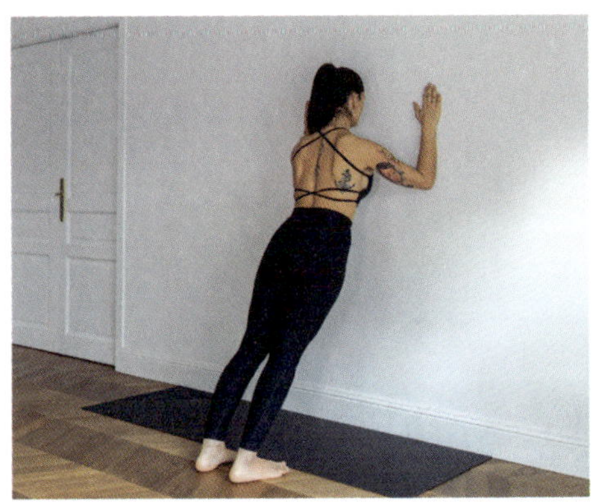

1. Stellen Sie sich mit dem Gesicht zur Wand, die Füße stehen parallel zueinander.

2. Legen Sie die Hände weiter als schulterbreit an die Wand, die Arme sind gestreckt. Treten Sie etwas zurück, damit das Körpergewicht vorn liegt.

3. Beugen Sie mit der Einatmung die Ellbogen nach unten, sodass sich das Gesicht der Wand nähert. Bleiben Sie dabei in einer Linie und legen Sie die Unterarme an die Wand.

4. Drücken Sie sich mit der Ausatmung von der Wand ab und kommen Sie in die Ausgangsposition, die Arme sind wieder gestreckt.

5. Wiederholen Sie die Übung.

SPINE TWIST AN DER WAND

40 Sek. oder 15 Wdh.

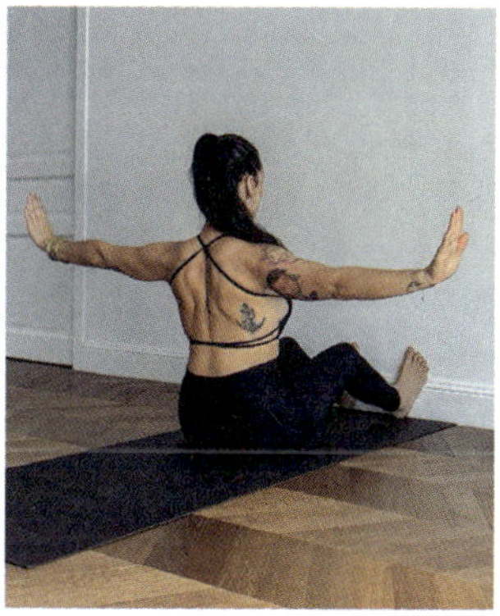

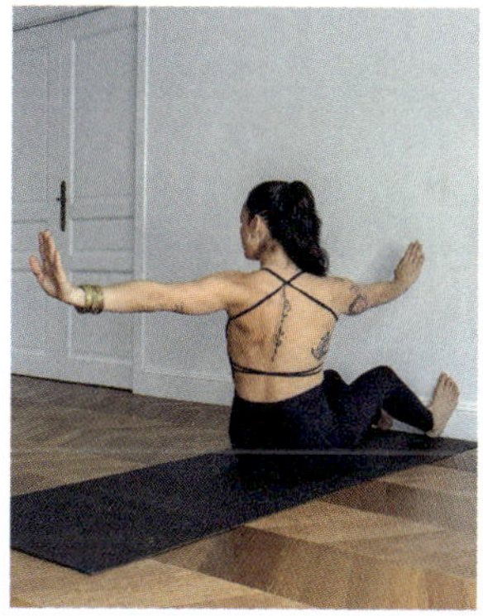

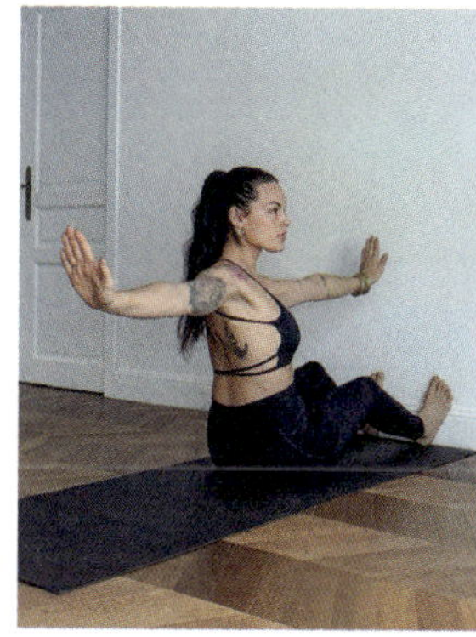

1. Setzen Sie sich mit aufrechtem Rücken mit dem Gesicht zur Wand, die Beine beckenbreit gespreizt, die Füße geflext unten an der Wand.

2. Öffnen Sie mit leicht angezogenen Beinen die Arme, lassen Sie die Schultern unten und drehen Sie sich aus der Taille abwechselnd zu den Seiten. Halten Sie jeweils in der Mitte kurz an.

SPINE STRETCH AN DER WAND

40 Sek. oder 15 Wdh.

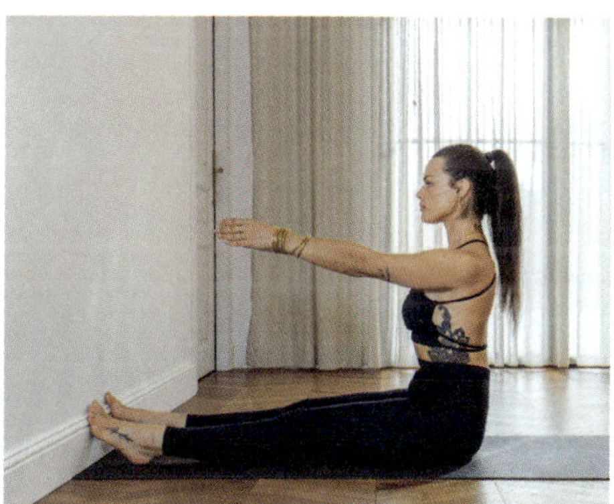

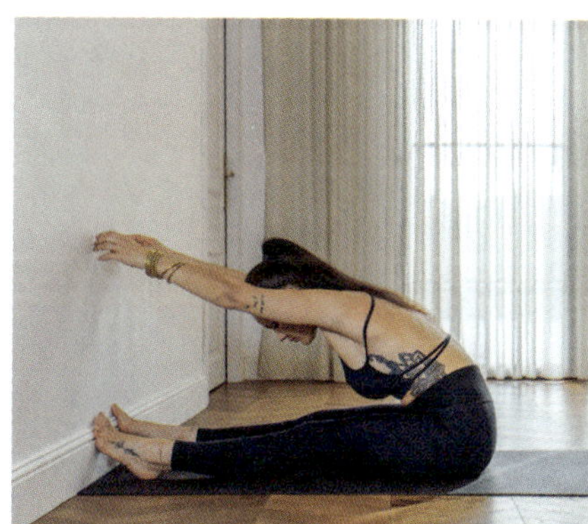

1. Setzen Sie sich mit dem Gesicht zur Wand, Beine und Arme sind gestreckt, die Fußspitzen liegen an der Wand.

2. Runden Sie die Wirbelsäule ab, indem Sie die Arme nach vorn und den unteren Rücken nach hinten ziehen.

3. Rollen Sie sie langsam wieder auf, achten Sie dabei auf die Bauchspannung. Wiederholen Sie diese Bewegung.

BAUCHMUSKELN IM SITZEN

40 Sek. oder 20 Wdh.

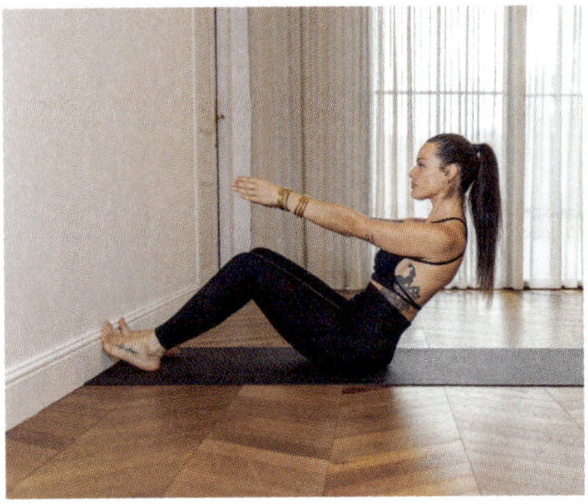

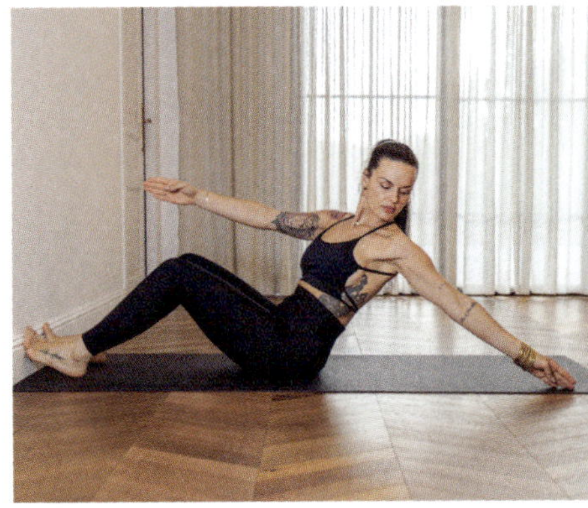

1. Setzen Sie sich mit dem Gesicht Richtung Wand, die Beine sind leicht angezogen und die Fußspitzen an der Wand.

2. Strecken Sie die Arme nach vorn und spannen Sie den Oberkörper an, indem Sie ihn nach hinten schieben.

3. Halten Sie diese Position und öffnen Sie den linken Arm nach hinten. Bringen Sie ihn dann nach vorn und wiederholen Sie das mit der anderen Seite.

Tipp: Wenn Sie Ihren Arm nach hinten öffnen, denken Sie an die vordere Hand, dann verstärkt sich die Bauchspannung. Machen Sie den Test und denken Sie an die hintere Hand, Sie werden den Unterschied spüren.

BAUCHMUSKELN IM SITZEN 2

40 Sek. oder 20 Wdh.

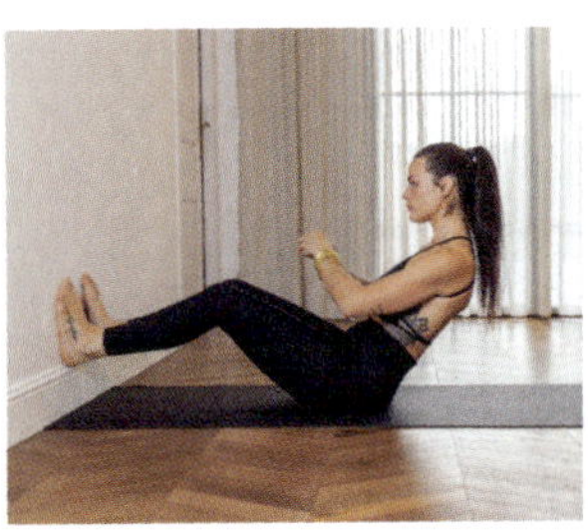

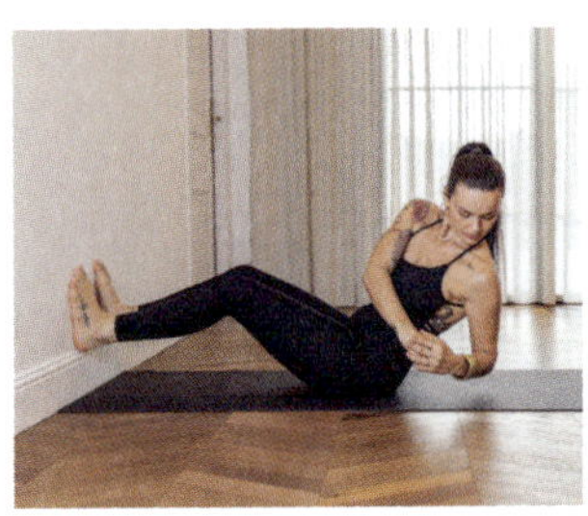

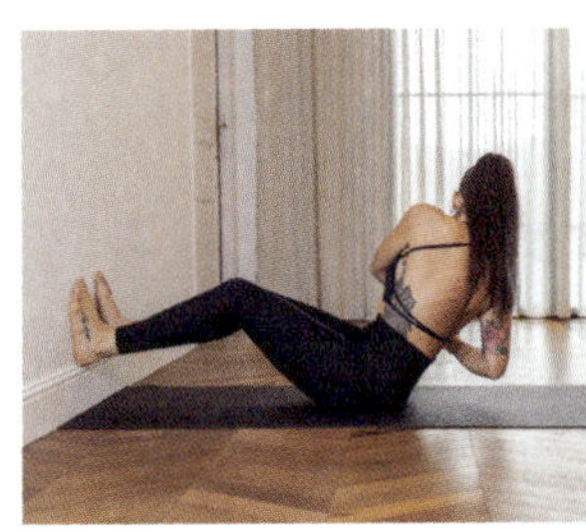

1. Setzen Sie sich mit dem Gesicht zur Wand, die Beine sind leicht angewinkelt und die Füße stehen über den Fußleisten.

2. Strecken Sie die Hände vor, mit gebeugten Armen, und spannen Sie den Oberkörper an, indem Sie ihn nach hinten schieben.

3. Führen Sie Viertelkreise um den Oberkörper aus, indem Sie die gefalteten Hände nach links und dann nach rechts nach hinten kippen.

4. Atmen Sie konzentriert.

BEINE ÖFFNEN IN RÜCKENLAGE

40 Sek. oder 15 Wdh.

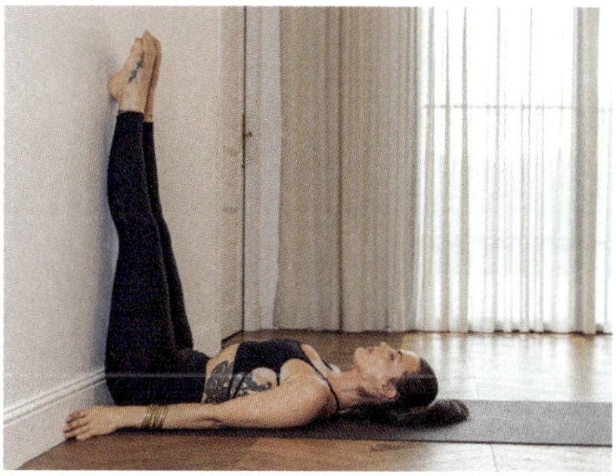

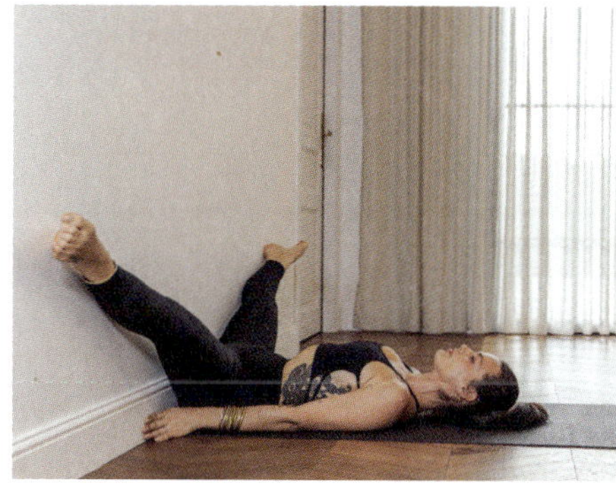

1. Legen Sie sich auf den Boden, das Becken ist neutral (fallen Sie nicht ins Hohlkreuz, zwischen Rücken und Boden darf keine Hand passen).

2. Das Gesäß liegt dicht an der Wand, die Beine sind parallel nach oben gestreckt.

3. Öffnen Sie beim Einatmen langsam und kontrolliert die Beine.

4. Führen Sie sie beim Ausatmen wieder zur Mitte. So trainieren Sie nicht nur Ihre Adduktorenmuskeln (Innenseite der Oberschenkel), sondern auch die Bauchmuskeln.

7. ÜBUNGSEINHEIT

LIEGESTÜTZE AN DER WAND

40 Sek. oder 10 bis 12 Wdh.

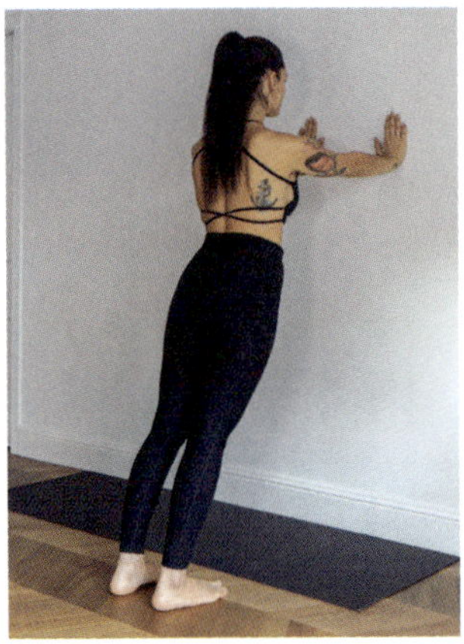

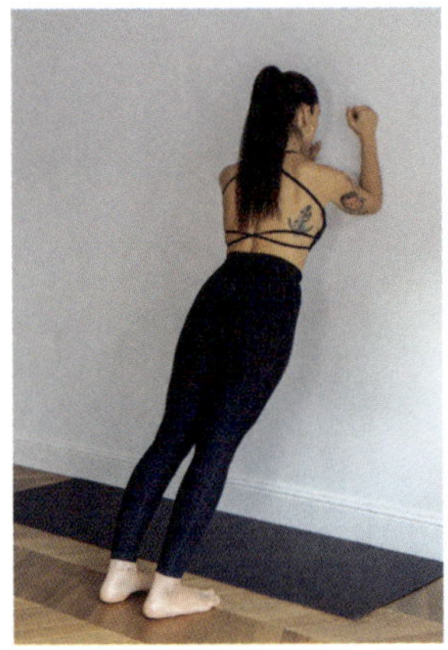

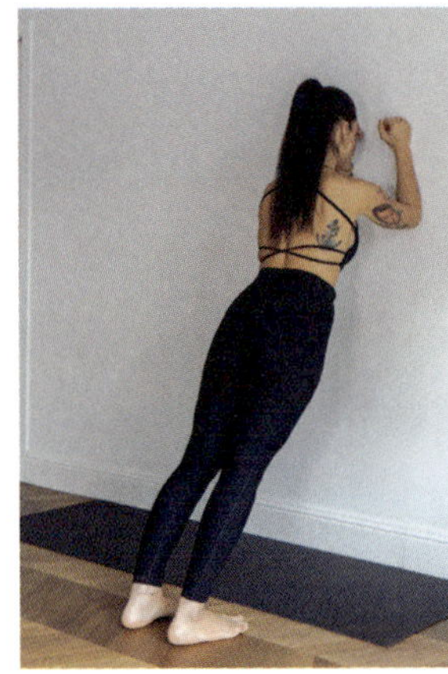

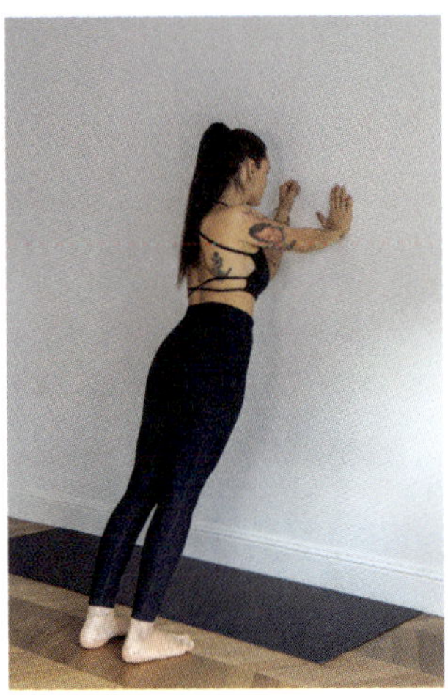

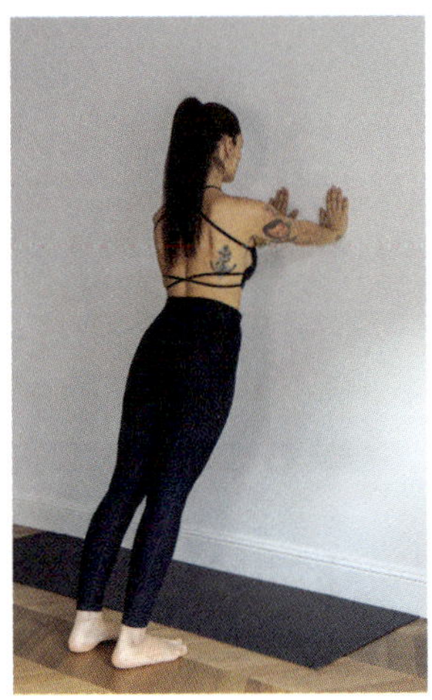

1. Stellen Sie sich aufrecht mit dem Gesicht zur Wand, die Füße stehen parallel nebeneinander.

2. Legen Sie die Hände mit gestreckten Armen schulterbreit an die Wand und gehen Sie etwas zurück, sodass das Gewicht vorn liegt.

3. Beugen Sie den rechten Ellbogen, dann den linken.

4. Strecken Sie dann den rechten Arm, danach den linken.

5. Wiederholen Sie die Bewegung.

VON DER WAND ABDRÜCKEN

40 Sek. oder 15 Wdh.

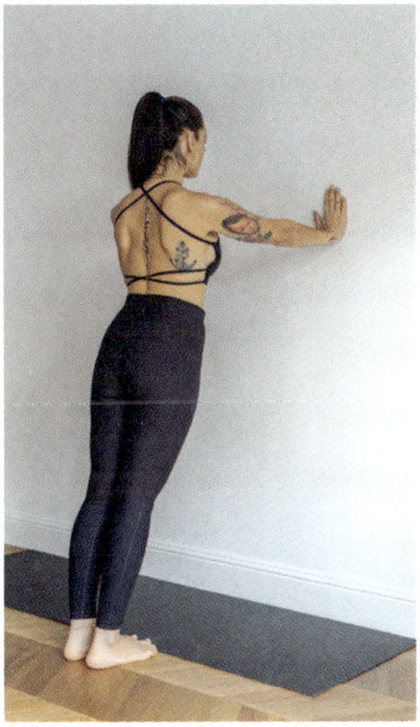

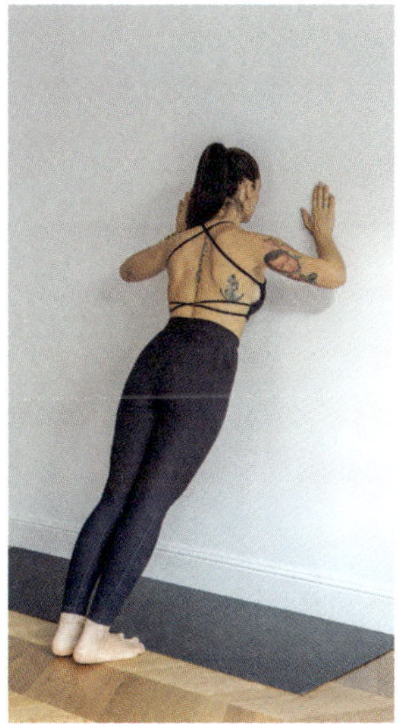

1. Stellen Sie sich aufrecht mit dem Gesicht zur Wand, die Füße stehen parallel nebeneinander.

2. Legen Sie die Hände etwas weiter als schulterbreit an die Wand, die Arme sind gestreckt.

3. Atmen Sie ein und beugen Sie die Ellbogen nach außen, sodass sich das Gesicht der Wand nähert, der Körper bleibt dabei in einer Linie (Kopf/Gesäß/Fersen).

4. Drücken Sie sich mit der Ausatmung nach hinten, ohne dabei ins Hohlkreuz zu fallen.

5. Wiederholen Sie die Bewegung.

BEINSCHLAG NACH HINTEN + KNIE ANHEBEN / RECHTS

40 Sek. oder 15 Wdh.

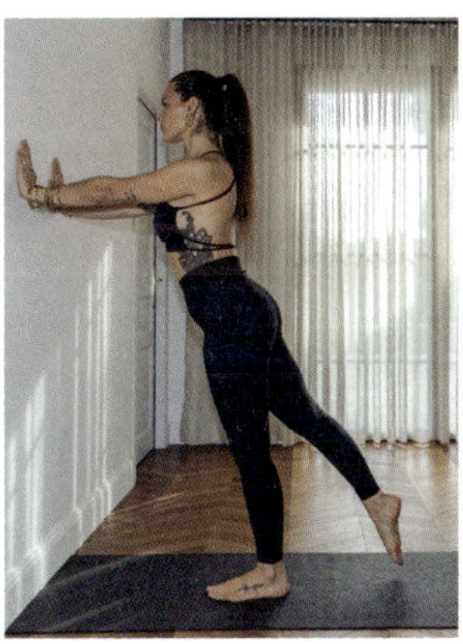

1. Stellen Sie sich mit dem Gesicht zur Wand, die Füße stehen parallel zueinander.

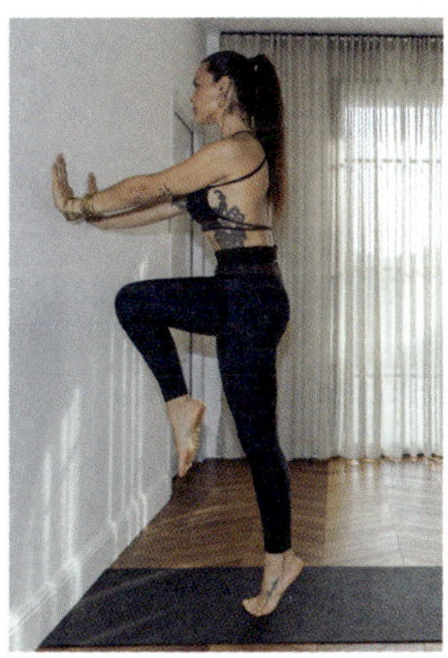

2. Legen Sie die Hände auf Schulterhöhe an die Wand, die Arme sind gestreckt.

3. Machen Sie beim Einatmen mit dem rechten Bein einen lockeren Beinschlag nach hinten, ohne dabei ins Hohlkreuz zu fallen oder die Hüfte zu verschieben.

4. Atmen Sie aus, führen Sie das rechte Knie nach vorn und stellen Sie sich mit dem anderen Bein auf die Zehenspitzen.

5. Wiederholen Sie das, denken Sie an die Ausatmung, wenn Sie das Bein nach vorn führen.

BEINSCHLAG NACH HINTEN + KNIE ANHEBEN / LINKS

40 Sek. oder 15 Wdh.

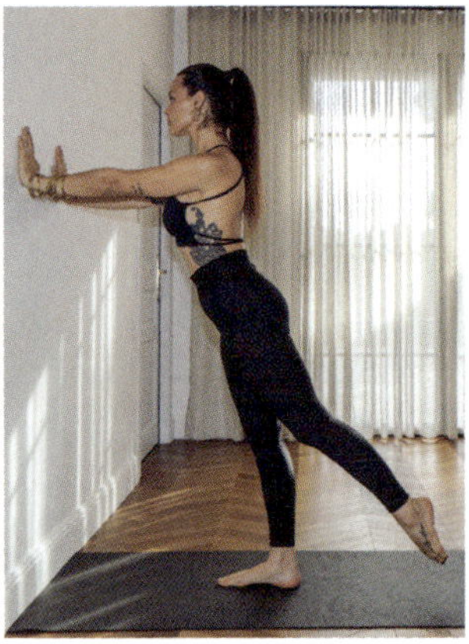

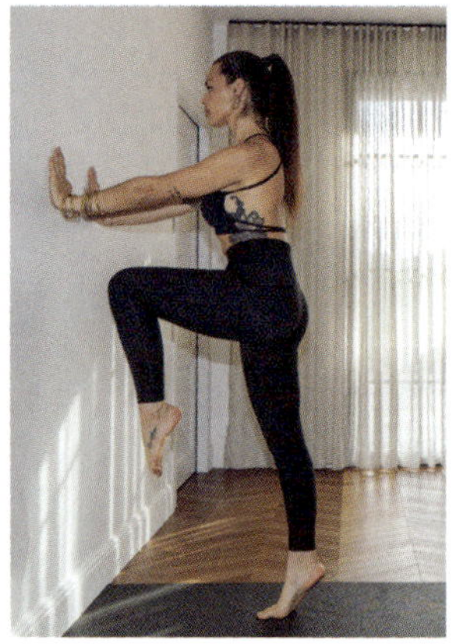

1. Stellen Sie sich mit dem Gesicht zur Wand, die Füße stehen parallel zueinander.

2. Legen Sie die Hände auf Schulterhöhe an die Wand, die Arme sind gestreckt.

3. Machen Sie beim Einatmen mit dem linken Bein einen lockeren Beinschlag nach hinten, ohne dabei ins Hohlkreuz zu fallen oder die Hüfte zu verschieben.

4. Atmen Sie aus, führen Sie das linke Knie nach vorn und stellen Sie sich mit dem anderen Bein auf die Zehenspitzen.

5. Wiederholen Sie die Bewegung, denken Sie an die Ausatmung, wenn Sie das Bein nach vorn führen.

BRÜCKE MIT 1 ANGEWINKELTEN BEIN / RECHTS

40 Sek. oder 15 Wdh.

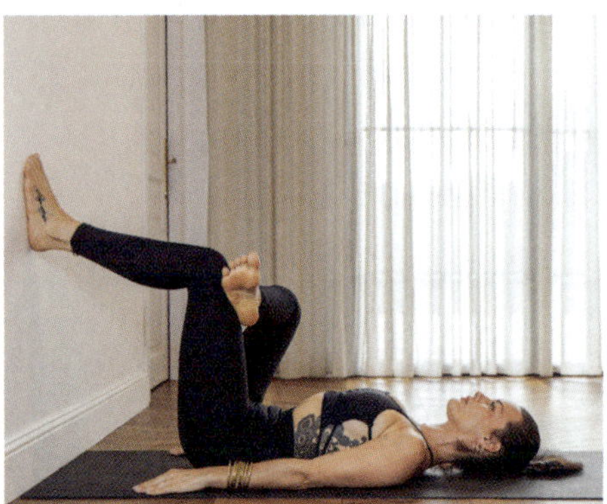

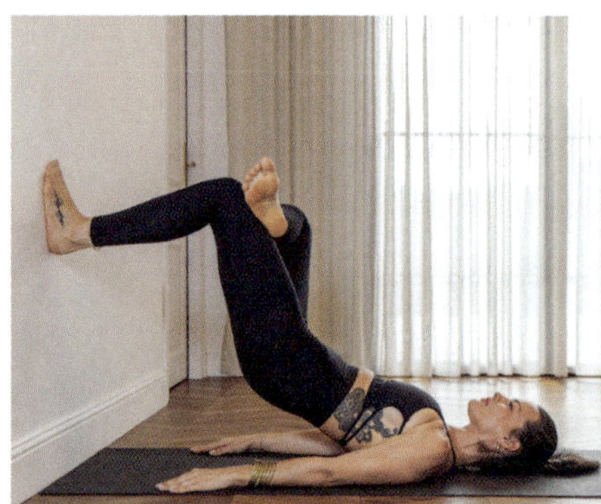

1. Legen Sie sich auf den Boden, legen Sie den linken Fuß an die Wand und den anderen auf das linke Knie.

2. Atmen Sie ein und spannen Sie den Beckenboden an.

3. Atmen Sie aus, ziehen Sie den Bauchnabel ein und heben Sie die Hüfte in einer kontrollierten Bewegung an.

4. Gehen Sie langsam in die Ausgangsposition zurück und wiederholen Sie die Übung.

BRÜCKE MIT 1 ANGEWINKELTEN BEIN / LINKS

40 Sek. oder 15 Wdh.

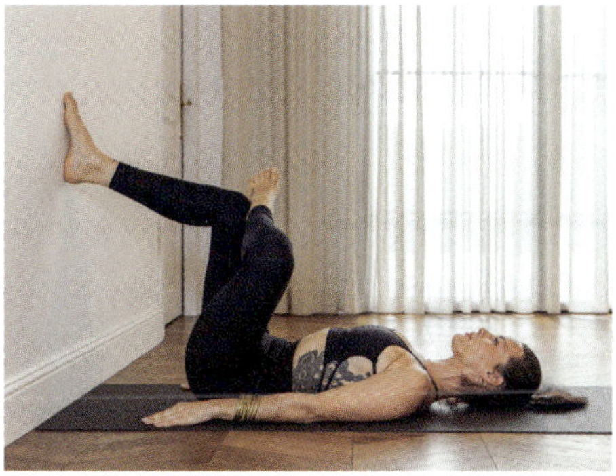

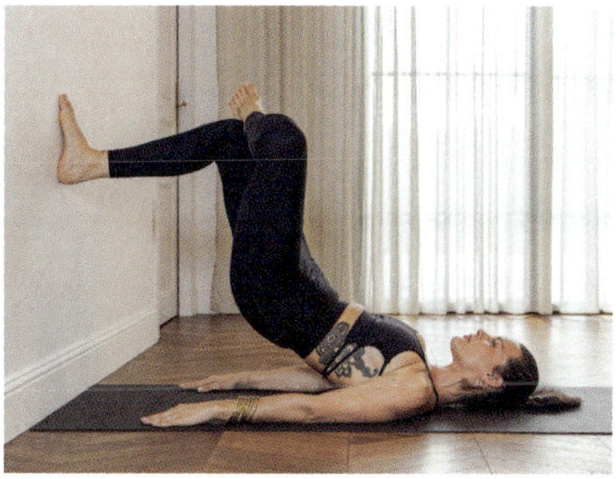

1. Legen Sie sich auf den Boden, legen Sie den rechten Fuß an die Wand und den anderen auf das rechte Knie.

2. Atmen Sie ein und spannen Sie den Beckenboden an.

3. Atmen Sie aus, ziehen Sie den Bauchnabel ein und heben Sie die Hüfte in einer kontrollierten Bewegung an.

4. Bringen Sie sie langsam wieder in die Ausgangsposition und wiederholen Sie die Bewegung.

ANGEHOBENE MUSCHEL

40 Sek. oder 15 Wdh.

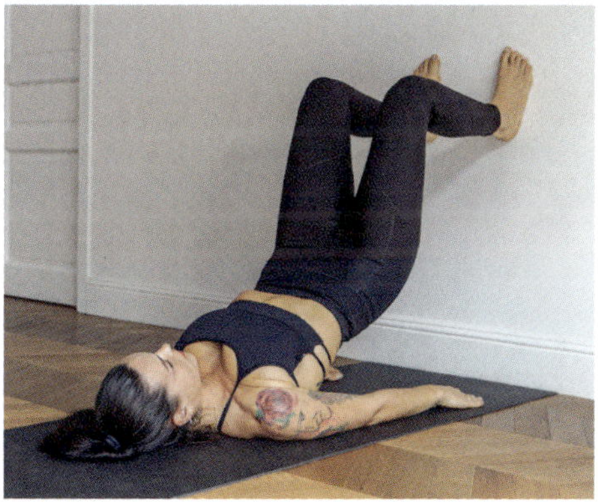

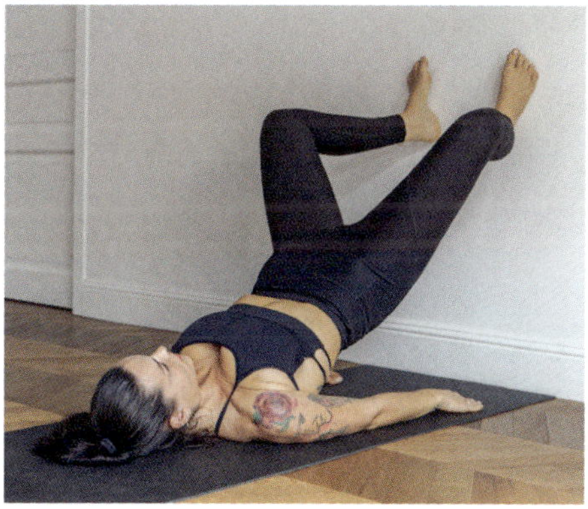

1. Legen Sie sich auf den Boden, legen Sie den linken Fuß an die Wand und den rechten auf das linke Knie.

2. Atmen Sie ein und spannen Sie den Beckenboden an.

3. Atmen Sie aus, ziehen Sie den Bauchnabel ein und heben Sie die Hüfte in einer kontrollierten Bewegung an.

4. Bringen Sie sie langsam wieder in die Ausgangsposition und wiederholen Sie die Übung.

SINGLE LEG STRETCH AN DER WAND

40 Sek. oder 15 Wdh.

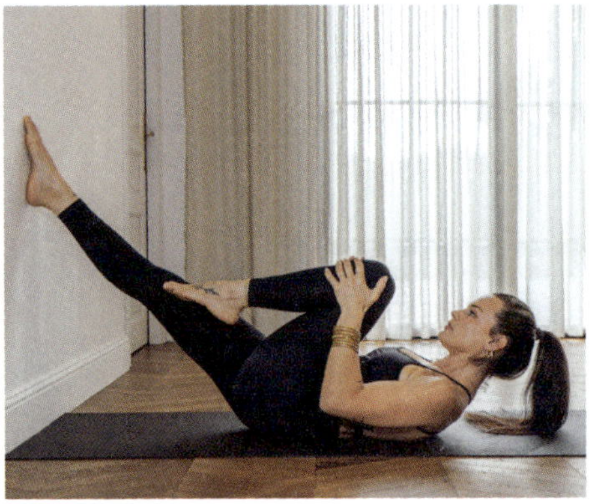

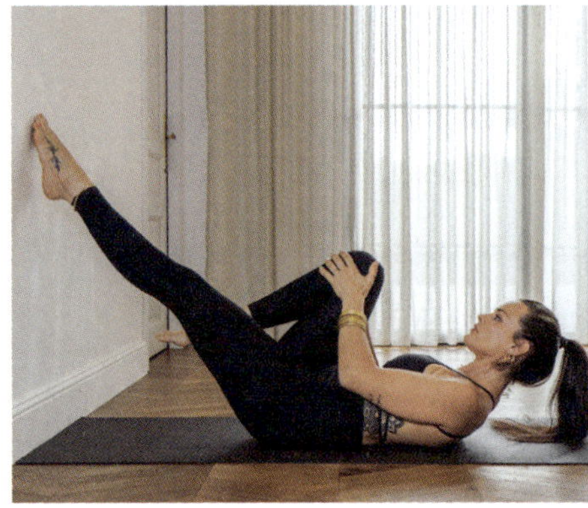

1. Legen Sie sich vor die Wand, die Beine sind im 45°-Winkel gestreckt, die Füße an der Wand. Heben Sie den Kopf leicht an.

2. Ziehen Sie ein Knie Richtung Brust, lassen Sie dabei das andere Bein gestreckt, die Fußspitze zeigt zur Wand. Nehmen Sie das angezogene Knie zwischen die Hände.

3. Wechseln Sie mit den Beinen ab und atmen Sie dabei aus, bewegen Sie das Becken nicht.

PYRAMIDE IM STÜTZ

40 Sek. oder 15 Wdh.

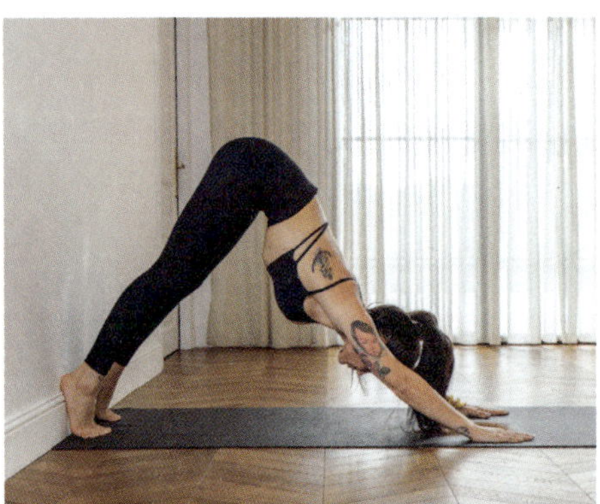

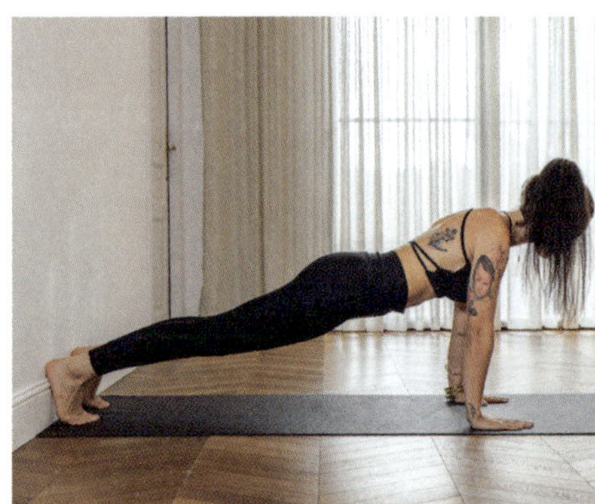

1. Stellen Sie sich auf die Zehenspitzen, mit den Fersen an der Wand, und nehmen Sie mit dem Gesäß Richtung Wand die Yoga-Stellung Herabschauender Hund ein.

2. Dabei liegen die Hände flach auf dem Boden, das Gesäß zeigt nach oben und der Rücken ist gerade. Atmen Sie ein.

3. Kippen Sie beim Ausatmen das Becken in Richtung Boden und kommen Sie in das Brett, mit den Schultern über den Handgelenken und neutralem Becken. Ziehen Sie den Bauchnabel ein.

4. Atmen Sie ein und gehen Sie wieder in die Hunde-Stellung. Wiederholen Sie die Bewegung.

8. ÜBUNGSEINHEIT

SCHULTERKREISEN

40 Sek. oder 15 Wdh.

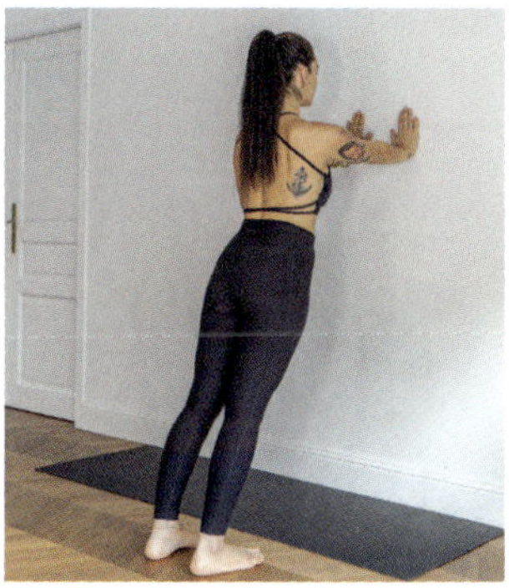

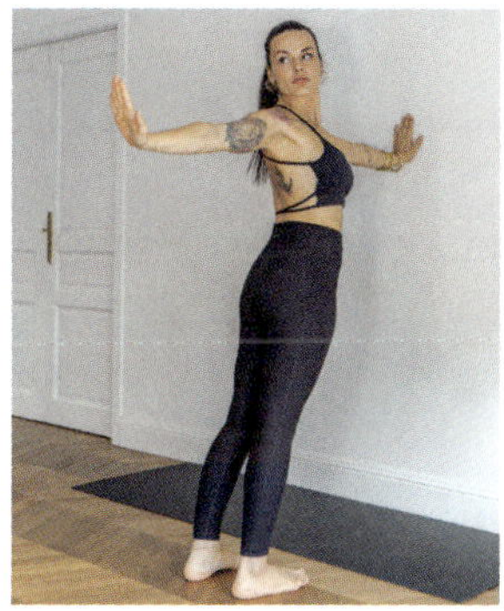

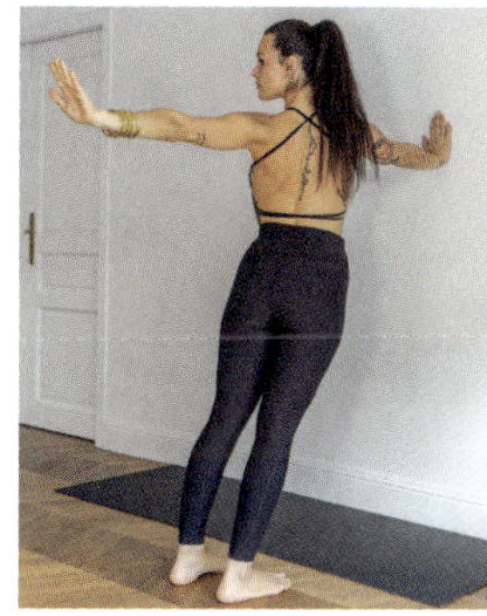

1. Legen Sie die Hände schulterbreit an die Wand und strecken Sie die Arme durch.

2. Führen Sie den rechten Arm nach hinten und folgen Sie ihm mit dem Blick.

3. Bringen Sie die Hand zurück an die Wand und wiederholen Sie die Übung mit dem anderen Arm.

4. Spannen Sie während der Übung die Muskeln an und wechseln Sie die Seiten ab.

SCHULTER ANTIPPEN

40 Sek. oder 25 bis 30 Wdh.

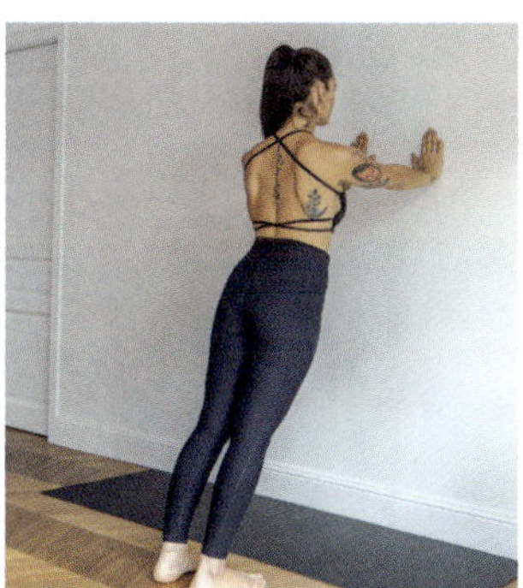

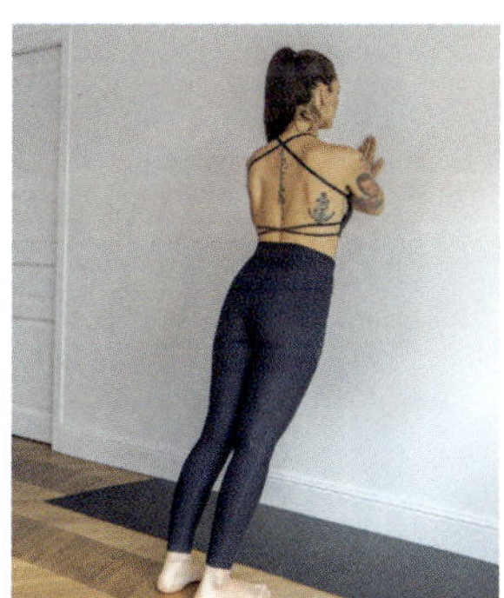

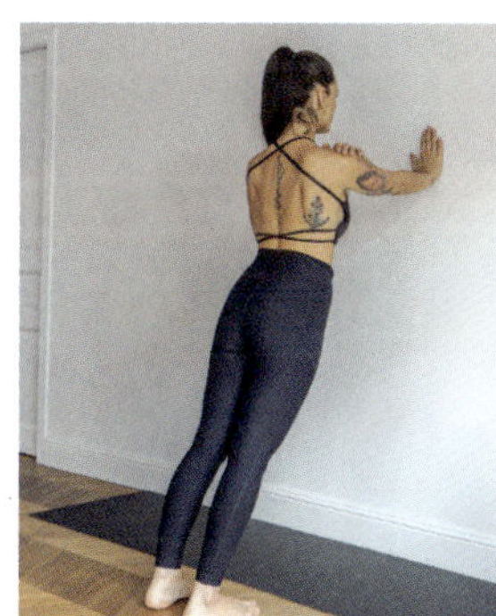

1. Stellen Sie sich aufrecht mit dem Gesicht zur Wand und gehen Sie einen Schritt zurück (um die Breite einer Sportmatte), sodass das Gewicht vorn liegt.

2. Legen Sie die Hände auf Höhe des Kinns an die Wand, stellen Sie die Füße nebeneinander und achten Sie auf das neutrale Becken (gerade Linie). Atmen Sie tief.

3. Halten Sie die Spannung und tippen Sie mit der rechten Hand auf die linke Schulter. Nehmen Sie die Hand wieder zurück und führen Sie diese Bewegung im Wechsel aus.

FERSEN ANHEBEN IN SQUAT-POSITION

40 Sek. oder 20 Wdh.

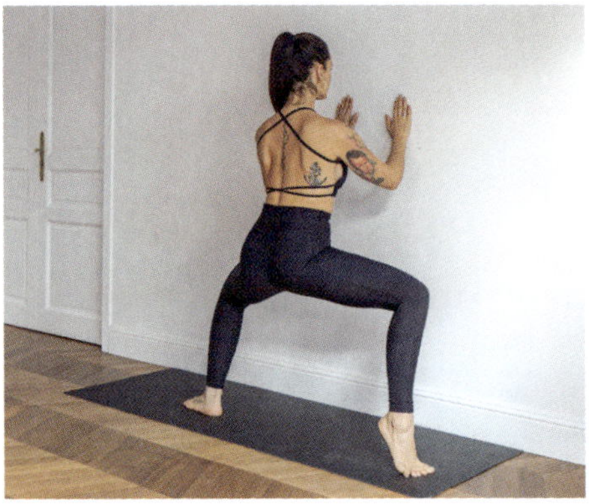

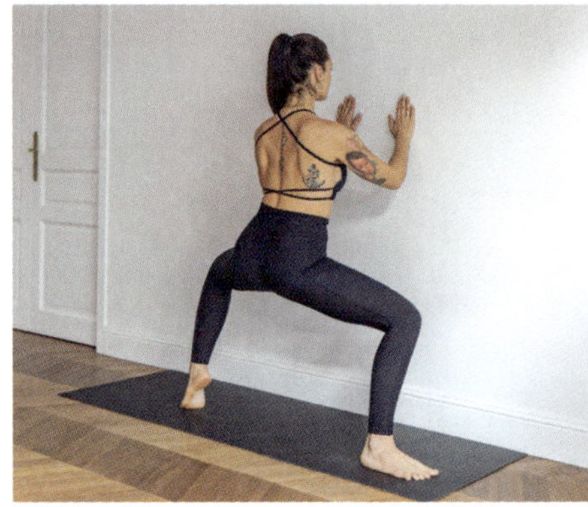

1. Stehen Sie aufrecht, mit dem Gesicht zur Wand, spreizen Sie die Beine, die Füße zeigen dabei nach außen.

2. Beugen Sie die Beine bis zu einem 90°-Winkel, das Becken darf nicht nach hinten kippen.

3. Die Arme sind gebeugt, die Hände liegen auf Höhe des Gesichts an der Wand.

4. Der Rücken bleibt gerade. Heben Sie die rechte Ferse an und stellen Sie sie wieder ab. Wiederholen Sie das mit der linken Ferse und dann mit beiden im Wechsel.

WANDSITZ MIT ARMÖFFNUNG

40 Sek. oder 10 bis Wdh.

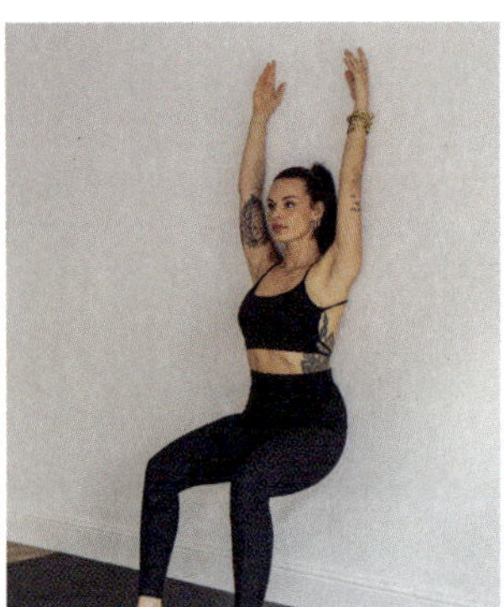

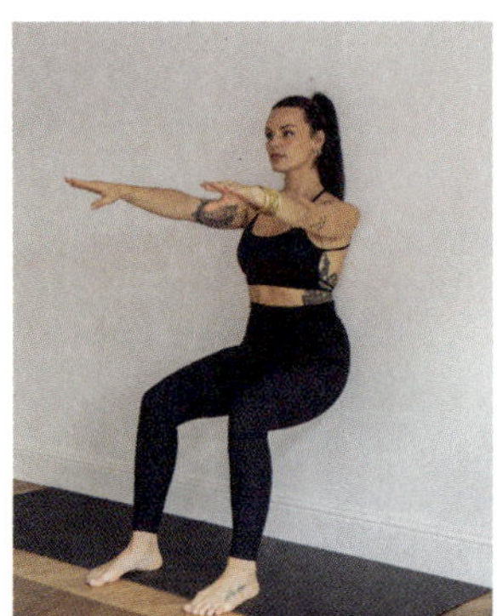

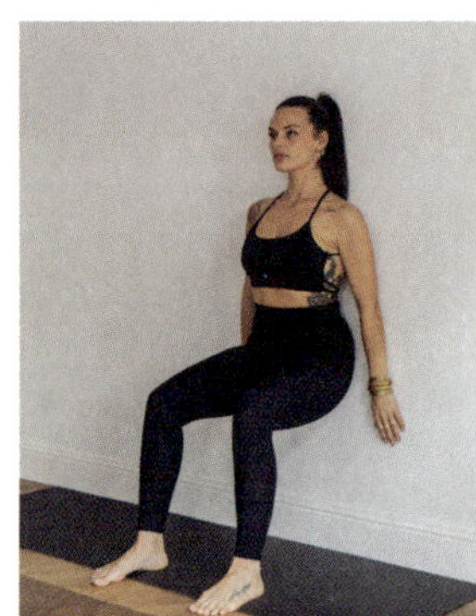

1. Drücken Sie Kopf, Lendenwirbel und Schultern an die Wand und blicken Sie geradeaus.

2. Gleiten Sie mit dem Körper nach unten, bis die Knie über den Knöcheln im 90°-Winkel gebeugt sind.

3. Spannen Sie mit der Ausatmung die Bauchmuskeln an und halten Sie diese Position.

4. Heben Sie beim Einatmen die Arme zur Decke, dabei bleiben die Schultern unten. Führen Sie mit der Ausatmung die Arme nach vorn und wieder nach unten, dabei bleibt der Oberkörper an der Wand.

5. Wiederholen Sie die Bewegung.

BRÜCKE + MIT DEN FÜSSEN GLEITEN

40 Sek. oder 15 Wdh.

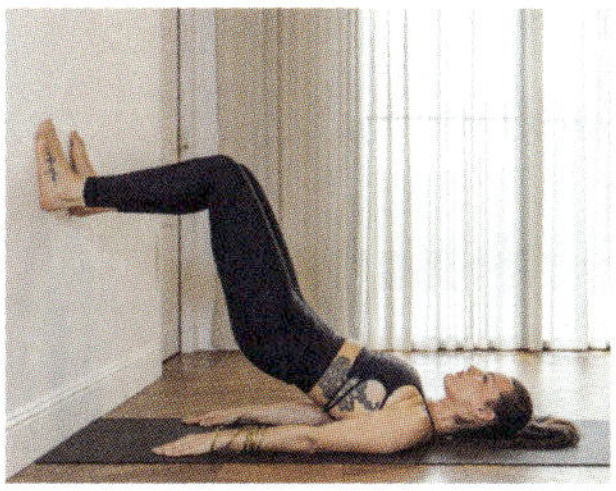

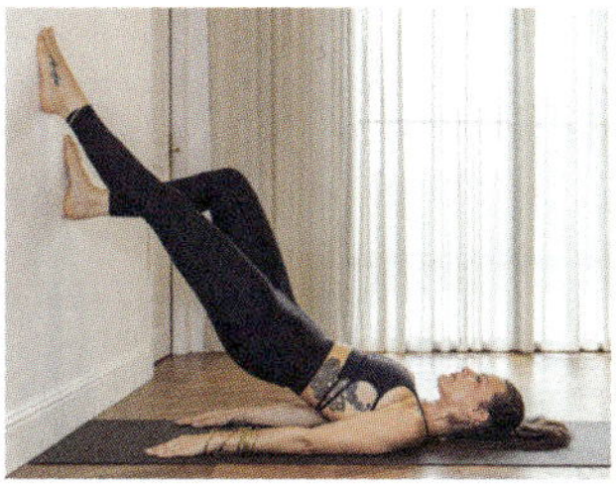

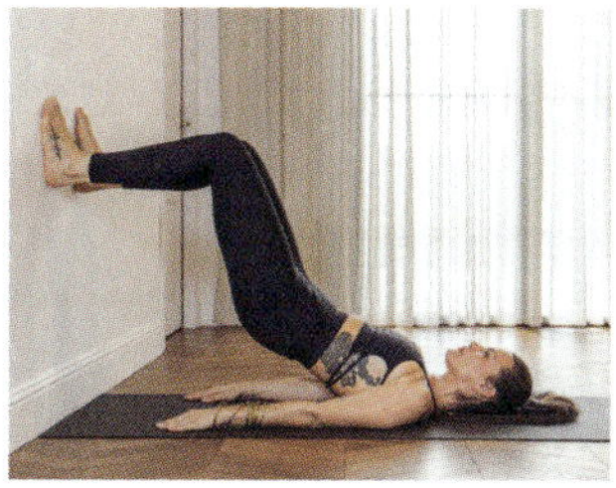

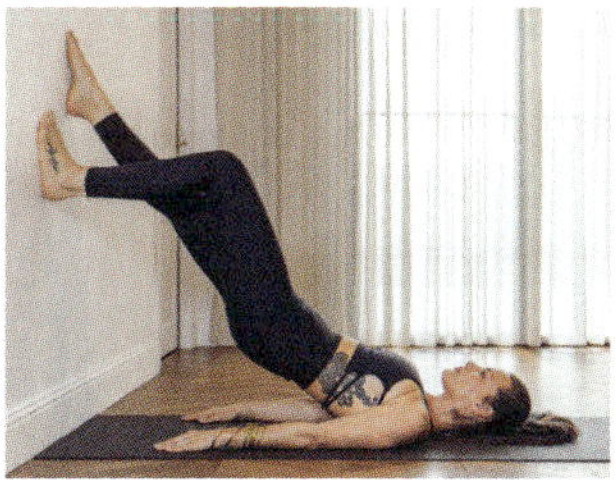

1. Legen Sie sich auf den Boden, mit den Füßen an der Wand. Beugen Sie die Knie im 90°-Winkel, dabei liegen die Füße etwas höher als die Knie. Achten Sie auf das neutrale Becken.

2. Atmen Sie ein und spannen Sie den Beckenboden an.

3. Heben Sie mit der Ausatmung die Hüfte an. Halten Sie die Position und gleiten Sie mit dem linken Fuß nach oben, sodass das Bein gestreckt wird. Beugen Sie die Beine und wiederholen Sie das mit dem rechten Bein.

4. Wiederholen Sie die Übung.

BRÜCKE AUF ZEHENSPITZEN

40 Sek. oder 15 Wdh.

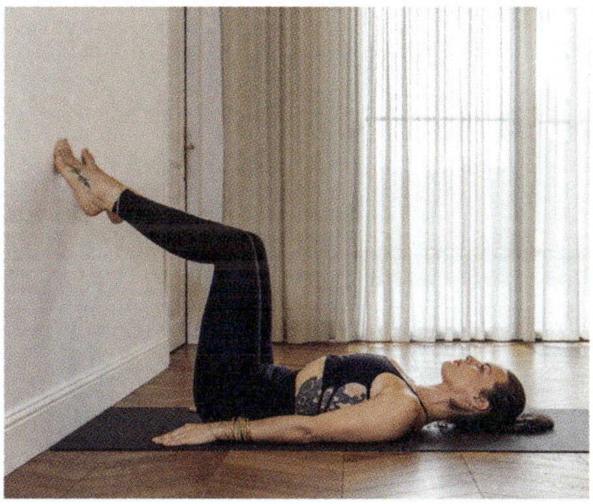

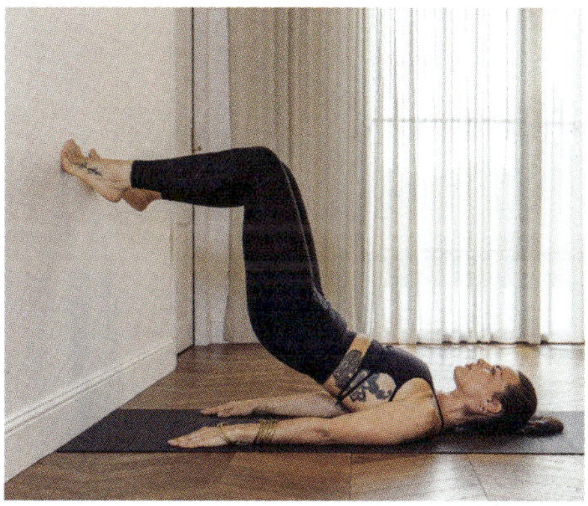

1. Legen Sie sich auf den Boden und stellen Sie die Zehenspitzen an die Wand. Beugen Sie die Knie im 90°-Winkel, dabei liegen die Füße etwas höher als die Knie. Achten Sie auf das neutrale Becken.

2. Atmen Sie ein und spannen Sie den Beckenboden an.

3. Atmen Sie aus und heben Sie die Hüfte kontrolliert an.

4. Gehen Sie langsam in die Ausgangsposition zurück und wiederholen Sie die Bewegung.

BRÜCKE MIT GESTRECKTEN BEINEN UND ANGEZOGENEM KNIE

40 Sek. oder 15 Wdh.

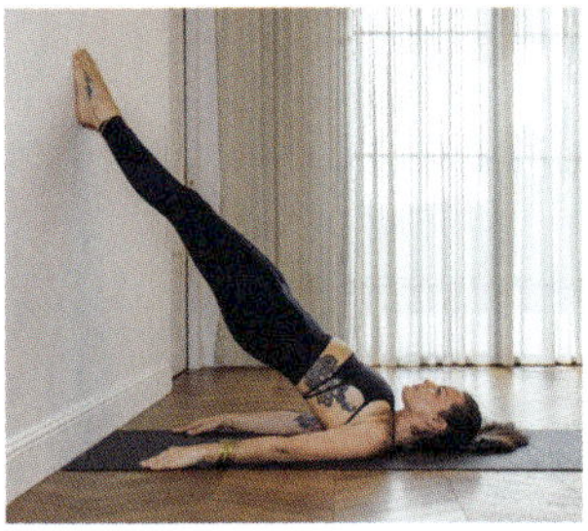
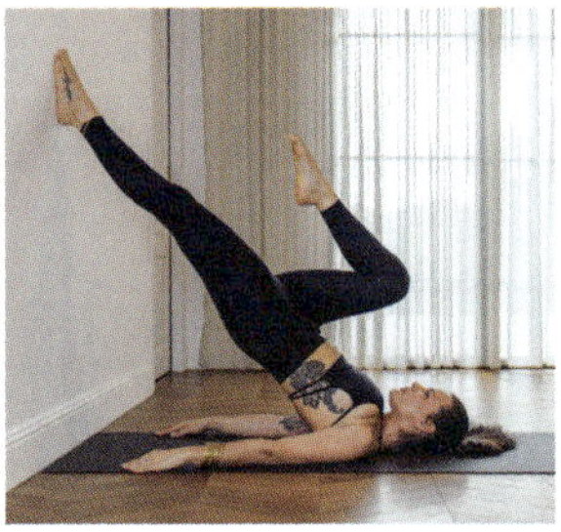
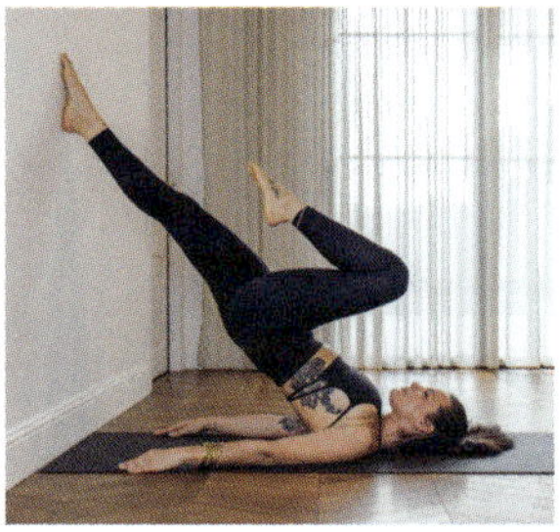

1. Legen Sie sich auf den Boden, das Becken ist neutral, die Beine gestreckt und die Hüfte angehoben.

2. Atmen Sie ein und spannen Sie den Beckenboden an. Der Hals sollte locker und entspannt sein.

3. Atmen Sie aus, ziehen Sie den Bauchnabel ein und ziehen Sie das rechte Knie Richtung Brust, das Becken bleibt dabei oben und zeigt zur Decke (ohne ins Hohlkreuz zu fallen).

4. Wiederholen Sie das mit dem anderen Bein und wechseln Sie fortlaufend ab.

HOHE BRÜCKE MIT BEINSCHLAG / RECHTS

40 Sek. oder 15 Wdh.

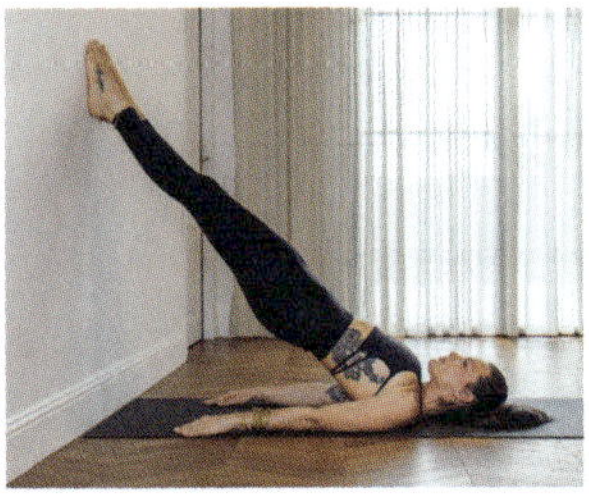
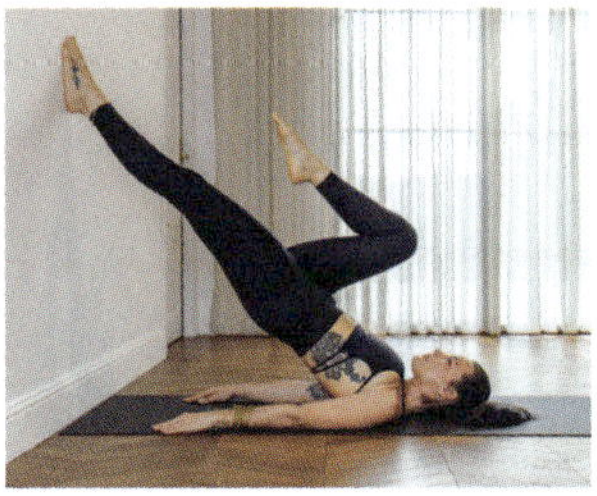
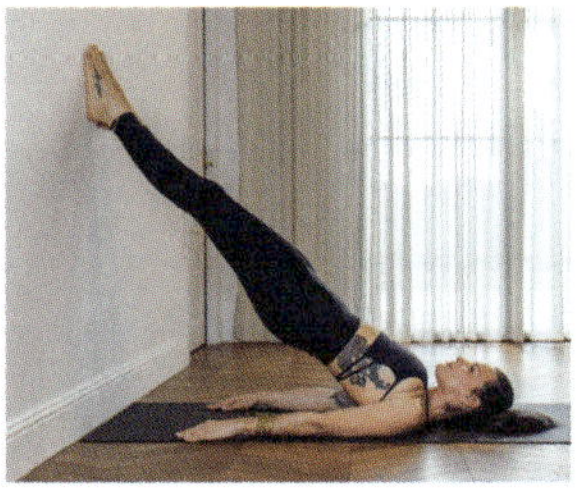
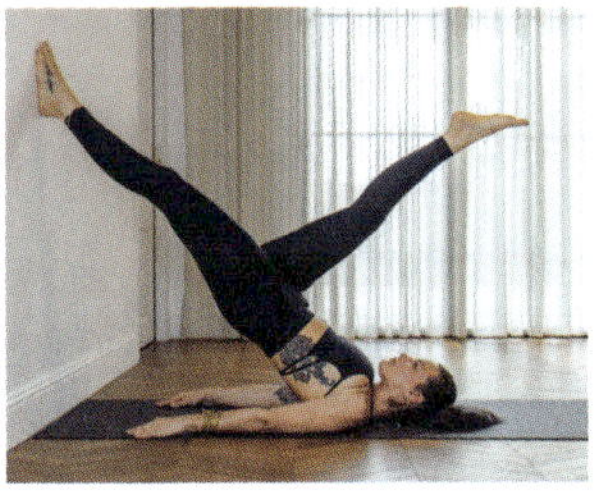

1. Legen Sie sich auf den Boden, das Becken ist neutral, die Beine gestreckt und die Hüfte angehoben. Einatmen, den Beckenboden anspannen, Hals sollte locker entspannt sein.

2. Atmen Sie aus, ziehen Sie den Bauchnabel ein und ziehen Sie das rechte Knie zur Brust, das Becken bleibt dabei oben und zeigt zur Decke (ohne ins Hohlkreuz zu fallen).

3. Setzen Sie den rechten Fuß wieder an der Wand ab und führen Sie mit demselben Bein einen Beinschlag mit gestrecktem Bein nach hinten aus.

4. Wiederholen Sie die Folge „Knie anziehen / zurück / Beinschlag / zurück“.

HOHE BRÜCKE MIT BEINSCHLAG / LINKS

40 Sek. oder 15 Wdh.

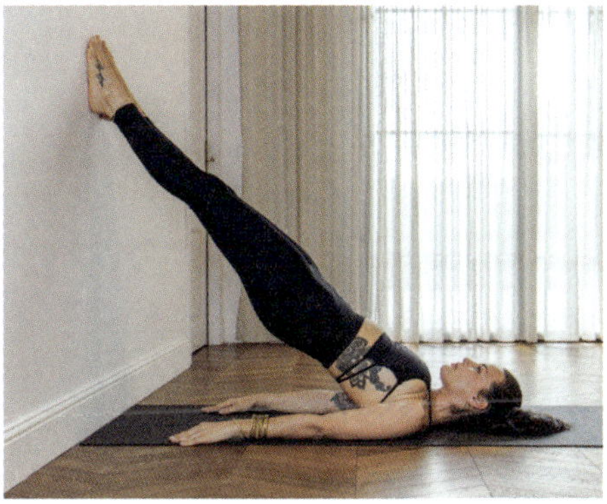

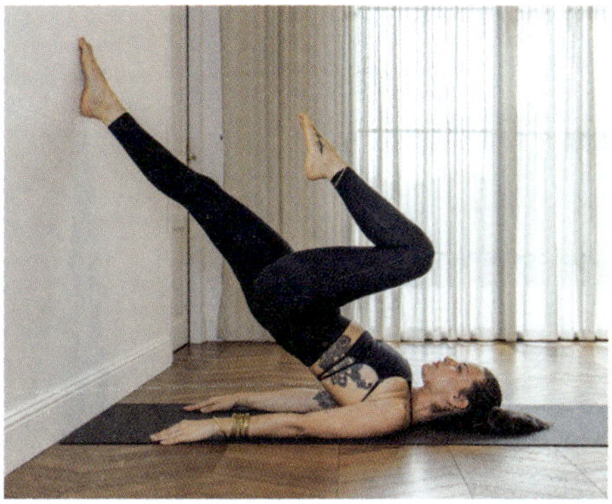

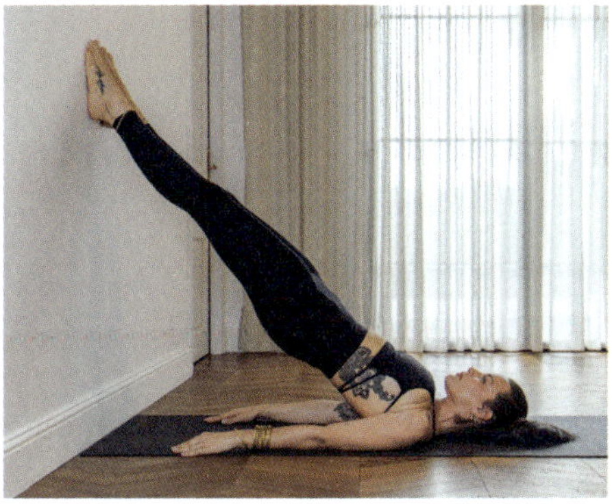

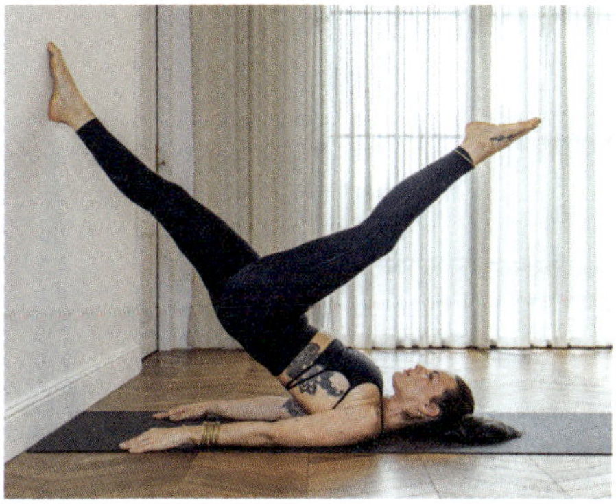

1. Legen Sie sich auf den Boden, das Becken ist neutral, die Beine gestreckt und die Hüfte angehoben. Einatmen, den Beckenboden anspannen, Hals sollte locker entspannt sein.

2. Atmen Sie aus, ziehen Sie den Bauchnabel ein und ziehen sie das linke Knie zur Brust, das Becken bleibt dabei oben und zeigt zur Decke (ohne ins Hohlkreuz zu fallen).

3. Setzen Sie den linken Fuß wieder an der Wand ab und führen Sie mit demselben Bein einen Beinschlag mit gestrecktem Bein nach hinten aus.

4. Wiederholen Sie die Folge „Knie anziehen / zurück / Beinschlag / zurück“.

9. ÜBUNGSEINHEIT

MARSCHIEREN

40 Sek. oder 20 Wdh.

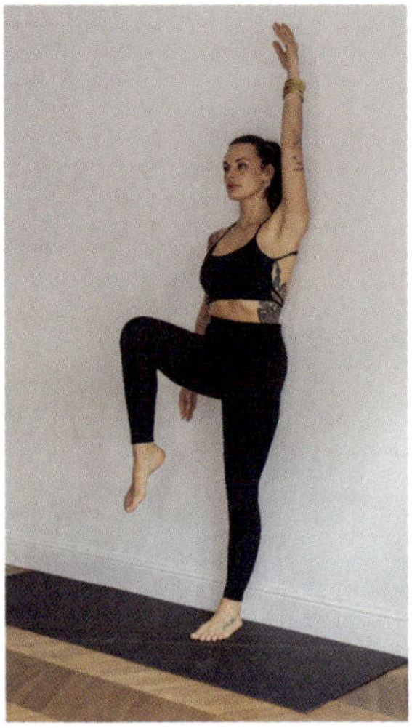

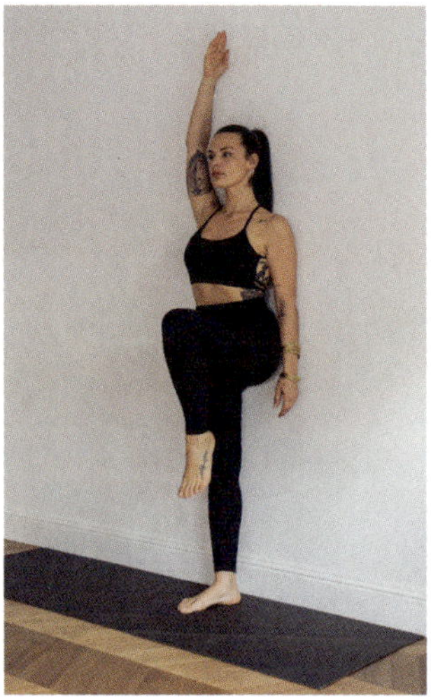

1. Stellen Sie sich mit dem Rücken an die Wand, die Füße stehen parallel.

2. Heben Sie gleichzeitig das rechte Knie und den linken Arm an.

3. Wechseln Sie die Seiten und wiederholen Sie die Bewegung. Kontrollieren Sie das Gleichgewicht, indem Sie dabei die Bauchmuskeln anspannen. Wiederholen Sie nicht einfach die Übung, sondern spüren Sie die Körperspannung.

SEITLICHE CRUNCHES IM STAND / RECHTS

40 Sek. oder 20 Wdh.

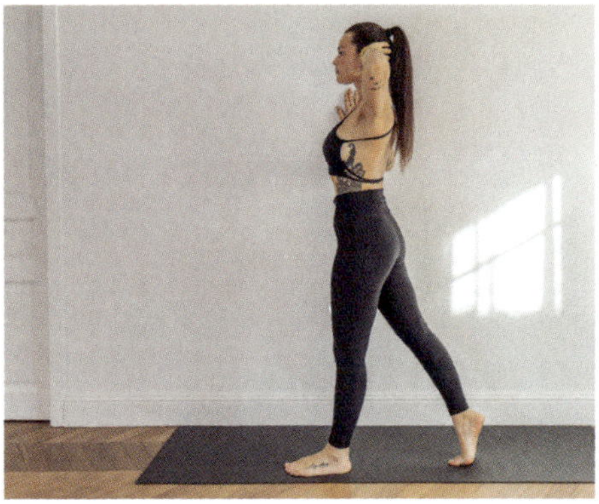

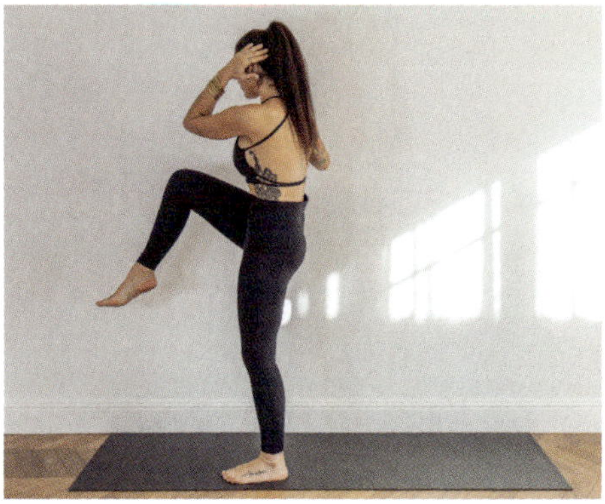

1. Stellen Sie sich seitlich an die Wand, legen Sie Ihre rechte Hand daran und die linke hinter den Kopf.

2. Machen Sie mit dem rechten Bein einen Schritt nach hinten und stellen Sie sich auf die Zehenspitzen. Atmen Sie ein.

3. Bringen Sie mit der Ausatmung das rechte Knie mit dem linken Ellbogen zusammen. Dabei sollten Sie die schrägen Bauchmuskeln spüren.

4. Kommen Sie mit der Einatmung in die Ausgangsposition zurück und wiederholen Sie die Bewegung.

SEITLICHE CRUNCHES IM STAND / LINKS

40 Sek. oder 20 Wdh.

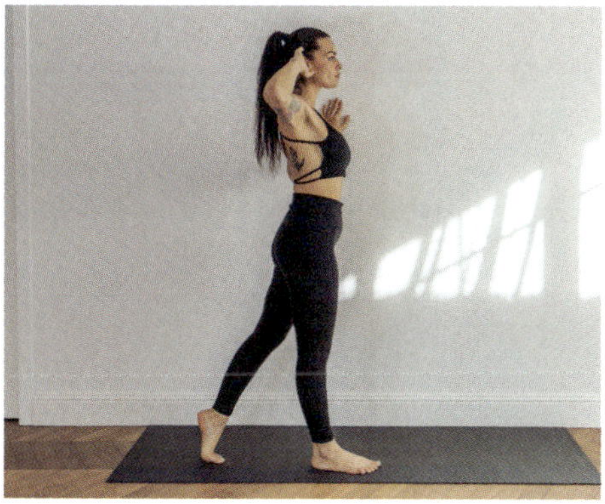

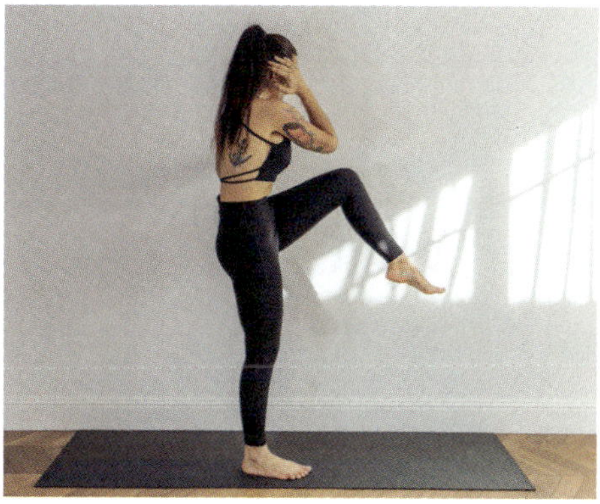

1. Stellen Sie sich seitlich an die Wand, legen Sie Ihre linke Hand daran und die rechte hinter den Kopf.

2. Machen Sie mit dem linken Bein einen Schritt nach hinten und stellen Sie sich auf die Zehenspitzen. Atmen Sie ein.

3. Bringen Sie mit der Ausatmung das linke Knie mit dem rechten Ellbogen zusammen. Dabei sollten Sie die schrägen Bauchmuskeln spüren.

4. Kommen Sie mit der Einatmung in die Ausgangsposition zurück und wiederholen Sie die Bewegung.

WANDSITZ + BEUGUNG NACH VORN

40 Sek. oder 15 Wdh.

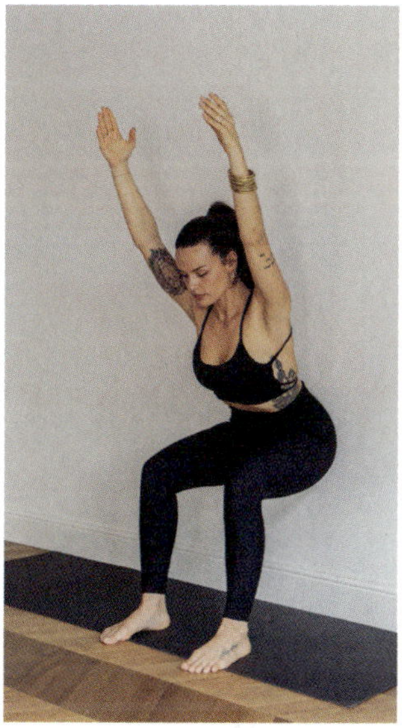

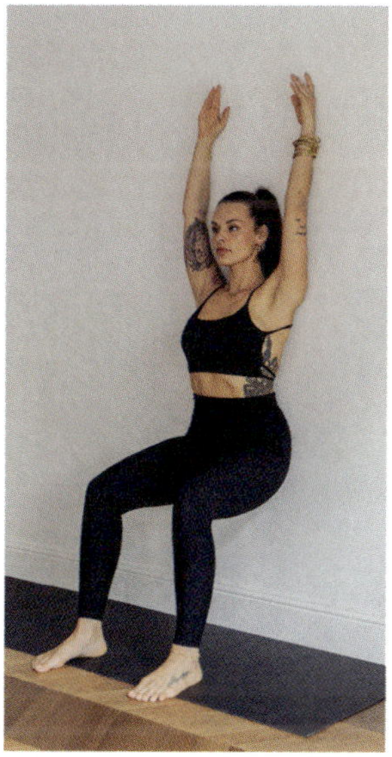

1. Drücken Sie Kopf, Lendenwirbel und Schultern an die Wand und blicken Sie geradeaus. Die Beine stehen dabei beckenbreit.

2. Gleiten Sie mit dem Körper nach unten, bis die Knie über den Knöcheln im 90°-Winkel gebeugt sind.

3. Strecken Sie die Arme nach oben, atmen Sie ein, beugen Sie den Oberkörper vor, aber lassen Sie das Gesäß an der Wand und den Rücken gerade.

4. Bringen Sie mit der Ausatmung den Rücken wieder zur Wand, wiederholen Sie die Bewegung.

FLEX-POINT IN RÜCKENLAGE

40 Sek. oder 20 Wdh.

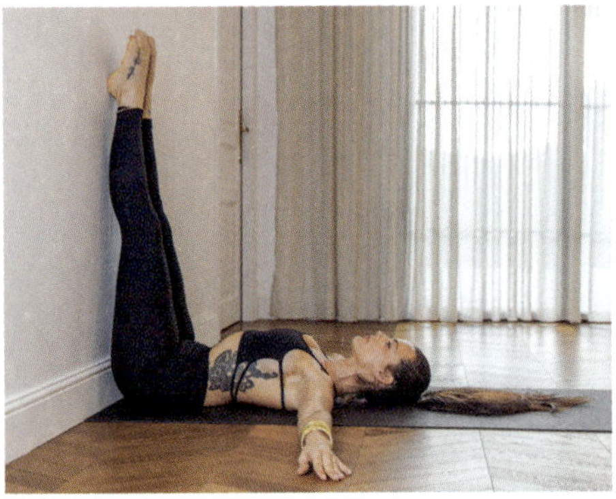

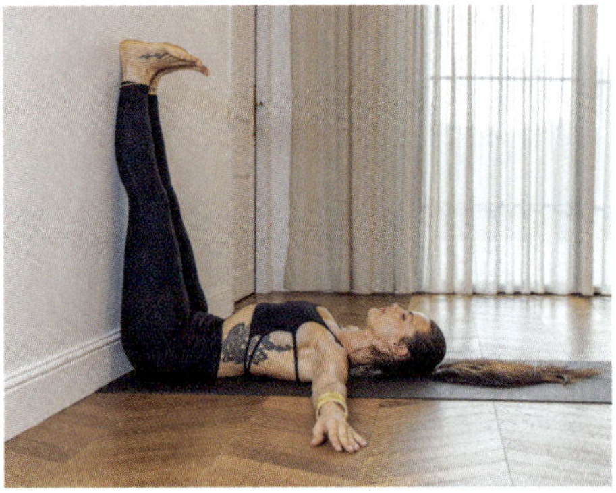

1. Legen Sie sich auf den Rücken, mit gestreckten Beinen an der Wand, und strecken und beugen Sie im Wechsel die Füße in kräftigen Bewegungen.

2. Achten Sie darauf, dass der Rücken gerade ist und Sie während der ganzen Übung tief atmen Sie sollten dabei spüren, wie die Waden arbeiten.

BRÜCKE MIT 1 GESTRECKTEN BEIN / RECHTS

40 Sek. oder 15 Wdh.

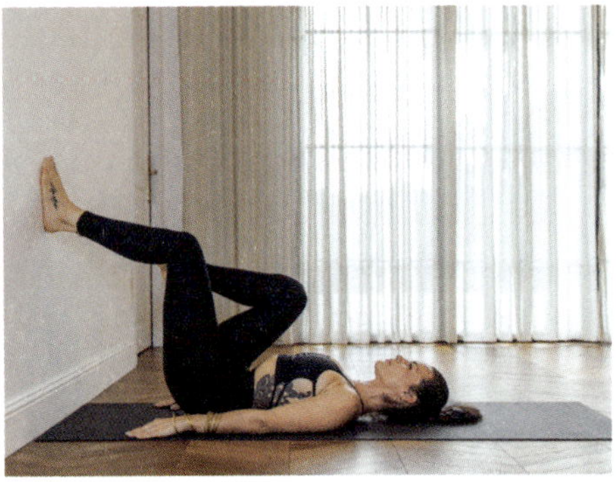

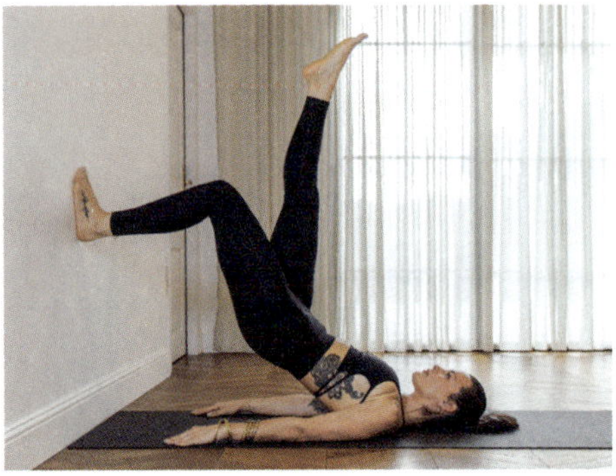

1. Legen Sie sich auf den Boden, den linken Fuß an die Wand und das Knie um 90° angewinkelt. Heben Sie das rechte Bein mit gestrecktem Fuß zur Decke.

2. Atmen Sie ein und spannen Sie den Beckenboden an.

3. Heben Sie beim Ausatmen die Hüfte an und bringen Sie das Becken in die neutrale Stellung.

4. Legen Sie das Gesäß wieder auf den Boden und wiederholen Sie die Bewegung.

BRÜCKE MIT 1 GESTRECKTEN BEIN / LINKS

40 Sek. oder 15 Wdh.

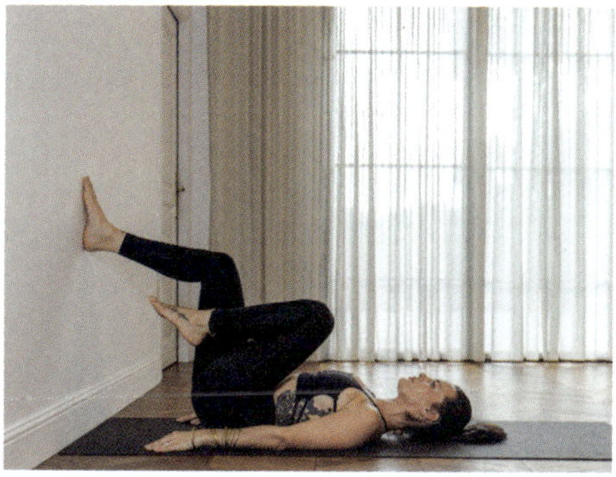

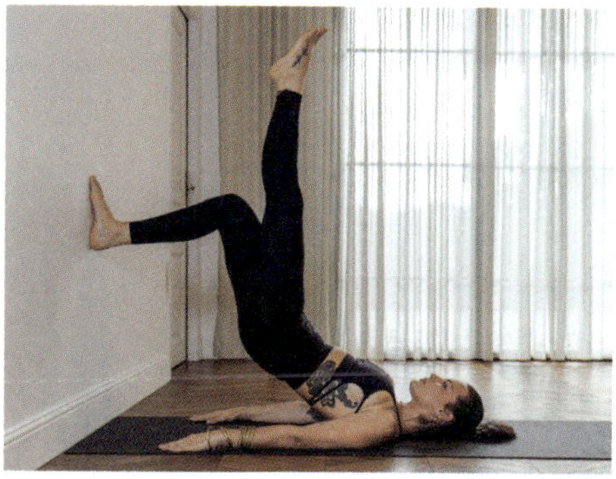

1. Legen Sie sich auf den Boden, den rechten Fuß an die Wand und das Knie um 90° angewinkelt. Heben Sie das linke Bein mit gestrecktem Fuß zur Decke.

2. Atmen Sie ein und spannen Sie den Beckenboden an.

3. Heben Sie beim Ausatmen die Hüfte an und bringen Sie das Becken in die neutrale Stellung.

4. Legen Sie das Gesäß wieder auf den Boden und wiederholen Sie die Bewegung.

BRÜCKE MIT BEINSCHLAG AUF ZEHENSPITZEN / RECHTS

40 Sek. oder 15 Wdh.

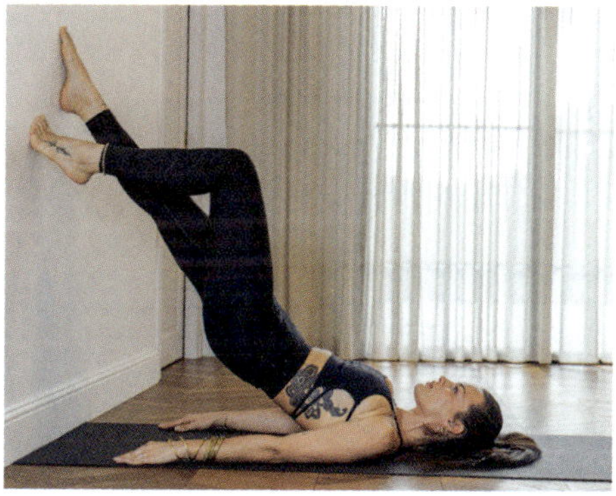

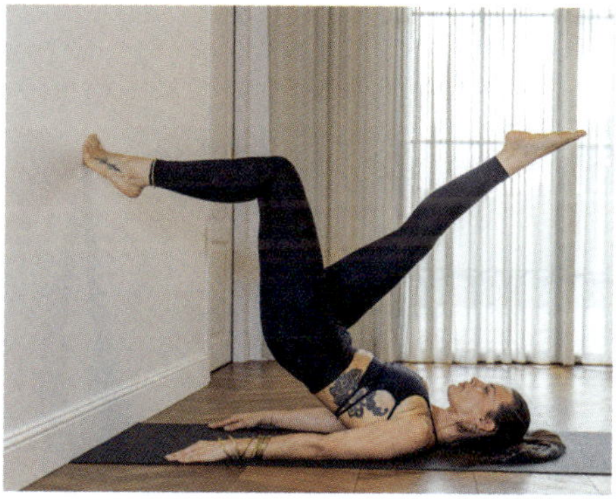

1. Legen Sie sich auf den Boden und stellen Sie die Zehenspitzen an die Wand. Beugen Sie die Knie im 90°-Winkel, dabei liegen die Füße deutlich über den Knien.

2. Heben Sie die Hüfte etwas an. Das Becken bleibt neutral.

3. Halten Sie die Position und strecken Sie das rechte Bein aus, drücken Sie zugleich die Zehen an die Wand.

4. Führen Sie kleine Pumpbewegungen mit dem Bein aus, achten Sie dabei auf eine kontrollierte Atmung und bewegen Sie den restlichen Körper nicht.

BRÜCKE MIT BEINSCHLAG AUF ZEHENSPITZEN / LINKS

40 Sek. oder 15 Wdh.

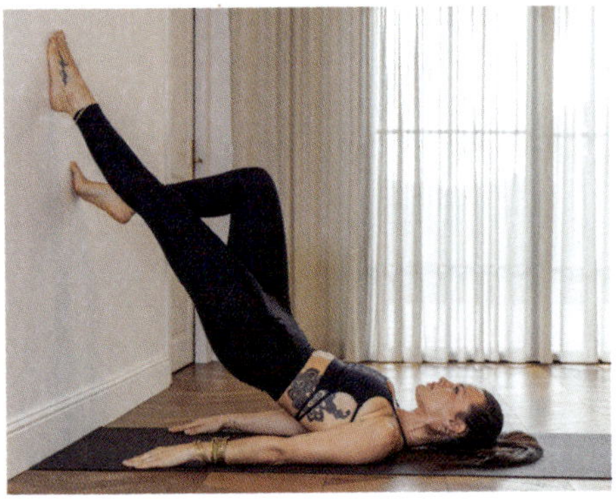

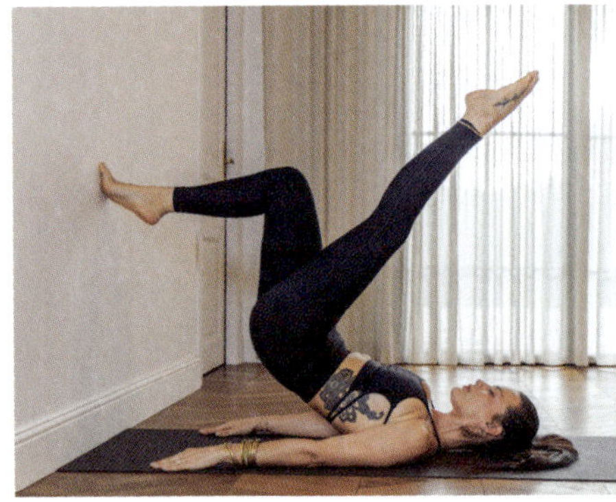

1. Legen Sie sich auf den Boden und stellen Sie die Zehenspitzen an die Wand. Beugen Sie die Knie im 90°-Winkel, dabei liegen die Füße deutlich über den Knien.

2. Heben Sie die Hüfte etwas an. Das Becken bleibt neutral.

3. Halten Sie die Position und strecken Sie das linke Bein aus, drücken Sie zugleich die Zehen an die Wand.

4. Führen Sie kleine Pumpbewegungen mit dem Bein aus, achten Sie dabei auf eine kontrollierte Atmung und bewegen Sie den restlichen Körper nicht.

10. ÜBUNGSEINHEIT

ENGELSFLÜGEL

40 Sek. oder 15 Wdh.

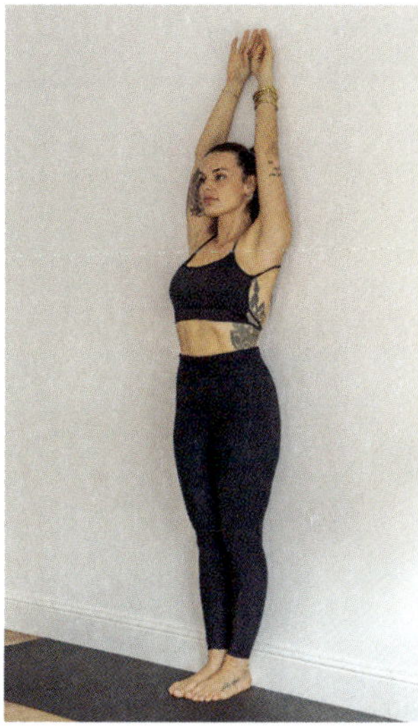

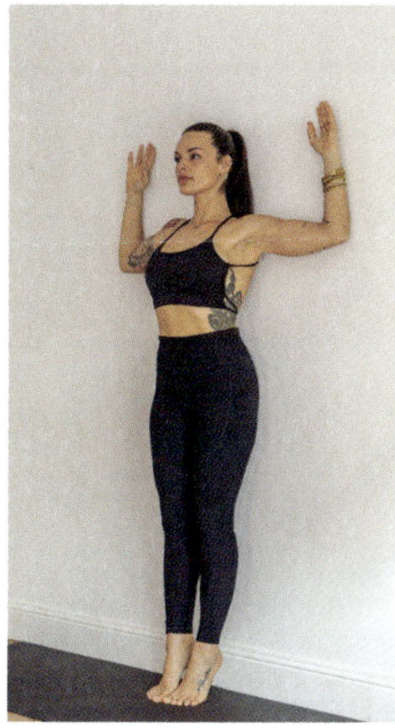

1. Stellen Sie sich mit dem Rücken an die Wand, die Füße parallel, atmen Sie ein und heben Sie die Arme über den Kopf, der Rücken bleibt gerade.

2. Ziehen Sie mit der Ausatmung die Arme auf Schulterhöhe nach unten und stellen Sie sich gleichzeitig auf die Zehenspitzen.

3. Atmen Sie ein, führen Sie wieder die Arme über den Kopf und senken Sie die Füße ab.

NACH UNTEN PENDELN

40 Sek. oder 15 Wdh.

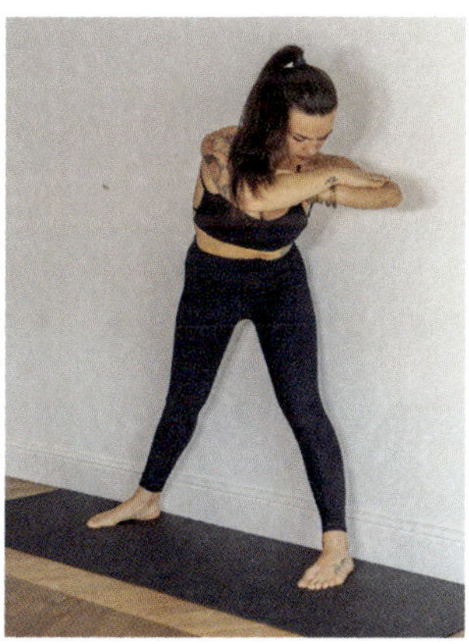

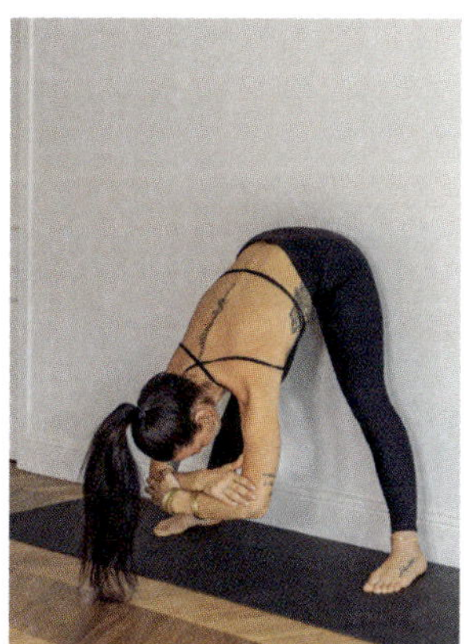

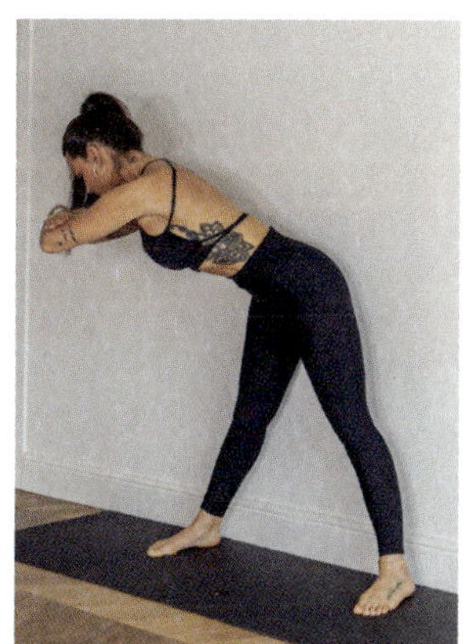

1. Stellen Sie sich aufrecht mit gespreizten Beinen an die Wand und stützen Sie sich mit dem Gesäß ab.

2. Kippen Sie mit verschränkten Armen, geradem Rücken und angespannten Bauchmuskeln mit dem Oberkörper nach vorn.

3. Halten Sie jeweils über den Füßen kurz an. Wiederholen Sie die Bewegung.

KNIE IM STAND HOCH ZIEHEN

40 Sek. oder 15 Wdh.

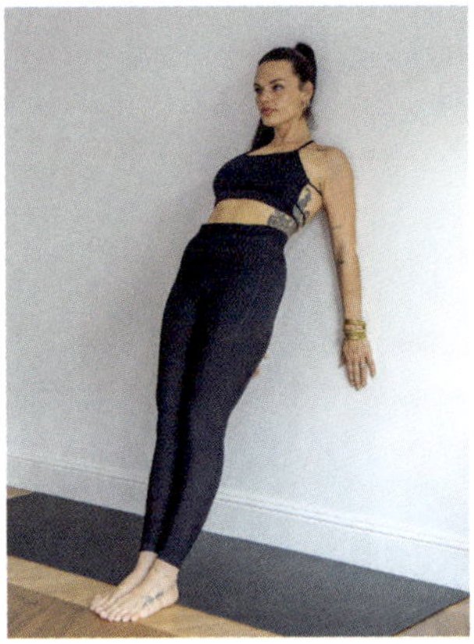

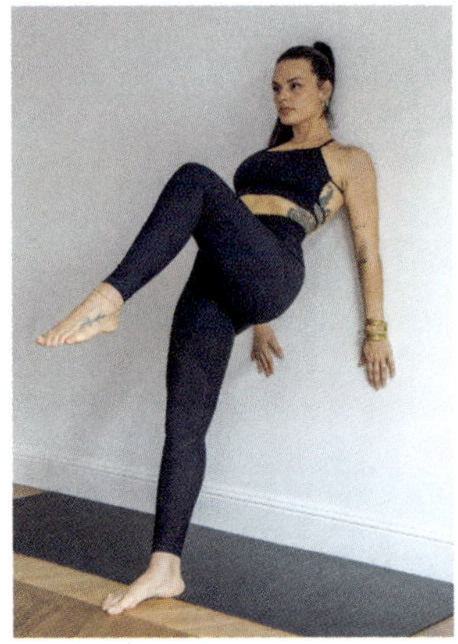

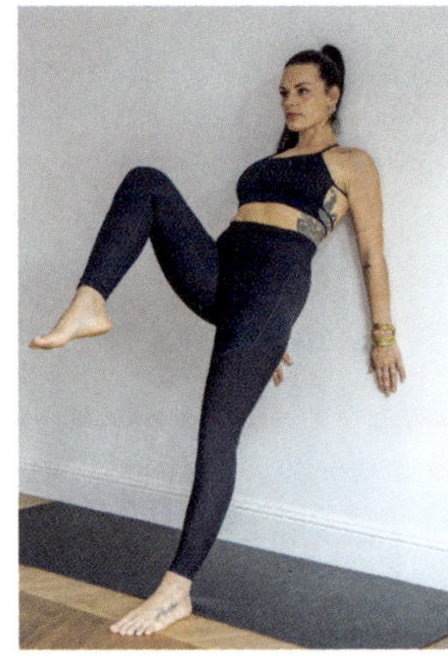

1. Lehnen Sie sich mit dem oberen Rücken an die Wand, die Beine sind vorgestreckt, sodass sie schräg, aber sicher stehen.

2. Die Arme und Hände liegen an der Wand. Spannen Sie die Muskeln an und heben Sie das linke Knie.

3. Stellen Sie das Bein wieder ab und heben Sie das rechte Knie. Wiederholen Sie das im Wechsel.

WANDSITZ + ENGELSFLÜGEL

40 Sek. oder 15 Wdh.

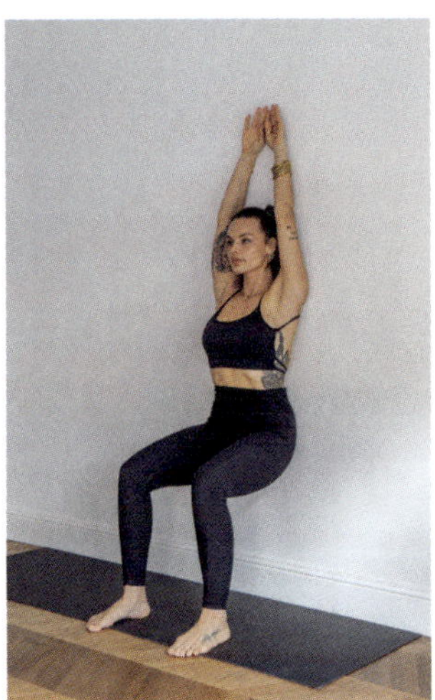

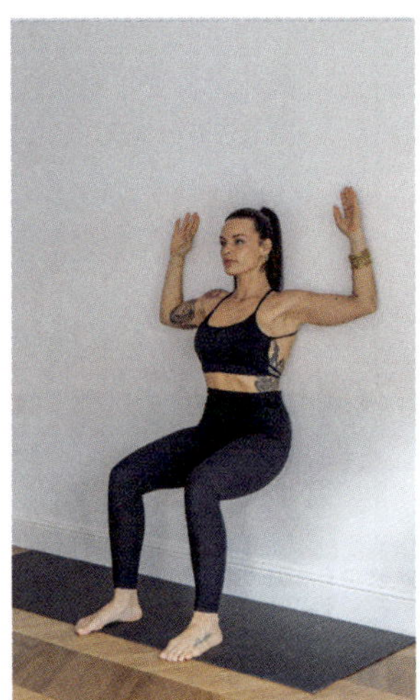

1. Drücken Sie Kopf, Lendenwirbel und Schultern an die Wand und blicken Sie geradeaus. Die Beine stehen beckenbreit auseinander.

2. Gleiten Sie mit dem Körper nach unten, bis die Knie über den Knöcheln im 90°-Winkel gebeugt sind.

3. Spannen Sie mit der Ausatmung die Bauchmuskeln an und halten Sie diese Position.

4. Atmen Sie ein und heben Sie die Arme über den Kopf (schieben Sie sie an der Wand entlang).

5. Atmen sie aus und beugen Sie die Ellbogen auf Schulterhöhe, die Handflächen zeigen dabei nach außen.

6. Wiederholen Sie diese Bewegungen.

RUMPFKRÄFTIGUNG MIT BEINHEBEN / RECHTS

40 Sek. oder 15 Wdh.

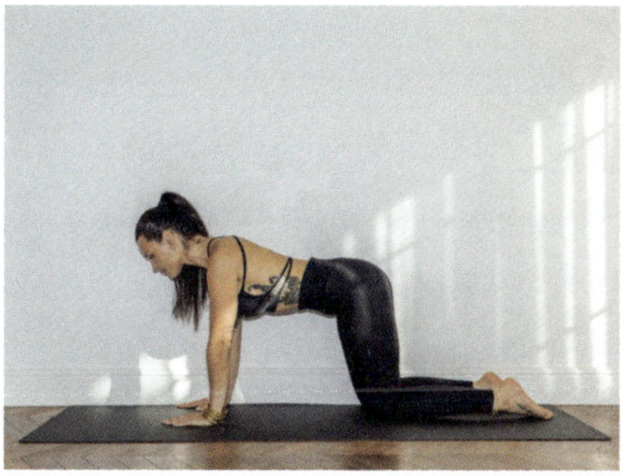

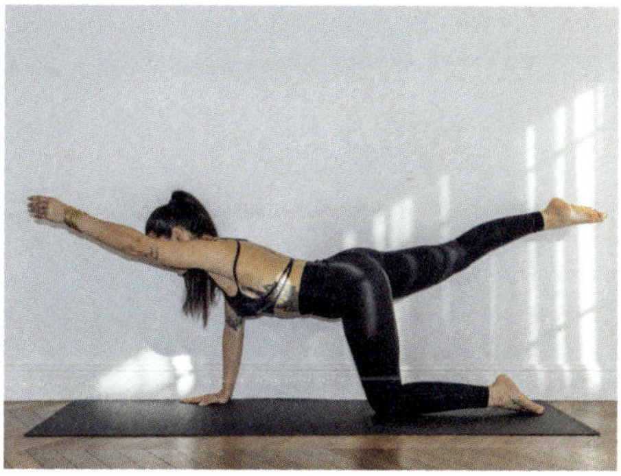

1. Nehmen Sie den Vierfüßlerstand ein, mit den Knien über der Hüfte und der rechten Körperseite an der Wand.

2. Strecken Sie mit der Ausatmung den linken Arm und das rechte Bein, ohne das Körpergewicht zu verlagern.

3. Kommen Sie mit der Einatmung wieder in die Ausgangsposition und wiederholen Sie das auf derselben Seite.

RUMPFKRÄFTIGUNG MIT BEINHEBEN / LINKS

40 Sek. oder 15 Wdh.

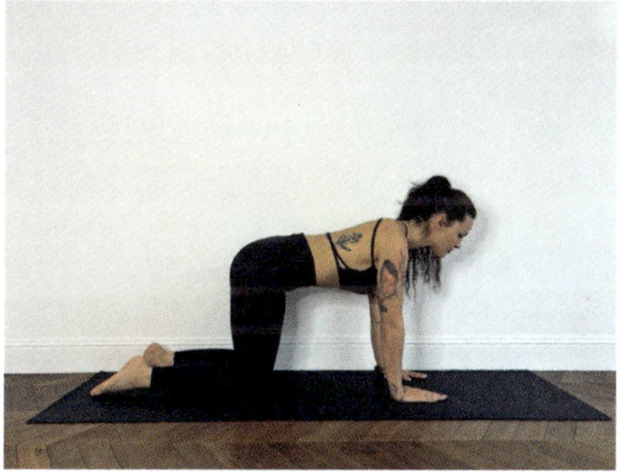

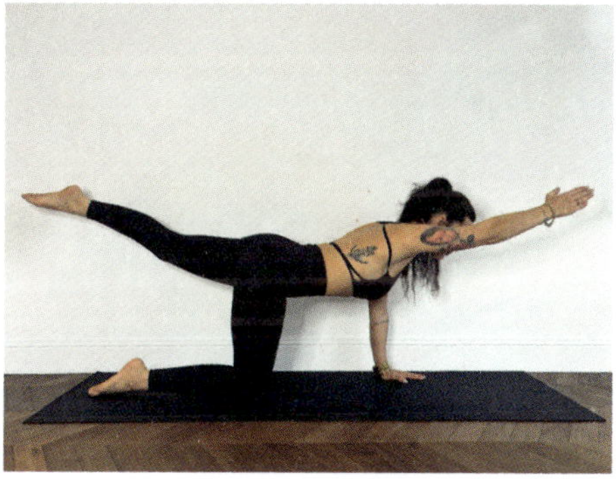

1. Nehmen Sie den Vierfüßlerstand ein, mit den Knien über der Hüfte und der linken Körperseite an der Wand.

2. Strecken Sie mit der Ausatmung den rechten Arm und das linke Bein (an der Wand), ohne das Körpergewicht zu verlagern.

3. Kommen Sie mit der Einatmung wieder in die Ausgangsposition und wiederholen Sie das auf derselben Seite.

SPINE TWIST AN DER WAND

40 Sek. oder 15 Wdh.

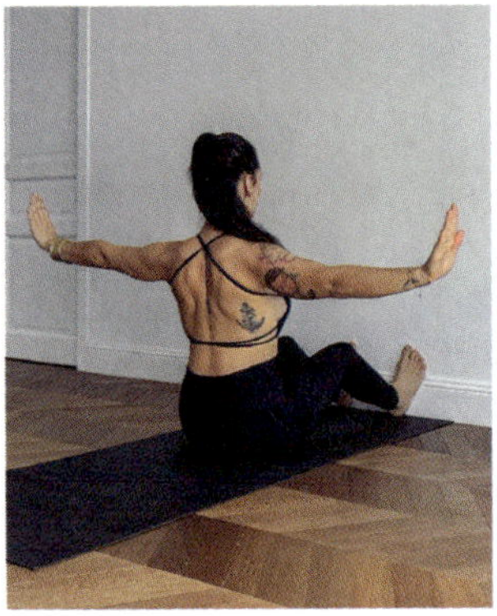

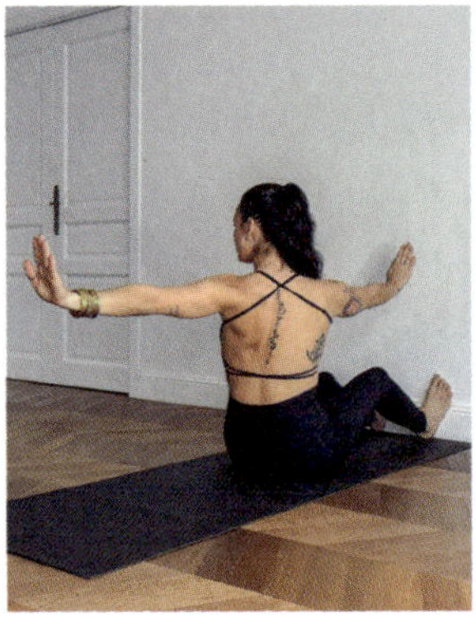

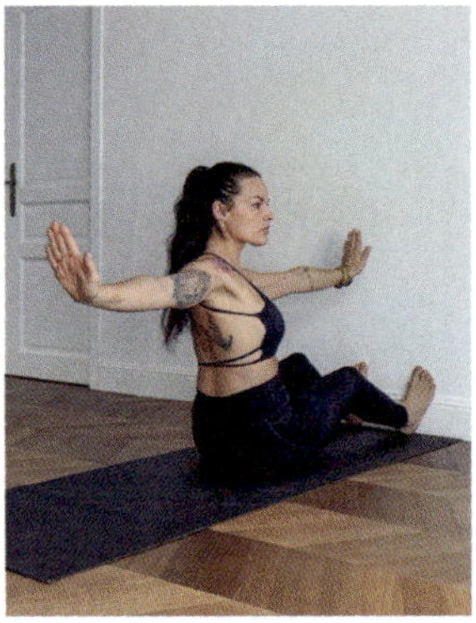

1. Setzen Sie sich mit aufrechtem Rücken mit dem Gesicht zur Wand, die Beine beckenbreit gespreizt, die Füße geflext unten an der Wand.

2. Öffnen Sie mit leicht angezogenen Beinen die Arme, lassen Sie die Schultern unten und drehen Sie sich aus der Taille abwechselnd zu den Seiten. Halten Sie jeweils in der Mitte kurz an.

BAUCHMUSKELN IM SITZEN

40 Sek. oder 20 Wdh.

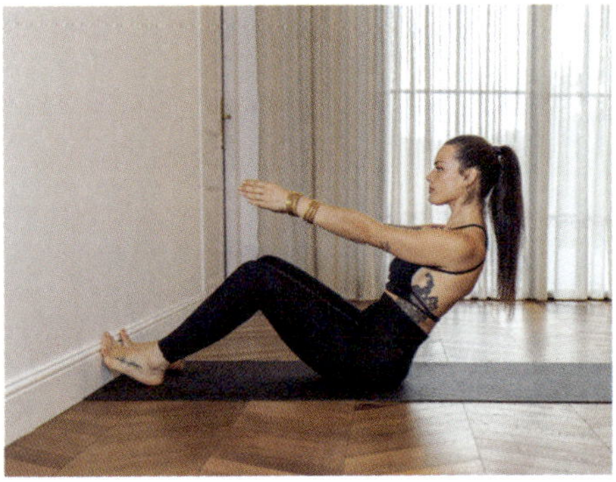

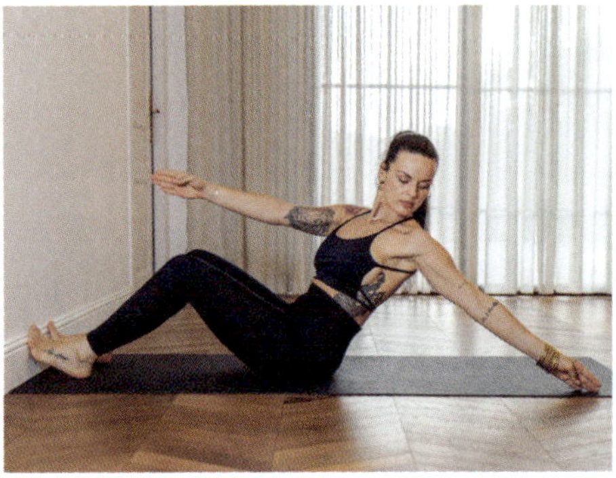

1. Setzen Sie sich mit dem Gesicht Richtung Wand, die Beine sind leicht angezogen und die Fußspitzen an der Wand.

2. Strecken Sie die Arme nach vorn und spannen Sie den Oberkörper an, indem Sie ihn nach hinten schieben.

3. Halten Sie diese Position und öffnen Sie den linken Arm nach hinten. Bringen Sie ihn dann nach vorn und wiederholen Sie das mit der anderen Seite.

Tipp: Wenn Sie Ihren Arm nach hinten öffnen, denken Sie an die vordere Hand, dann verstärkt sich die Bauchspannung. Machen Sie den Test, indem Sie an Ihre hintere Hand denken, Sie werden den Unterschied spüren.

BAUCHMUSKELN IM SITZEN 2

40 Sek. oder 20 Wdh.

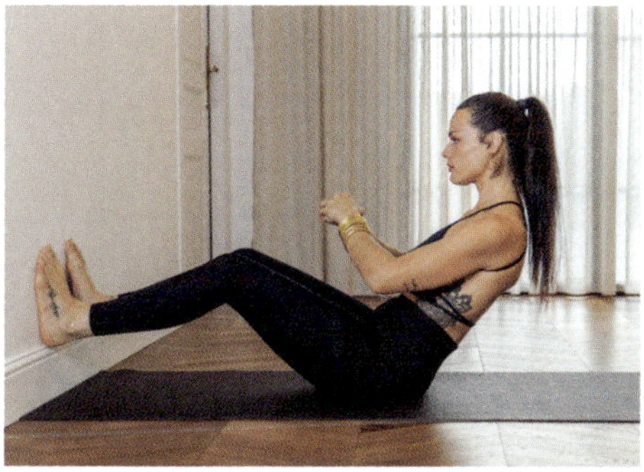

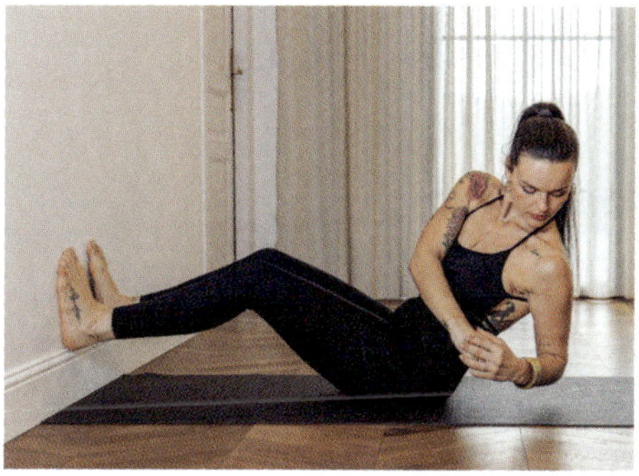

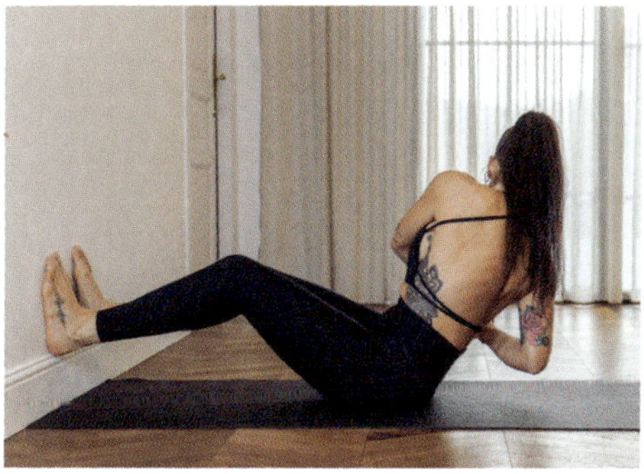

1. Setzen Sie sich mit dem Gesicht zur Wand, die Beine sind leicht angewinkelt und die Füße stehen über den Fußleisten.

2. Strecken Sie die Hände vor, mit gebeugten Armen, und spannen Sie den Oberkörper an, indem Sie ihn nach hinten schieben.

3. Führen Sie Viertelkreise um den Oberkörper aus, indem Sie die gefalteten Hände nach links und dann nach rechts nach hinten kippen.

4. Atmen Sie konzentriert.

11. ÜBUNGSEINHEIT

OBERKÖRPERDREHUNG

40 Sek. oder 15 Wdh.

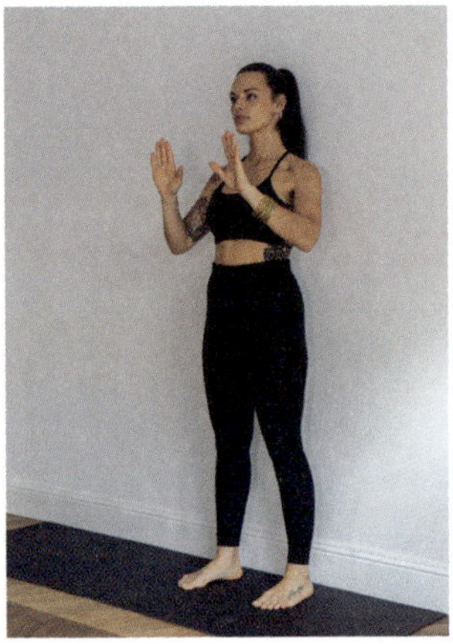

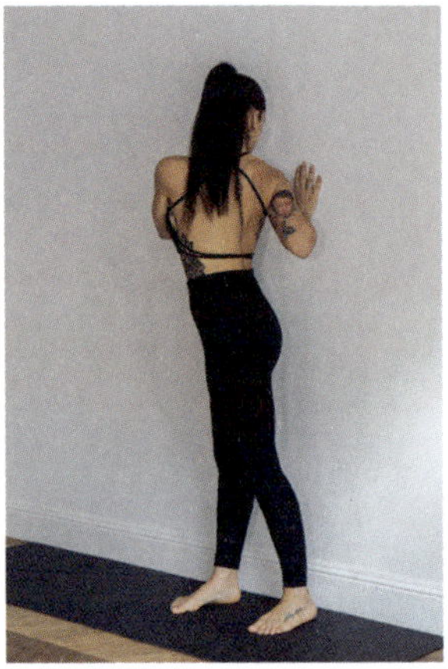

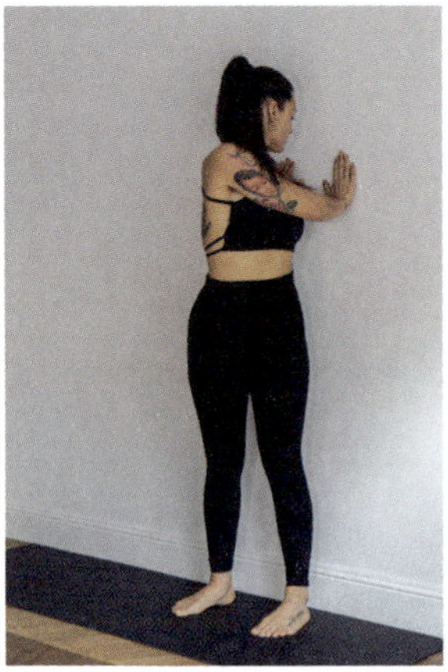

1. Stellen Sie sich mit kleinem Abstand mit dem Rücken an die Wand.

2. Beugen Sie die Arme, die Handflächen zeigen nach vorn. Drehen Sie Ihren Oberkörper nach rechts und legen Sie die Hände hinter sich an die Wand.

3. Drücken Sie den Körper ab und drehen Sie sich auf die andere Seite, bleiben Sie dabei kurz in der Mitte stehen.

4. Wiederholen Sie das, achten Sie dabei auf kontrollierte Atmung und Körperspannung.

RUMPFKRÄFTIGUNG AUF ZEHENSPITZEN

40 Sek. oder 12 Wdh.

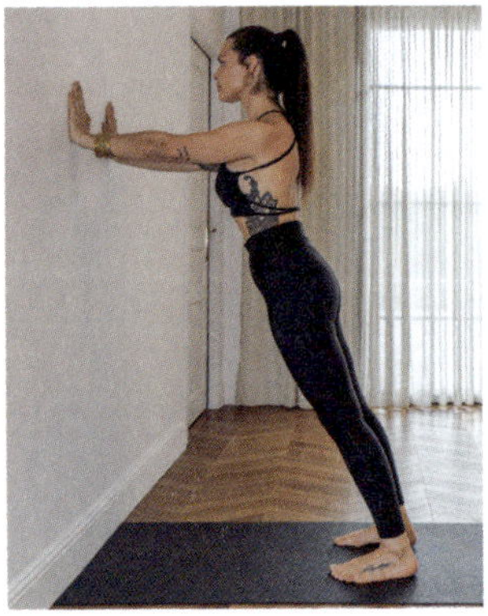

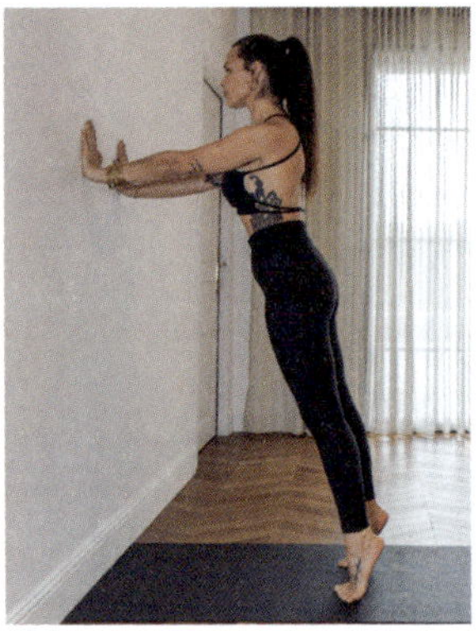

1. Stellen Sie sich mit dem Gesicht zur Wand, die Füße stehen parallel zueinander.

2. Legen Sie die Hände auf Schulterhöhe an die Wand, strecken Sie die Arme durch und treten Sie etwas zurück, sodass das Körpergewicht vorn liegt.

3. Stellen Sie sich beim Ausatmen auf die Zehenspitzen und senken Sie die Füße beim Einatmen wieder ab.

WANDSITZ + MUSCHEL

40 Sek. oder 15 Wdh.

1. Drücken Sie Kopf, Lendenwirbel und Schultern an die Wand und blicken Sie geradeaus.

2. Gleiten Sie mit dem Körper nach unten, bis die Knie über den Knöcheln im 90°-Winkel gebeugt sind. Die Beine stehen dabei beckenbreit.

3. Spannen Sie mit der Ausatmung die Bauchmuskeln an und halten Sie diese Position.

4. Bringen Sie mit gebeugten Armen die Hände vor dem Körper zusammen oder lassen Sie sie neben dem Körper hängen.

5. Öffnen Sie die Knie nach außen (Muschel), kommen Sie dann wieder in die Ausgangsposition zurück.

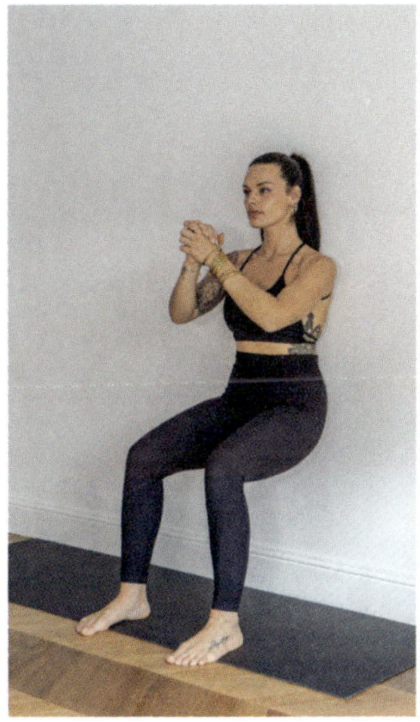

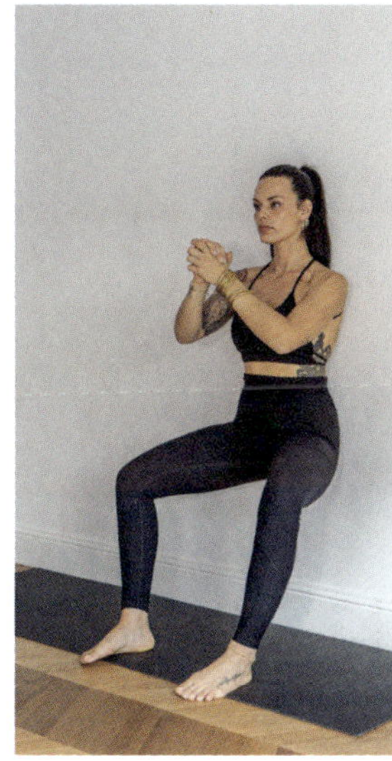

6. Wiederholen Sie die Bewegung.

WAND-SQUAT

40 Sek. oder 15 Wdh.

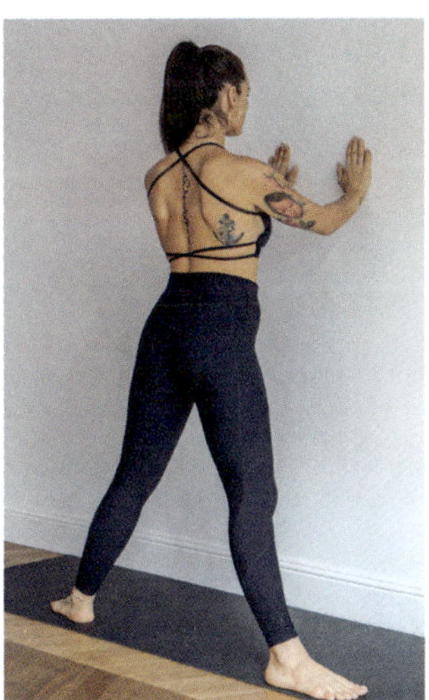

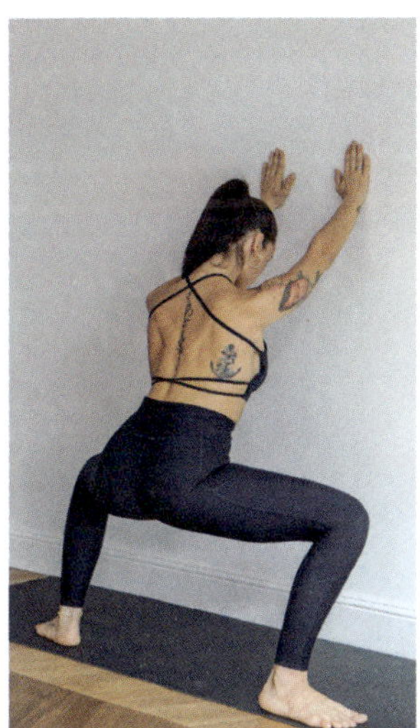

1. Stellen Sie sich aufrecht mit dem Gesicht zur Wand, die Arme sind gebeugt, die Hände liegen auf Schulterhöhe an der Wand.

2. Spreizen Sie die Beine breit (die Füße zeigen nach außen).

3. Führen Sie mit der Einatmung langsam einen Squat aus, bis die Knie im 90°-Winkel sind. Dabei strecken sich die Arme, der Rücken bleibt gerade.

4. Kommen Sie mit der Ausatmung wieder in die aufrechte Position und wiederholen Sie die Bewegung.

BRÜCKE MIT 1 ANGEWINKELTEN BEIN / RECHTS

40 Sek. oder 15 Wdh.

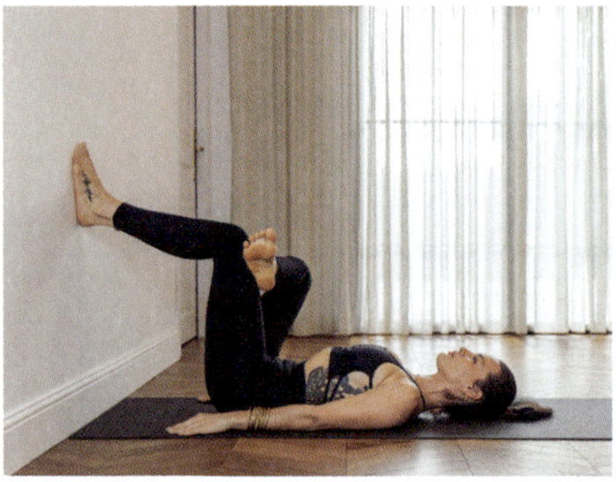

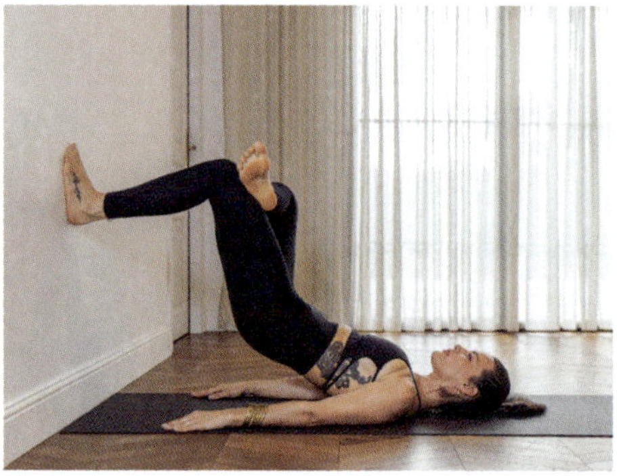

1. Legen Sie sich auf den Boden, legen Sie den linken Fuß an die Wand und den rechten auf das linke Knie.

2. Atmen Sie ein und spannen Sie den Beckenboden an.

3. Atmen Sie aus, ziehen Sie den Bauchnabel ein und heben Sie die Hüfte in einer kontrollierten Bewegung an.

4. Gehen Sie langsam in die Ausgangsposition zurück und wiederholen Sie die Übung.

BRÜCKE MIT 1 ANGEWINKELTEN BEIN / LINKS

40 Sek. oder 15 Wdh.

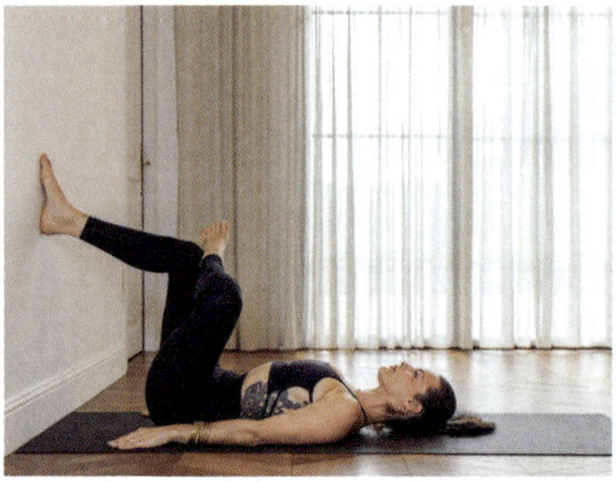

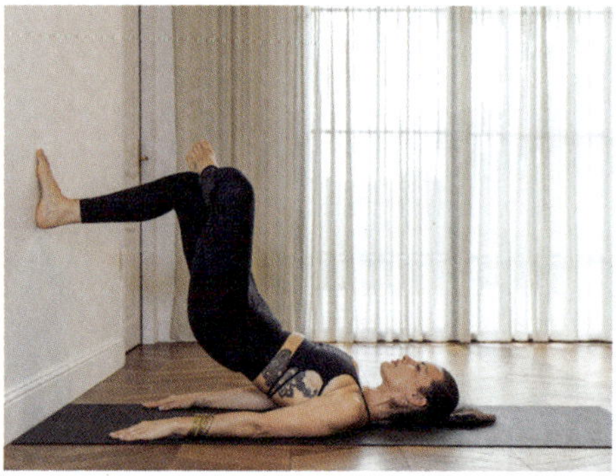

1. Legen Sie sich auf den Boden, legen Sie den rechten Fuß an die Wand und den linken auf das rechte Knie.

2. Atmen Sie ein und spannen Sie den Beckenboden an.

3. Atmen Sie aus, ziehen Sie den Bauchnabel ein und heben Sie die Hüfte in einer kontrollierten Bewegung an.

4. Bringen Sie sie langsam wieder in die Ausgangsposition und wiederholen Sie die Übung.

BRÜCKE + MIT DEN FÜSSEN GLEITEN

40 Sek. oder 15 Wdh.

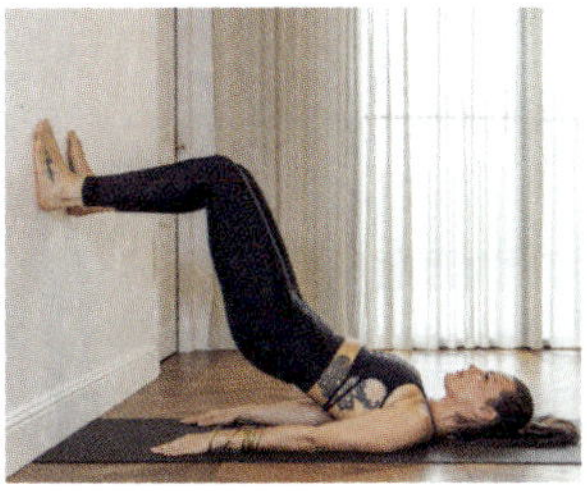
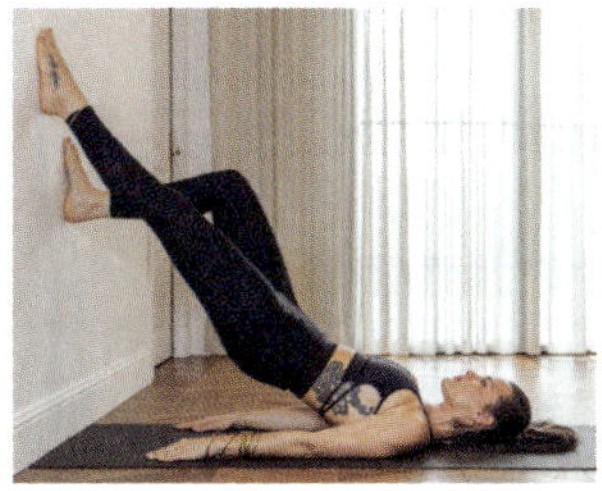
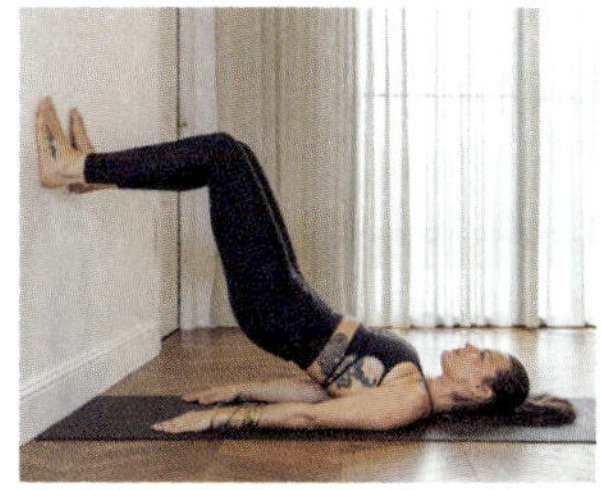
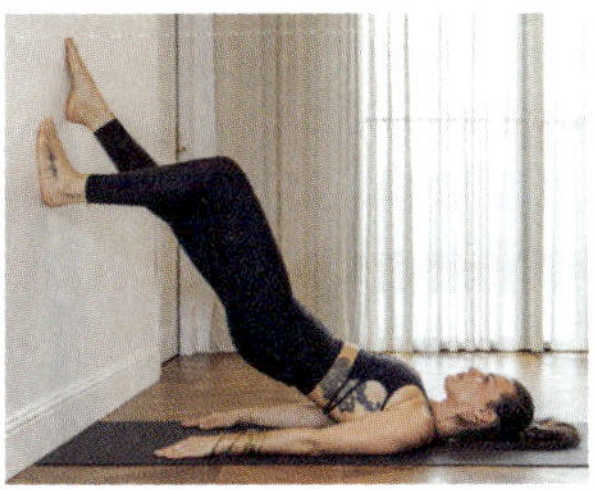

1. Legen Sie sich auf den Boden, mit den Füßen an der Wand. Beugen Sie die Knie im 90°-Winkel, dabei liegen die Füße etwas höher als die Knie. Achten Sie auf das neutrale Becken.

2. Atmen Sie ein und spannen Sie den Beckenboden an.

3. Heben Sie mit der Ausatmung die Hüfte an. Halten Sie die Position und gleiten Sie mit dem linken Fuß nach oben, sodass das Bein gestreckt wird. Beugen Sie die Beine und wiederholen Sie das mit dem rechten Bein.

4. Wiederholen Sie die Übung.

HOHE BRÜCKE MIT BEINSCHLAG / RECHTS

40 Sek. oder 15 Wdh.

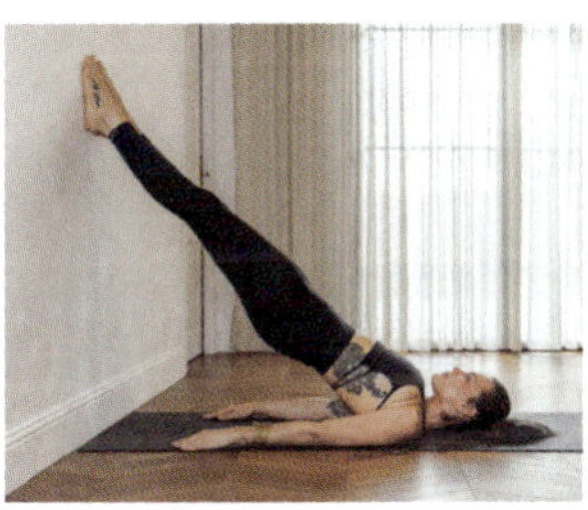
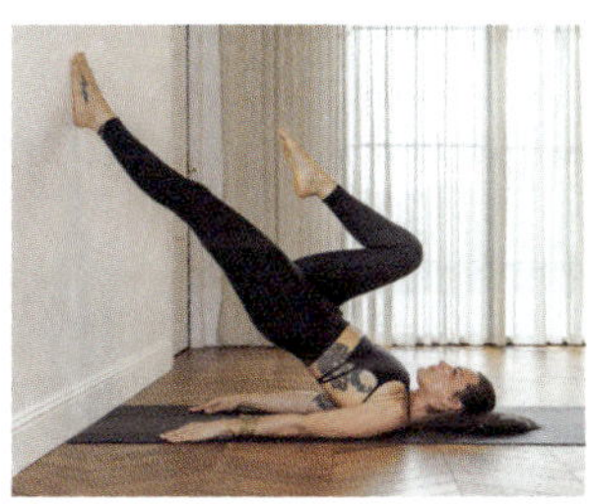
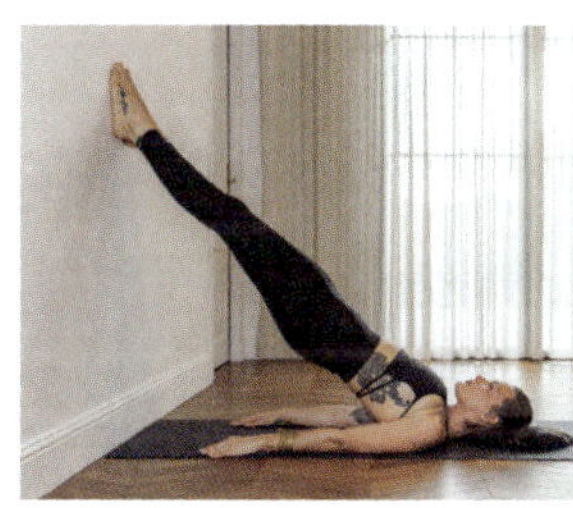
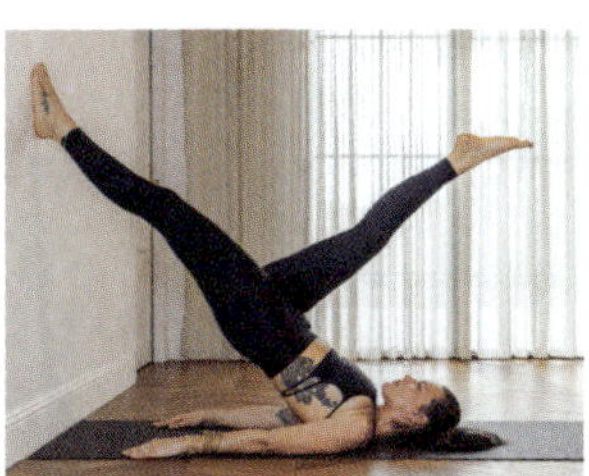

1. Legen Sie sich auf den Boden, das Becken ist neutral, die Beine gestreckt und die Hüfte angehoben. Einatmen, den Beckenboden anspannen, Hals sollte locker entspannt sein.

2. Atmen Sie aus, ziehen Sie den Bauchnabel ein und ziehen Sie das rechte Knie zur Brust, das Becken bleibt dabei oben und zeigt zur Decke (ohne ins Hohlkreuz zu fallen).

3. Setzen Sie den rechten Fuß wieder an der Wand ab und führen Sie mit demselben gestreckten Bein einen Beinschlag nach hinten aus.

4. Wiederholen Sie die Folge „Knie anziehen / zurück / Beinschlag / zurück".

HOHE BRÜCKE MIT BEINSCHLAG / LINKS

40 Sek. oder 15 Wdh.

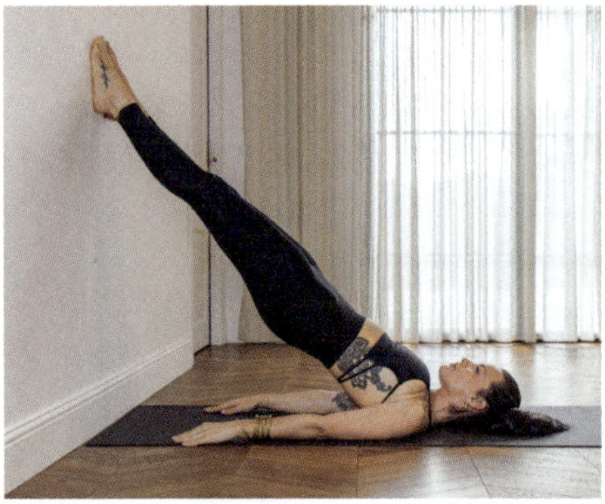

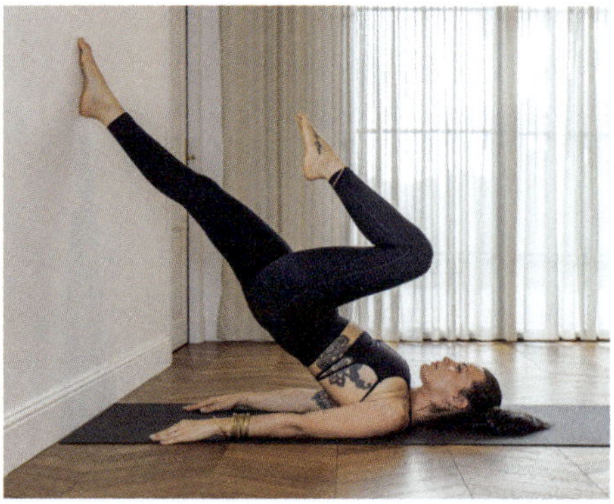

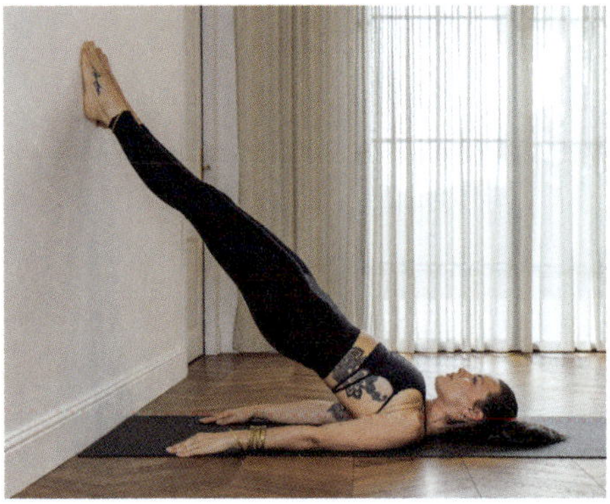

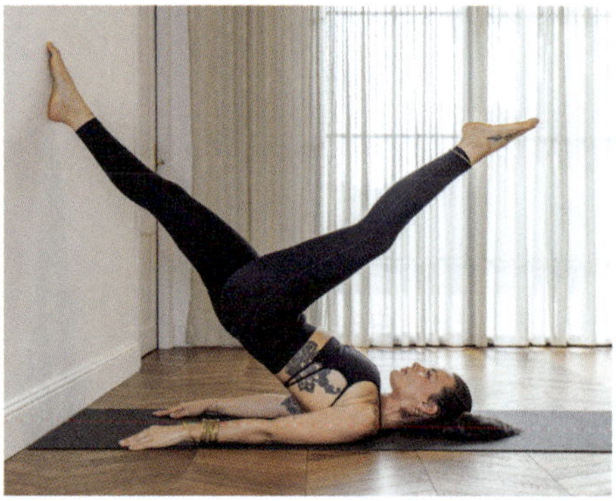

1. Legen Sie sich auf den Boden, das Becken ist neutral, die Beine gestreckt und die Hüfte angehoben. Einatmen, den Beckenboden anspannen, Hals sollte locker entspannt sein.

2. Atmen Sie aus, ziehen Sie den Bauchnabel ein und ziehen Sie das linke Knie zur Brust, das Becken bleibt dabei oben und zeigt zur Decke (ohne ins Hohlkreuz zu fallen).

3. Setzen Sie den linken Fuß wieder an der Wand ab und führen Sie mit demselben gestreckten Bein einen Beinschlag nach hinten aus.

4. Wiederholen Sie die Folge „Knie anziehen / zurück / Beinschlag / zurück".

12. ÜBUNGSEINHEIT

HANDFLÄCHEN ZUSAMMENBRINGEN

40 Sek. oder 12 bis 15 Wdh.

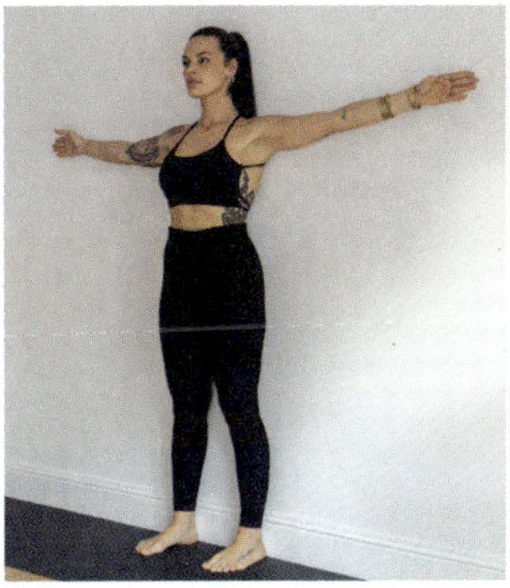

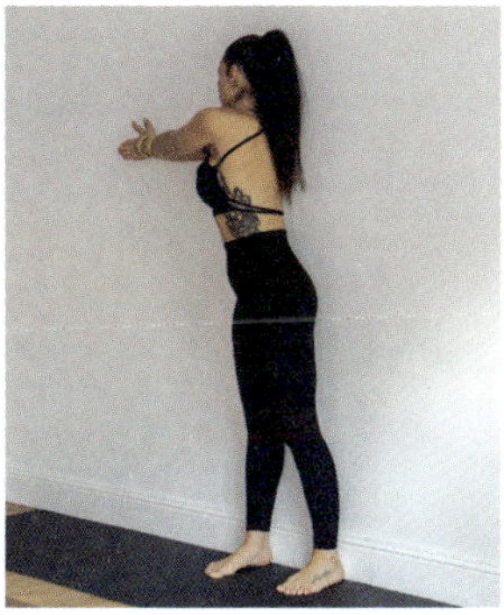

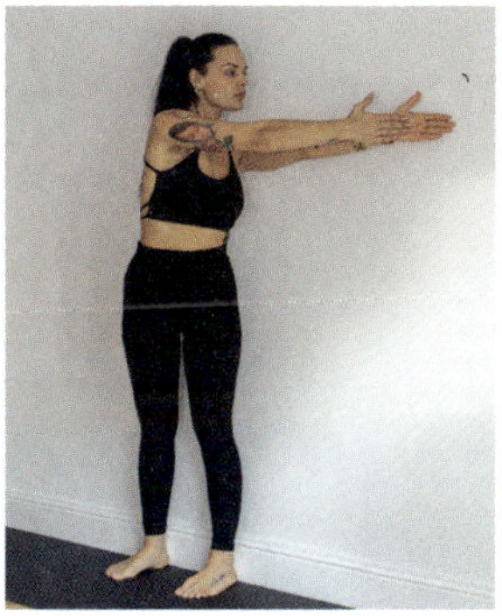

1. Stellen Sie sich aufrecht mit dem Rücken an die Wand und breiten Sie die Arme auf Schulterhöhe aus. Die Schultern sind nach unten gezogen, die untere Körperhälfte bleibt stabil.

2. Legen Sie mit gestreckten Armen eine Handfläche auf die andere, spannen Sie dabei die Bauchmuskeln an.

3. Kommen Sie zur Mitte, legen Sie die Arme wieder zur Seite und wiederholen Sie das mit dem anderen Arm. Denken Sie an die Atmung und spannen Sie die Muskeln an. Der Oberkörper darf sich nur im Bauchbereich drehen.

BEINSCHLAG NACH HINTEN + KNIE ANHEBEN / RECHTS

40 Sek. oder 15 Wdh.

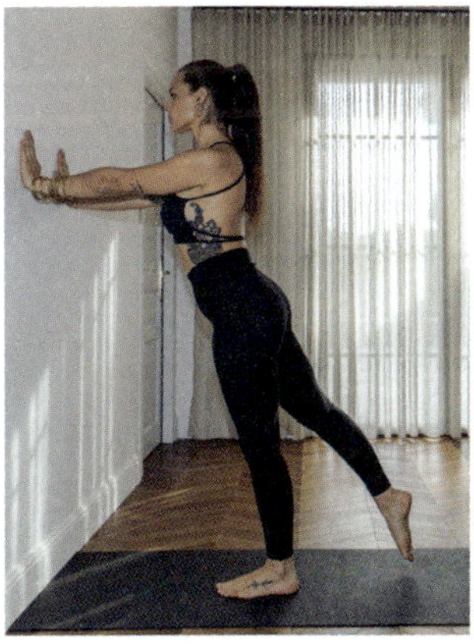

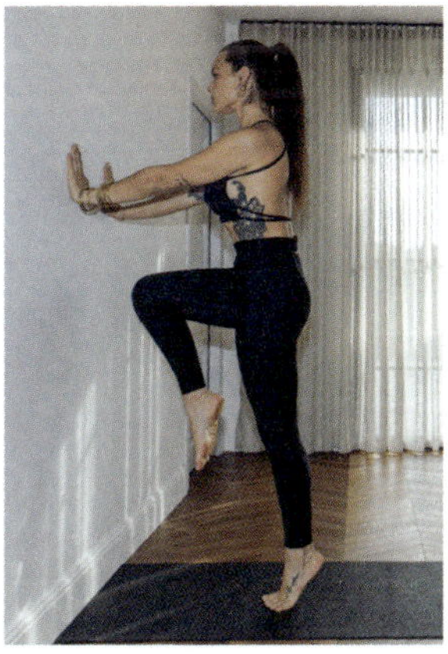

1. Stellen Sie sich mit dem Gesicht zur Wand, die Füße stehen parallel zueinander.

2. Legen Sie die Hände auf Schulterhöhe an die Wand, die Arme sind gestreckt.

3. Machen Sie beim Einatmen mit dem rechten Bein einen lockeren Beinschlag nach hinten, ohne dabei ins Hohlkreuz zu fallen oder die Hüfte zu verschieben.

4. Atmen Sie aus, führen Sie das rechte Knie nach vorn und stellen Sie sich mit dem anderen Bein auf die Zehenspitzen.

5. Wiederholen Sie die Übung, denken Sie an die Ausatmung, wenn Sie das Bein nach vorn führen.

BEINSCHLAG NACH HINTEN + KNIE ANHEBEN / LINKS

40 Sek. oder 15 Wdh.

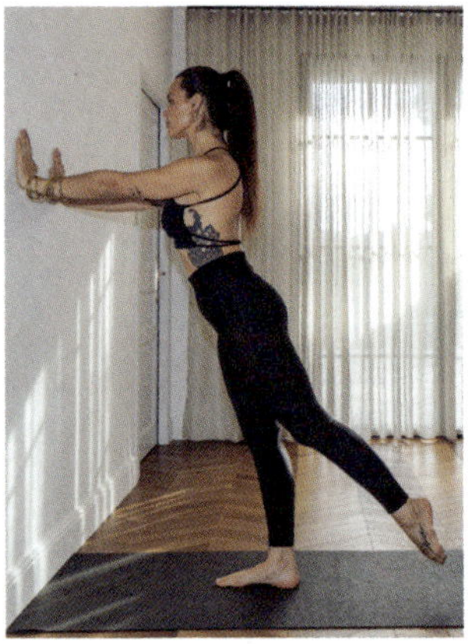

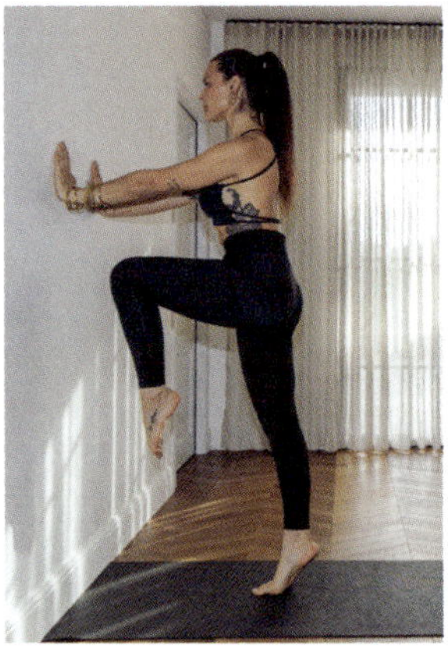

1. Stellen Sie sich mit dem Gesicht zur Wand, die Füße stehen parallel zueinander.

2. Legen Sie die Hände auf Schulterhöhe an die Wand, die Arme sind gestreckt.

3. Machen Sie beim Einatmen mit dem linken Bein einen lockeren Beinschlag nach hinten, ohne dabei ins Hohlkreuz zu fallen oder die Hüfte zu verschieben.

4. Atmen Sie aus, führen Sie das linke Knie nach vorn und stellen Sie sich mit dem anderen Bein auf die Zehenspitzen.

5. Wiederholen Sie das, denken Sie an die Ausatmung, wenn Sie das Bein nach vorn führen.

SCHULTER ANTIPPEN

40 Sek. oder 25 bis 30 Wdh.

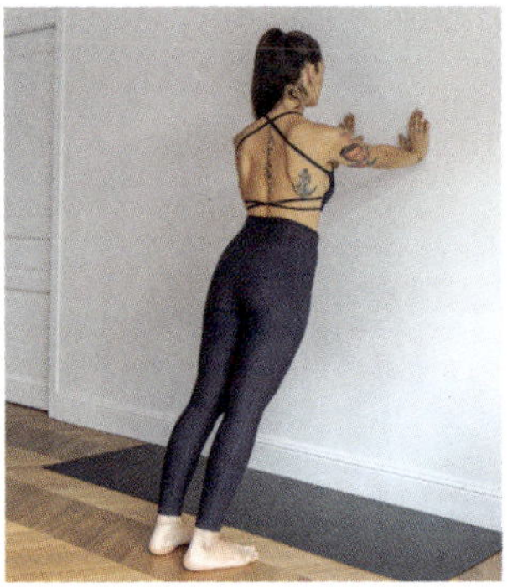

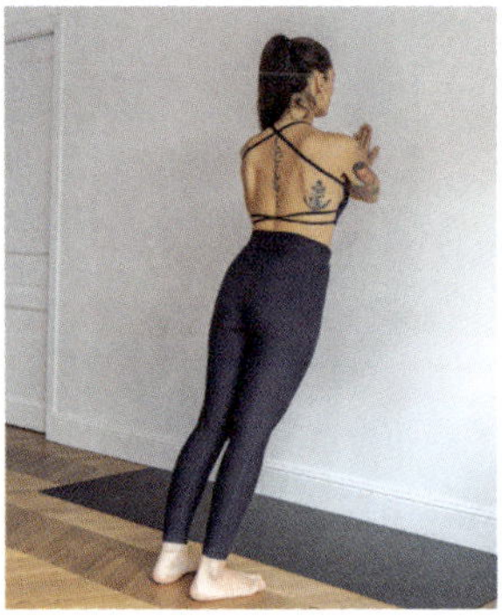

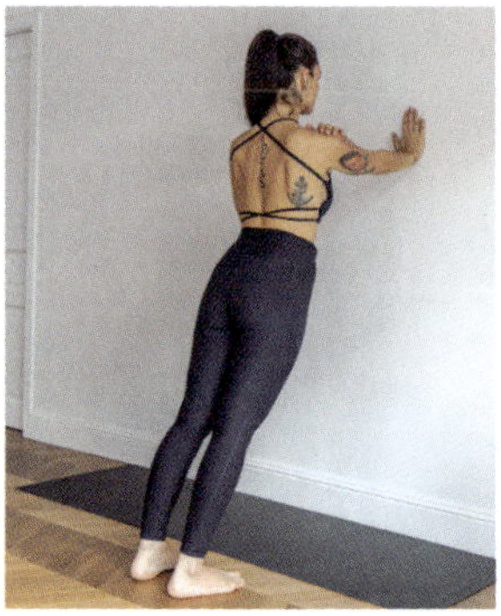

1. Stellen Sie sich aufrecht mit dem Gesicht zur Wand und gehen Sie einen Schritt zurück (um die Breite einer Sportmatte), sodass das Gewicht vorn liegt.

2. Legen Sie die Hände auf Höhe des Kinns an die Wand, stellen Sie die Füße nebeneinander und achten Sie auf das neutrale Becken (gerade Linie). Atmen Sie konzentriert.

3. Halten Sie die Spannung und tippen Sie mit der linken Hand auf die rechte Schulter. Nehmen Sie die Hand wieder zurück und führen Sie diese Bewegung im Wechsel aus.

BRÜCKE + ARME IN DER MITTE

40 Sek. oder 15 Wdh.

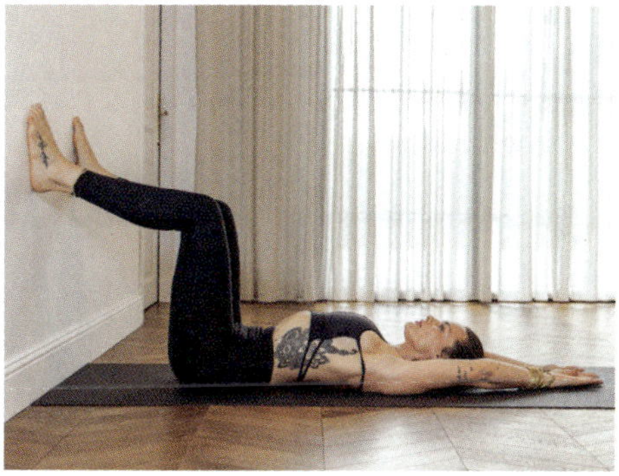

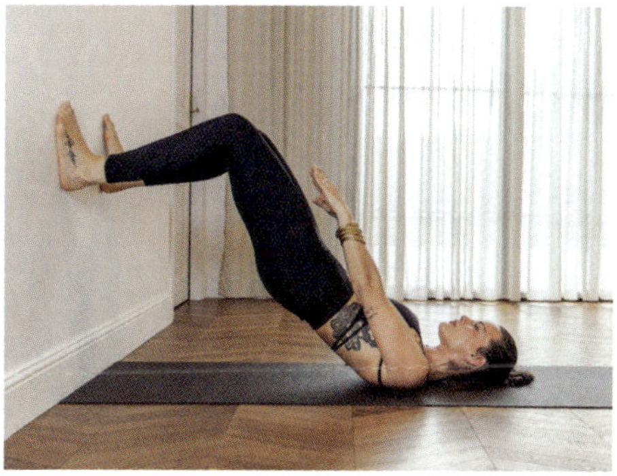

1. Legen Sie sich auf den Boden, mit den Füßen an der Wand. Beugen Sie die Knie im 90°-Winkel, dabei liegen die Füße etwas über den Knien. Achten Sie auf das neutrale Becken.

2. Nehmen Sie die Arme über den Kopf, atmen Sie ein und spannen Sie den Beckenboden an.

3. Atmen Sie aus und heben Sie die Hüfte kontrolliert an, führen Sie dabei die Arme zwischen die Beine.

4. Gehen Sie langsam in die Ausgangsposition zurück und wiederholen Sie die Bewegung.

BRÜCKE + ARMROTATION

40 Sek. oder 15 Wdh.

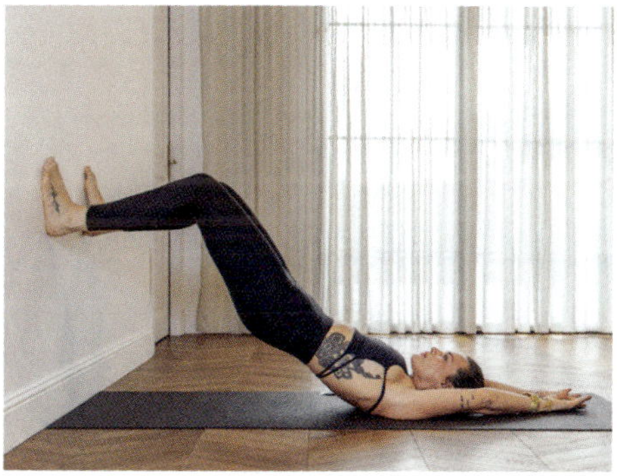

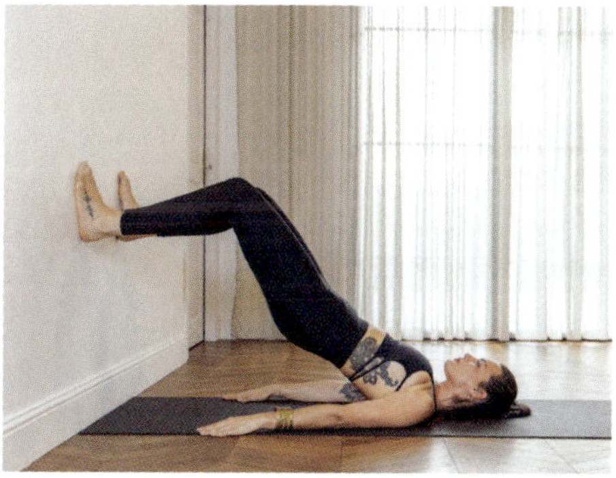

1. Legen Sie sich auf den Boden, mit den Füßen an der Wand. Beugen Sie die Knie im 90°-Winkel, dabei liegen die Füße etwas über den Knien. Achten Sie auf das neutrale Becken.

2. Atmen Sie ein und spannen Sie den Beckenboden an.

3. Heben Sie beim Ausatmen die Hüfte an. Halten Sie diese Position, atmen Sie ein und führen Sie die Arme über die Vorderseite an die Seite des Körpers und dann wieder über den Kopf. Wiederholen Sie die Bewegung.

BRÜCKE MIT BEINSCHLAG AUF ZEHENSPITZEN / RECHTS

40 Sek. oder 15 Wdh.

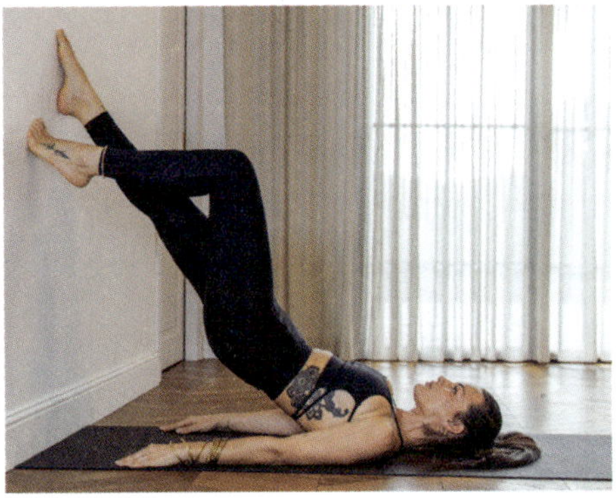

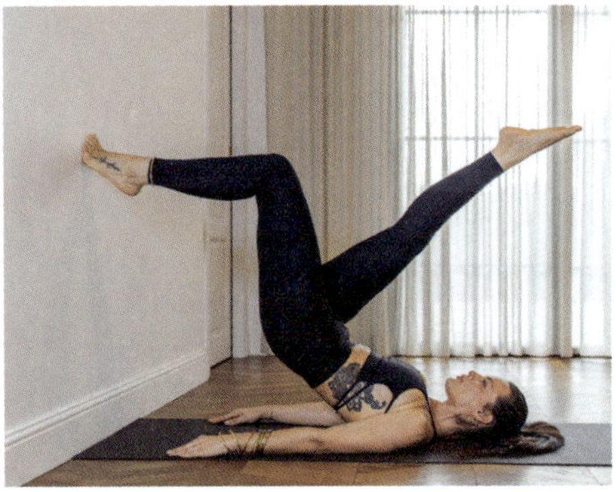

1. Legen Sie sich auf den Boden und stellen Sie die Zehenspitzen an die Wand. Beugen Sie die Knie im 90°-Winkel, dabei liegen die Füße etwas über den Knien.

2. Heben Sie die Hüfte etwas an. Das Becken bleibt neutral.

3. Halten Sie die Position und strecken Sie das rechte Bein aus, drücken Sie zugleich die Zehen an die Wand.

4. Führen Sie kleine Beinschläge aus, achten Sie dabei auf die Atmung und bewegen Sie den Körper nicht.

BRÜCKE MIT BEINSCHLAG AUF ZEHENSPITZEN / LINKS

40 Sek. oder 15 Wdh.

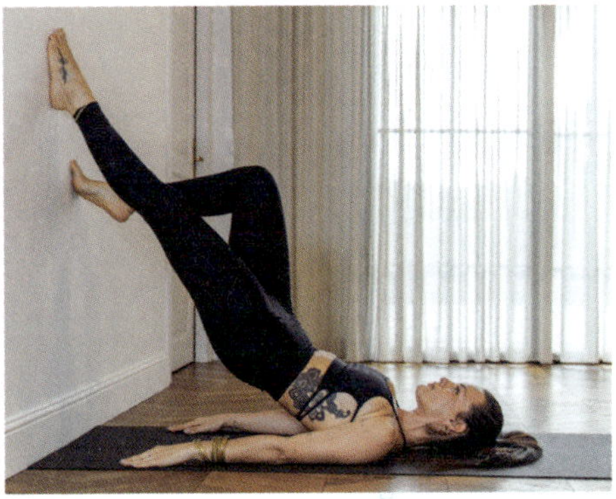

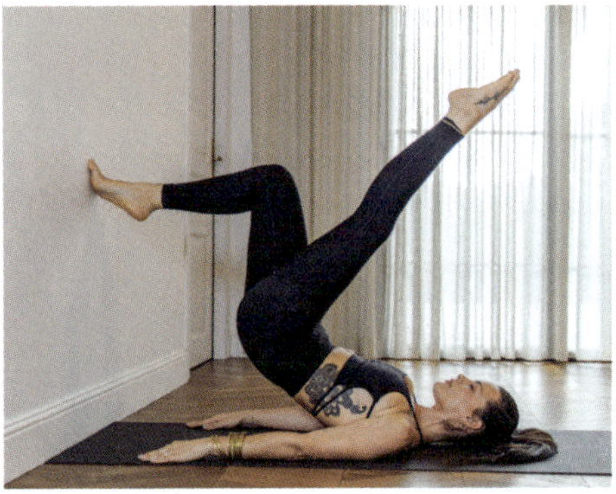

1. Legen Sie sich auf den Boden und stellen Sie die Zehenspitzen an die Wand. Beugen Sie die Knie im 90°-Winkel, dabei liegen die Füße etwas über den Knien.

2. Heben Sie die Hüfte etwas an. Das Becken bleibt neutral.

3. Halten Sie die Position und strecken Sie das linke Bein aus, drücken Sie zugleich die Zehen an die Wand.

4. Führen Sie kleine Beinschläge aus, achten Sie dabei auf die Atmung und bewegen Sie den Körper nicht.

BRÜCKE MIT 1 GESTRECKTEN BEIN / RECHTS

40 Sek. oder 15 Wdh.

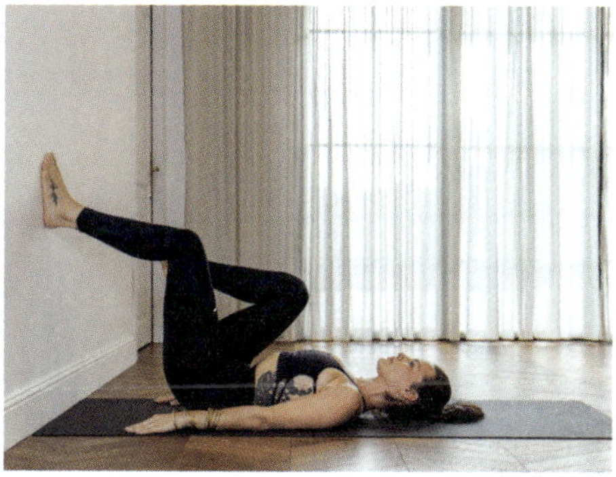

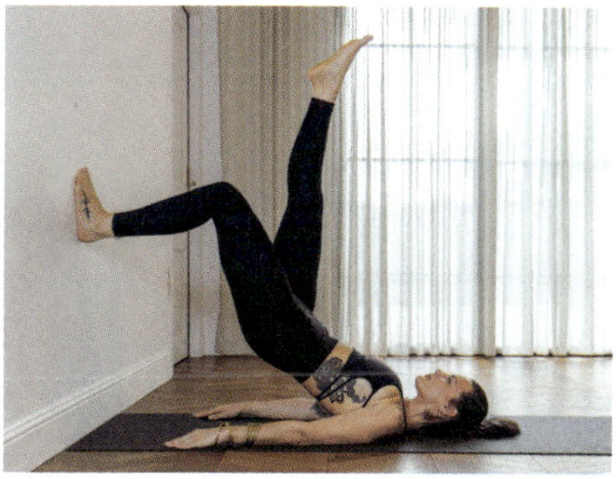

1. Legen Sie sich auf den Boden, den linken Fuß an die Wand und das Knie um 90° angewinkelt. Heben Sie das rechte Bein mit gestrecktem Fuß zur Decke.

2. Atmen Sie ein und spannen Sie den Beckenboden an.

3. Heben Sie beim Ausatmen die Hüfte an und bringen Sie das Becken in die neutrale Stellung.

4. Legen Sie das Gesäß wieder auf den Boden und wiederholen Sie die Bewegung.

BRÜCKE MIT 1 GESTRECKTEN BEIN / LINKS

40 Sek. oder 15 Wdh.

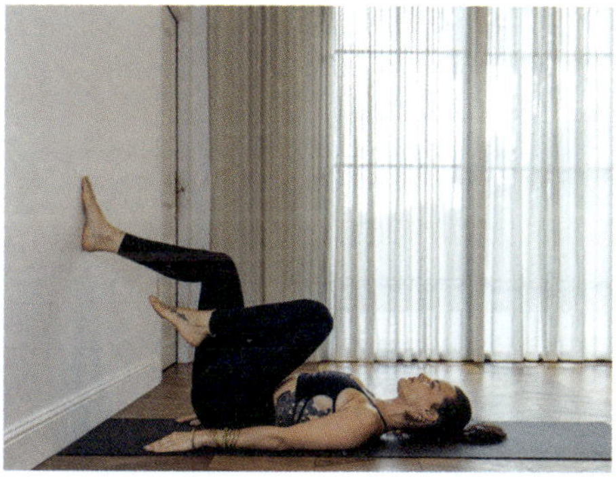

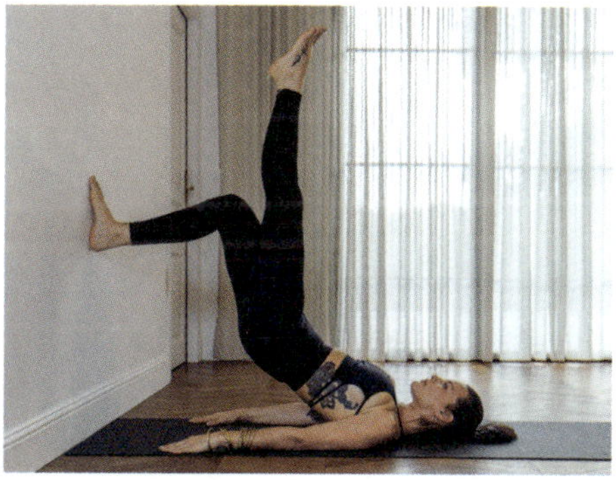

1. Legen Sie sich auf den Boden, den rechten Fuß an die Wand und das Knie um 90° angewinkelt. Heben Sie das linke Bein mit gestrecktem Fuß zur Decke.

2. Atmen Sie ein und spannen Sie den Beckenboden an.

3. Heben Sie beim Ausatmen die Hüfte an und bringen Sie das Becken in die neutrale Stellung.

4. Legen Sie das Gesäß wieder auf den Boden und wiederholen Sie die Bewegung.

13. ÜBUNGSEINHEIT

OBERKÖRPERSPANNUNG MIT ANHEBEN VON BEIN UND ARM

40 Sek. oder 15 Wdh.

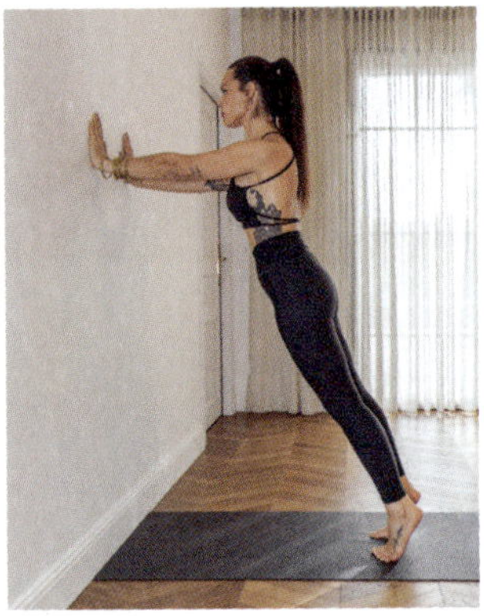

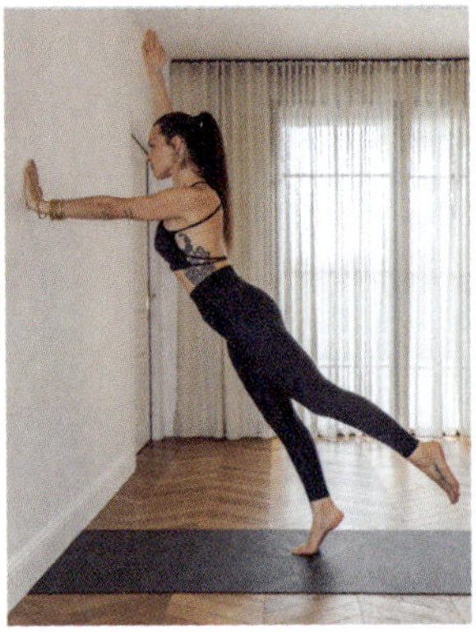

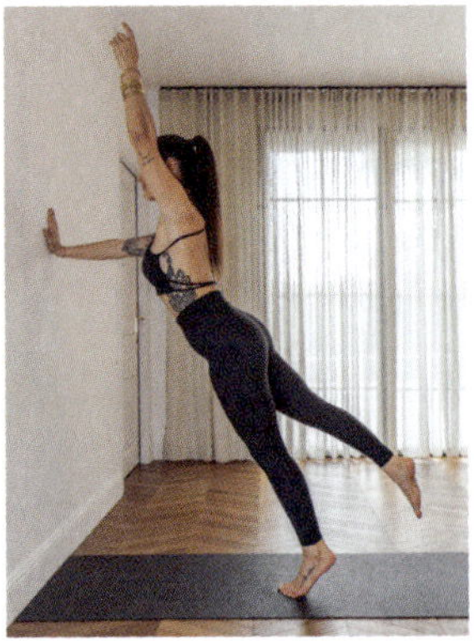

1. Stellen Sie sich aufrecht mit den Händen an die Wand (Handgelenke auf Schulterhöhe), die Arme sind gestreckt, Schultern tief.

2. Treten Sie etwas zurück in eine leicht geneigte, aber aufrechte Position (neutrales Becken), stehen Sie auf Zehenspitzen. Atmen Sie ein.

3. Atmen Sie aus, heben Sie einen Arm und das gegengleiche Bein an.

4. Kommen Sie beim Einatmen in die Ausgangsposition und wechseln Sie die Seiten ab.

FERSEN ANHEBEN IN SQUAT-POSITION

40 Sek. oder 20 Wdh.

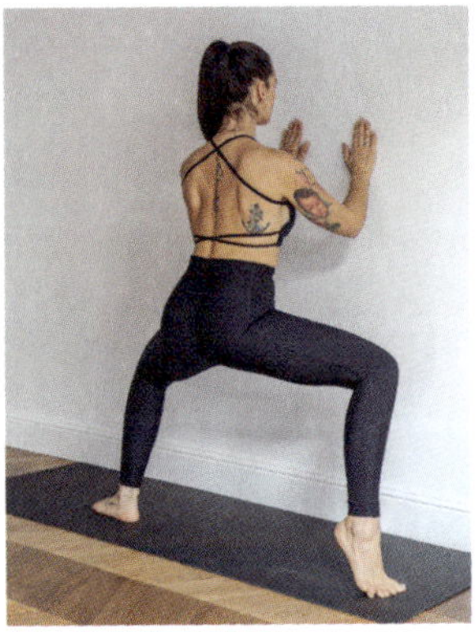

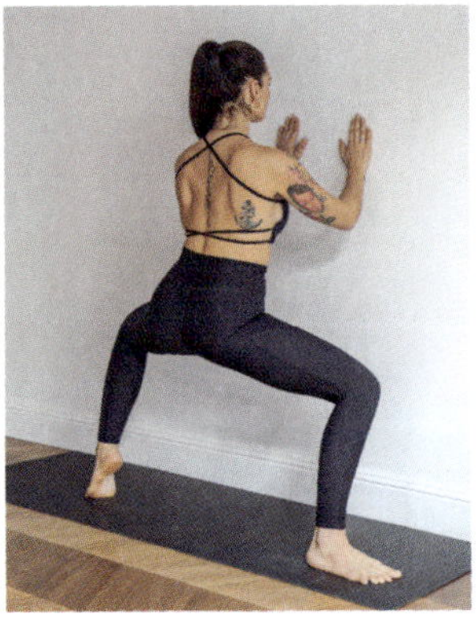

1. Stehen Sie aufrecht, mit dem Gesicht zur Wand, spreizen Sie die Beine, die Füße zeigen dabei nach außen.

2. Beugen Sie die Beine bis zu einem 90°-Winkel, das Becken darf nicht nach hinten kippen.

3. Die Arme sind gebeugt, die Hände liegen auf Höhe des Gesichts an der Wand.

4. Der Rücken bleibt gerade. Heben Sie die rechte Ferse an und stellen Sie sie wieder ab. Wiederholen Sie das mit der linken Ferse und dann mit beiden im Wechsel.

SEITLICHE CRUNCHES IM STAND / RECHTS

40 Sek. oder 20 Wdh.

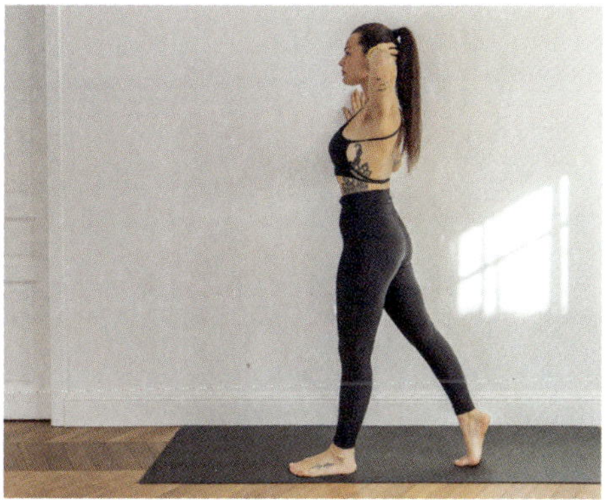

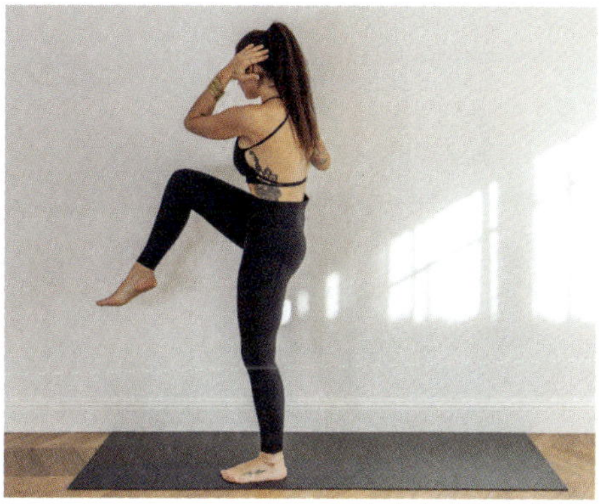

1. Stellen Sie sich seitlich an die Wand, legen Sie Ihre rechte Hand daran und die linke hinter den Kopf.

2. Machen Sie mit dem rechten Bein einen Schritt nach hinten und stellen Sie sich auf die Zehenspitzen. Atmen Sie ein.

3. Bringen Sie mit der Ausatmung das rechte Knie mit dem linken Ellbogen zusammen. Dabei sollten Sie die schrägen Bauchmuskeln spüren.

4. Kommen Sie mit der Einatmung in die Ausgangsposition zurück und wiederholen Sie die Bewegung.

SEITLICHE CRUNCHES IM STAND / LINKS

40 Sek. oder 20 Wdh.

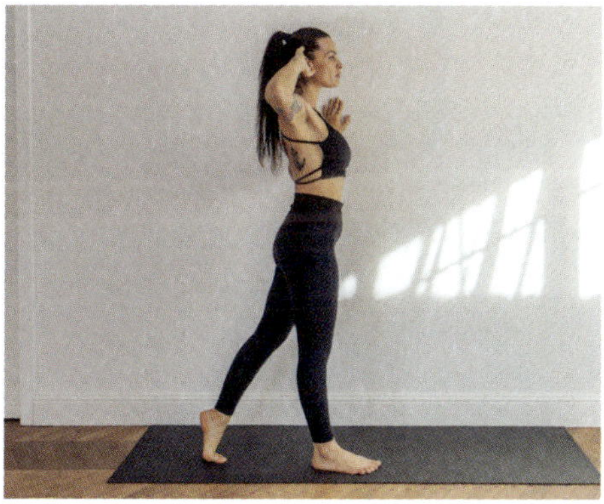

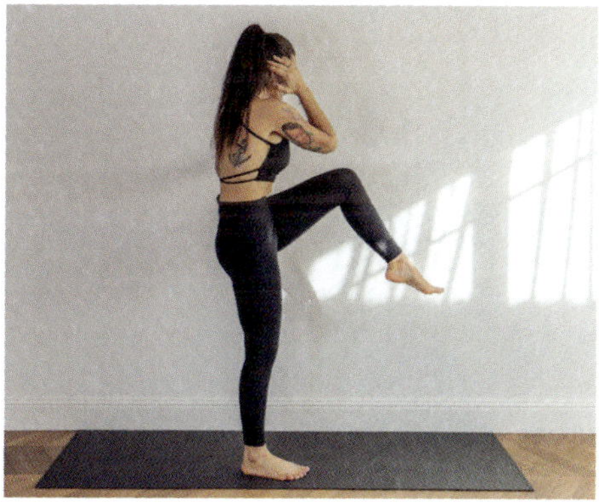

1. Stellen Sie sich seitlich an die Wand, legen Sie Ihre linke Hand daran und die rechte hinter den Kopf.

2. Machen Sie mit dem linken Bein einen Schritt nach hinten und stellen Sie sich auf die Zehenspitzen. Atmen Sie ein.

3. Bringen Sie mit der Ausatmung das linke Knie mit dem rechten Ellbogen zusammen. Dabei sollten Sie die schrägen Bauchmuskeln spüren.

4. Kommen Sie mit der Einatmung in die Ausgangsposition zurück und wiederholen Sie die Bewegung.

BRÜCKE MIT 1 ANGEWINKELTEN BEIN / RECHTS

40 Sek. oder 15 Wdh.

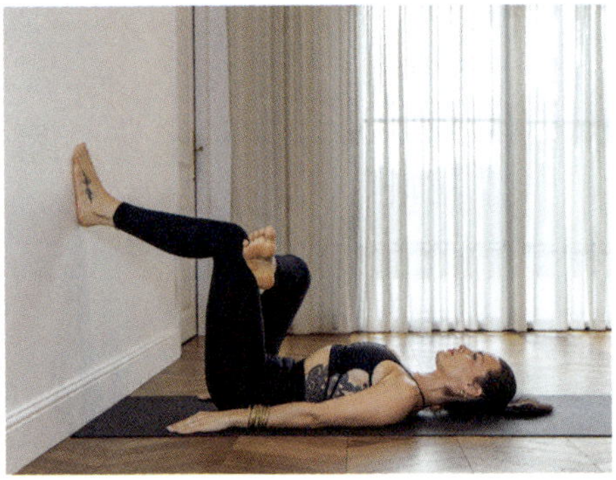

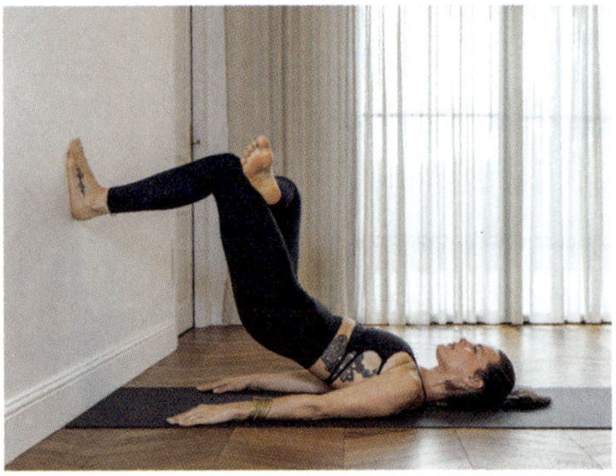

1. Legen Sie sich auf den Boden, legen Sie den linken Fuß an die Wand und den rechten auf das linke Knie.

2. Atmen Sie ein und spannen Sie den Beckenboden an.

3. Atmen Sie aus, ziehen Sie den Bauchnabel ein und heben Sie die Hüfte in einer kontrollierten Bewegung an.

4. Gehen Sie langsam in die Ausgangsposition zurück und wiederholen Sie die Übung.

BRÜCKE MIT 1 ANGEWINKELTEN BEIN / LINKS

40 Sek. oder 15 Wdh.

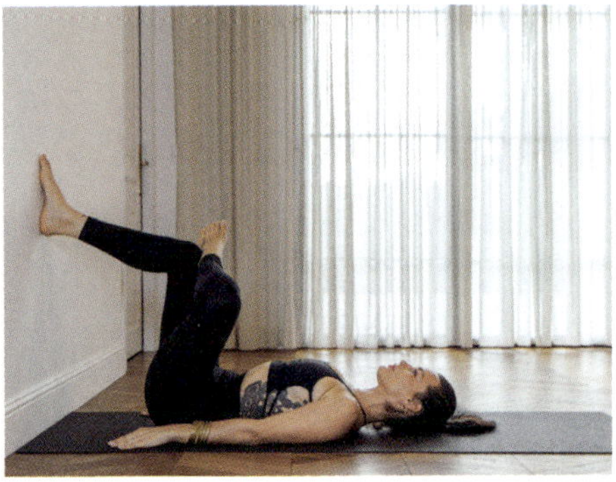

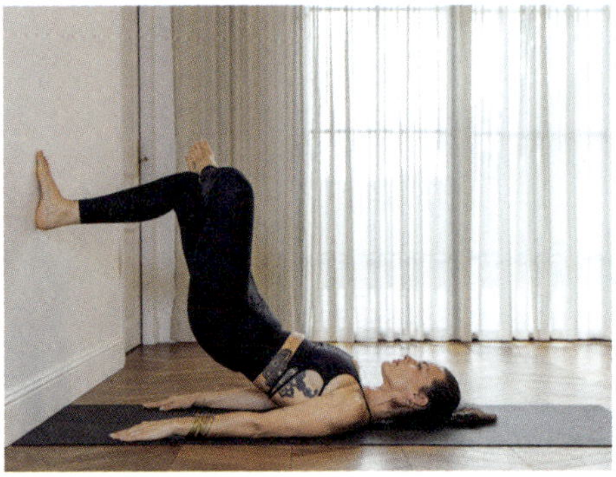

1. Legen Sie sich auf den Boden, legen Sie den rechten Fuß an die Wand und den linken auf das rechte Knie.

2. Atmen Sie ein und spannen Sie den Beckenboden an.

3. Atmen Sie aus, ziehen Sie den Bauchnabel ein und heben Sie die Hüfte in einer kontrollierten Bewegung an.

4. Bringen Sie sie langsam wieder in die Ausgangsposition und wiederholen Sie die Übung.

BRÜCKE + RECHTES BEIN HERANZIEHEN

40 Sek. oder 15 Wdh.

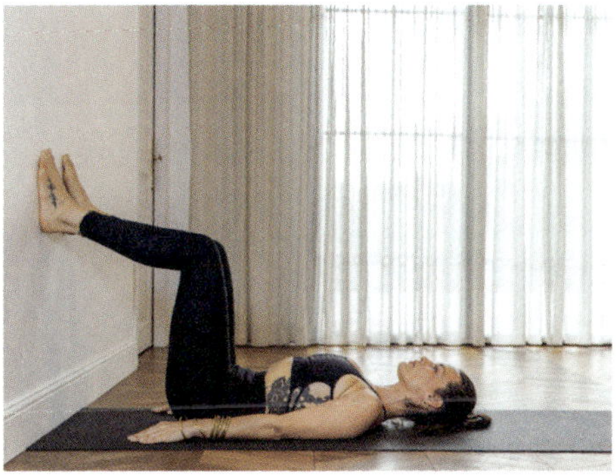

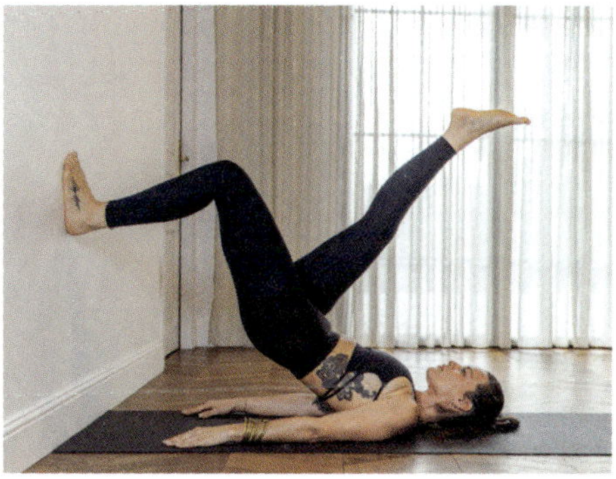

1. Legen Sie sich auf den Boden, mit den Füßen an der Wand. Beugen Sie die Knie im 90°-Winkel, dabei liegen die Füße etwas über den Knien. Achten Sie auf das neutrale Becken.

2. Atmen Sie ein und spannen Sie den Beckenboden an.

3. Heben Sie mit der Ausatmung das Becken an und ziehen Sie das rechte Bein in einer kontrollierten Bewegung zu sich. Dabei bleibt der linke Fuß an der Wand.

4. Gehen Sie langsam in die Ausgangsposition zurück und wiederholen Sie die Bewegung.

BRÜCKE + LINKES BEIN HERANZIEHEN

40 Sek. oder 15 Wdh.

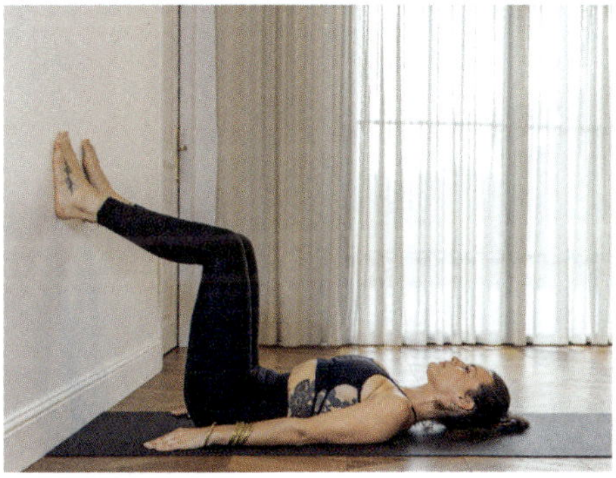

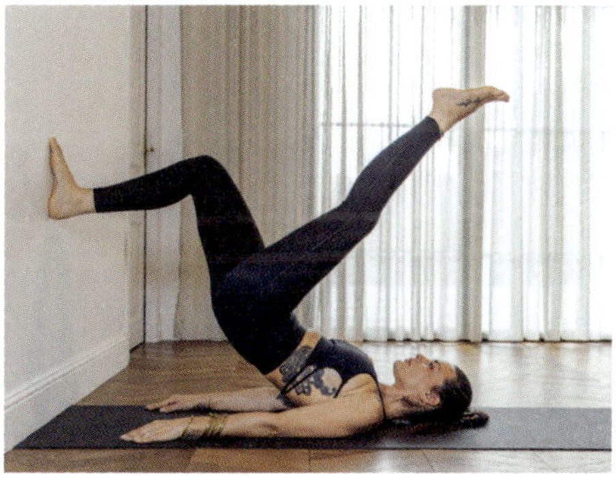

1. Legen Sie sich auf den Boden, mit den Füßen an der Wand. Beugen Sie die Knie im 90°-Winkel, dabei liegen die Füße etwas über den Knien. Achten Sie auf das neutrale Becken.

2. Atmen Sie ein und spannen Sie den Beckenboden an.

3. Heben Sie mit der Ausatmung das Becken an und ziehen Sie das linke Bein in einer kontrollierten Bewegung zu sich. Dabei bleibt der rechte Fuß an der Wand.

4. Gehen Sie langsam in die Ausgangsposition zurück und wiederholen Sie die Bewegung.

BRÜCKE MIT BEINSCHLAG AUF ZEHENSPITZEN / RECHTS

40 Sek. oder 15 Wdh.

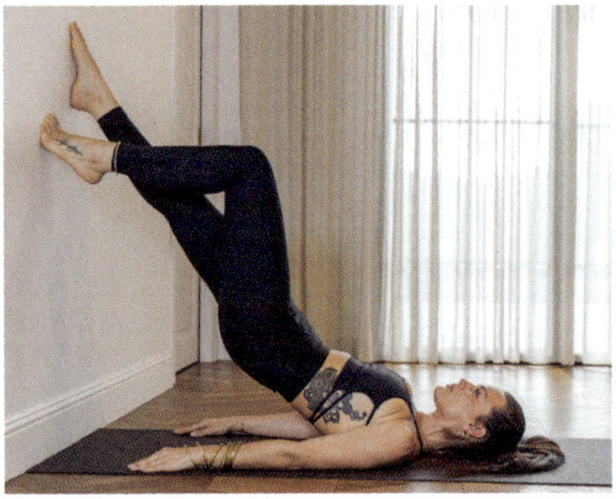

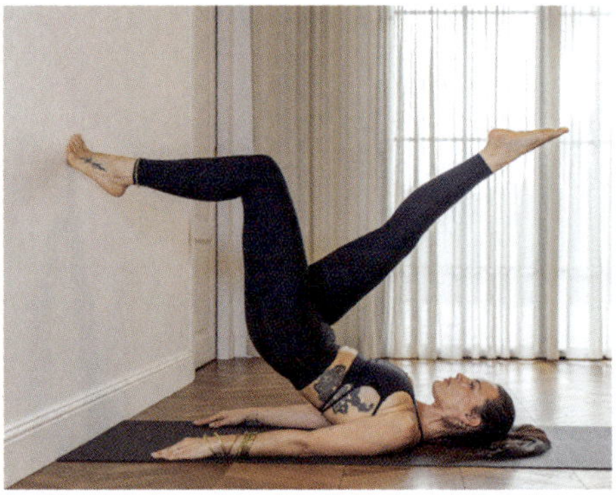

1. Legen Sie sich auf den Boden und stellen Sie die Zehenspitzen an die Wand. Beugen Sie die Knie im 90°-Winkel, dabei liegen die Füße etwas über den Knien.

2. Heben Sie die Hüfte an. Das Becken bleibt neutral.

3. Halten Sie die Position und strecken Sie das rechte Bein aus, drücken Sie zugleich die Zehen an die Wand.

4. Führen Sie kleine Beinschläge aus, achten Sie dabei auf die Atmung und bewegen Sie den Körper nicht.

BRÜCKE MIT BEINSCHLAG AUF ZEHENSPITZEN / LINKS

40 Sek. oder 15 Wdh.

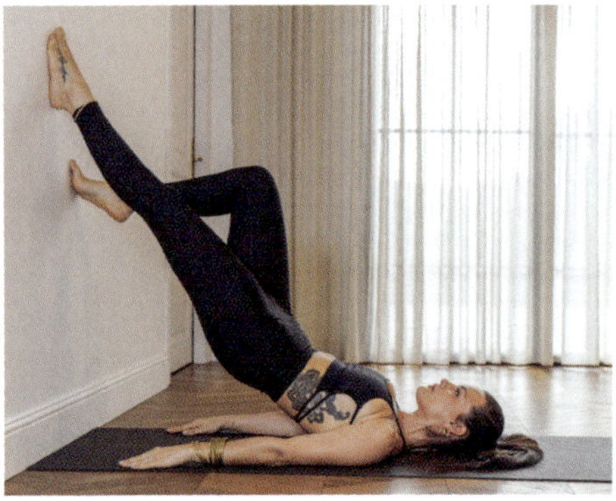

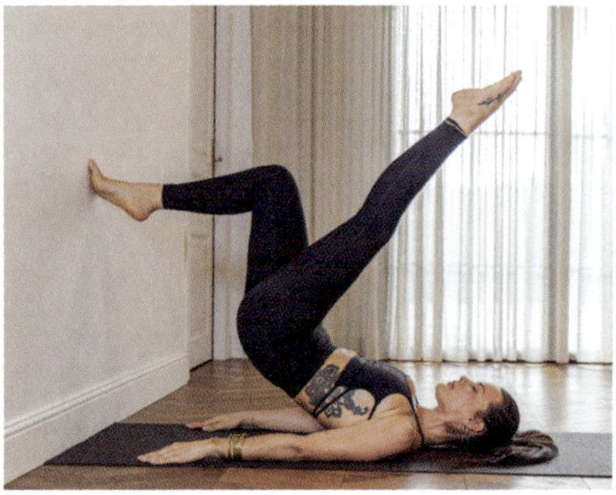

1. Legen Sie sich auf den Boden und stellen Sie die Zehenspitzen an die Wand. Beugen Sie die Knie im 90°-Winkel, dabei liegen die Füße etwas über den Knien.

2. Heben Sie die Hüfte an. Das Becken bleibt neutral.

3. Halten Sie die Position und strecken Sie das linke Bein aus, drücken Sie zugleich die Zehen an die Wand.

4. Führen Sie kleine Beinschläge aus, achten Sie dabei auf die Atmung und bewegen Sie den Körper nicht.

14. ÜBUNGSEINHEIT

MARSCHIEREN

40 Sek. oder 20 Wdh.

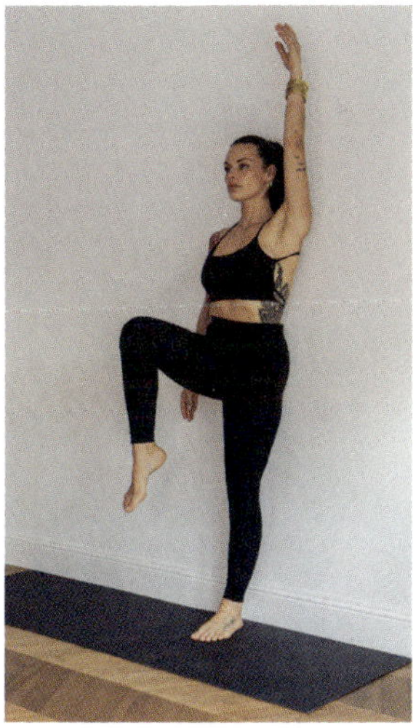

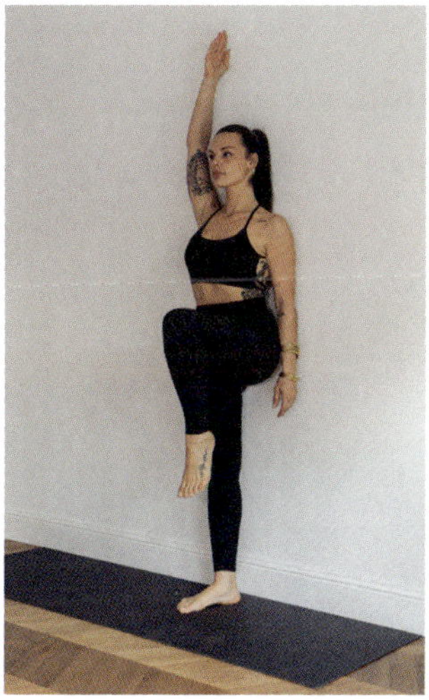

1. Stellen Sie sich mit dem Rücken an die Wand, die Füße stehen nebeneinander.

2. Heben Sie gleichzeitig das rechte Knie und den linken Arm an.

3. Wechseln Sie die Seiten und wiederholen Sie das, kontrollieren Sie das Gleichgewicht, indem Sie dabei die Bauchmuskeln anspannen. Wiederholen Sie nicht einfach die Bewegung, sondern spüren Sie die Körperspannung.

NACH UNTEN PENDELN

40 Sek. oder 15 Wdh.

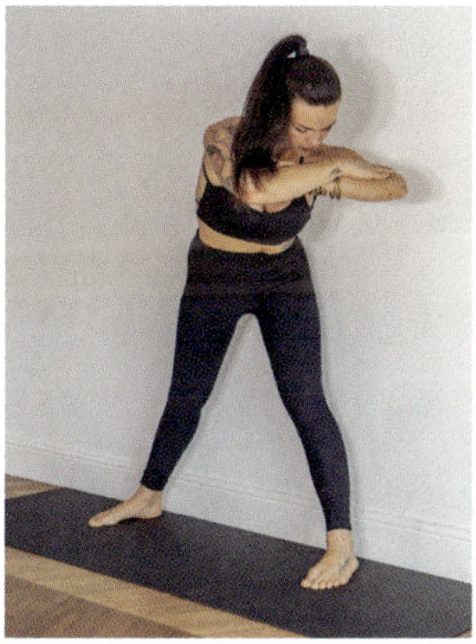

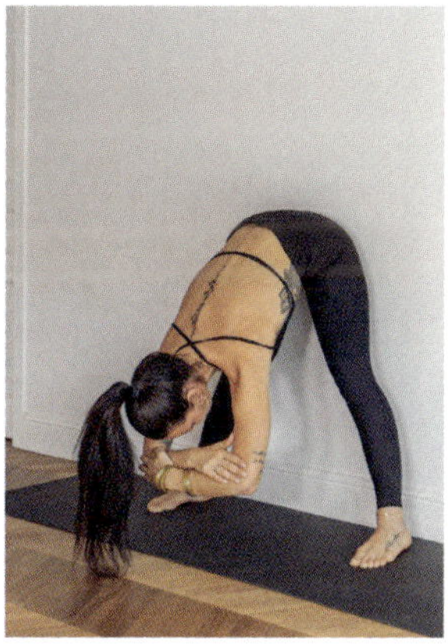

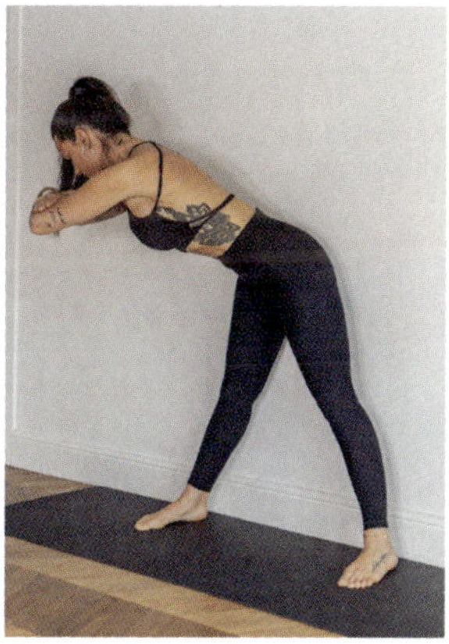

1. Stellen Sie sich aufrecht mit gespreizten Beinen an die Wand und stützen Sie sich mit dem Gesäß ab.

2. Kippen Sie mit verschränkten Armen, geradem Rücken und angespannten Bauchmuskeln mit dem Oberkörper über die Beine.

3. Halten Sie jeweils über den Füßen kurz an. Wiederholen Sie die Bewegung.

KNIE IM STAND HOCHZIEHEN

40 Sek. oder 15 Wdh.

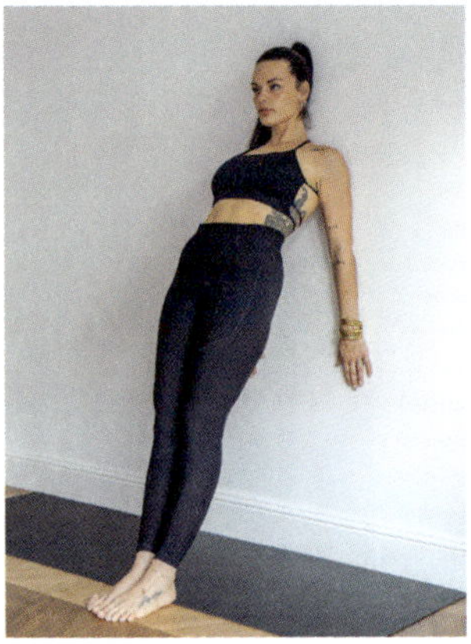

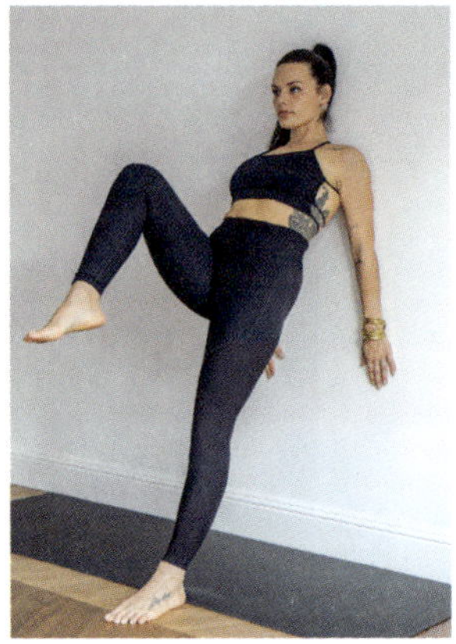

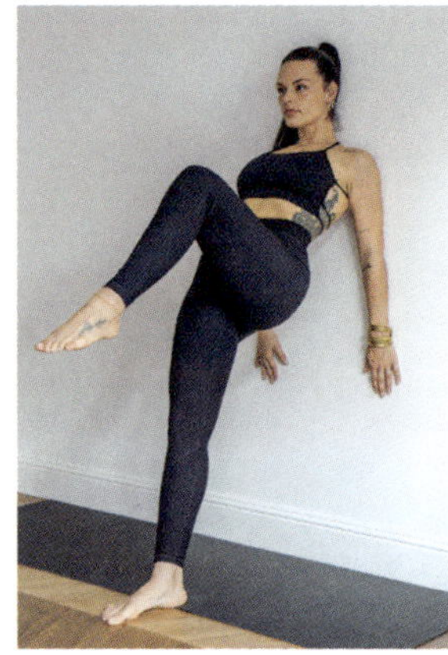

1. Lehnen Sie sich mit dem oberen Rücken an die Wand, die Beine sind vorgestreckt, sodass sie schräg, aber sicher stehen.

2. Die Arme und Hände liegen an der Wand. Spannen Sie die Muskeln an und heben Sie das rechte Knie.

3. Stellen Sie das Bein wieder ab und heben Sie das linke Knie. Wiederholen Sie das im Wechsel.

SCHULTER ANTIPPEN

40 Sek. oder 25 bis 30 Wdh.

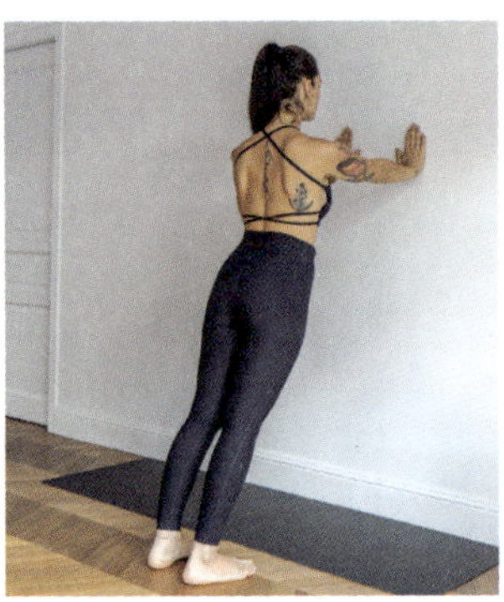

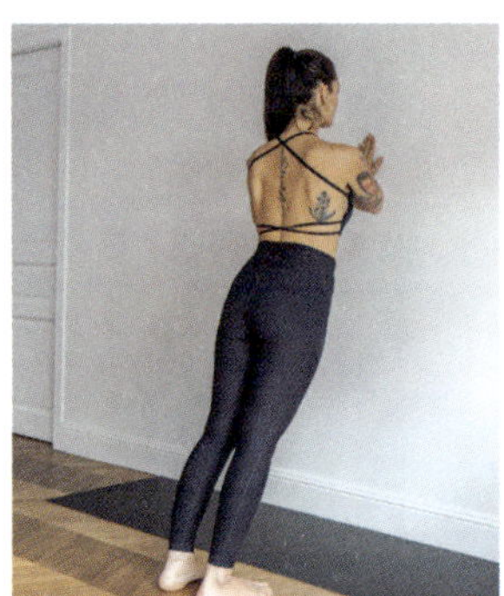

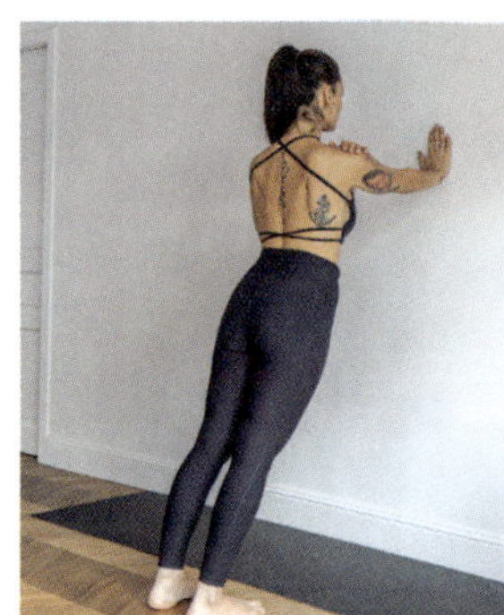

1. Stellen Sie sich aufrecht mit dem Gesicht zur Wand und gehen Sie einen Schritt zurück (um die Breite einer Sportmatte), sodass das Gewicht vorn liegt.

2. Legen Sie die Hände auf Höhe des Kinns an die Wand, stellen Sie die Füße nebeneinander und achten Sie auf das neutrale Becken (gerade Linie). Atmen Sie tief.

3. Halten Sie die Spannung und tippen Sie mit der rechten Hand auf die linke Schulter. Nehmen Sie die Hand wieder zurück und führen Sie diese Bewegung im Wechsel aus.

WANDSITZ + MUSCHEL

40 Sek. oder 20 Wdh.

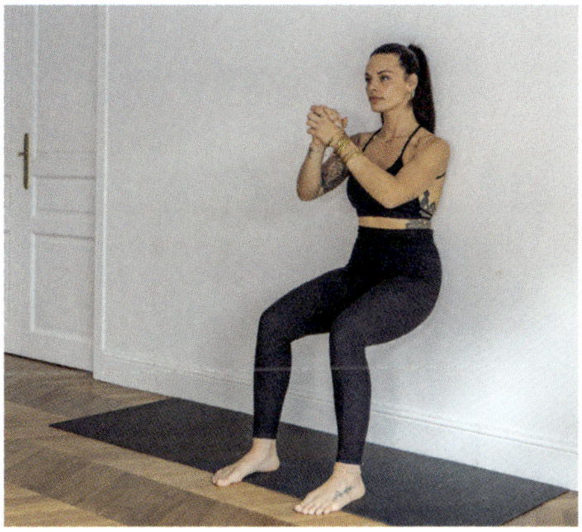

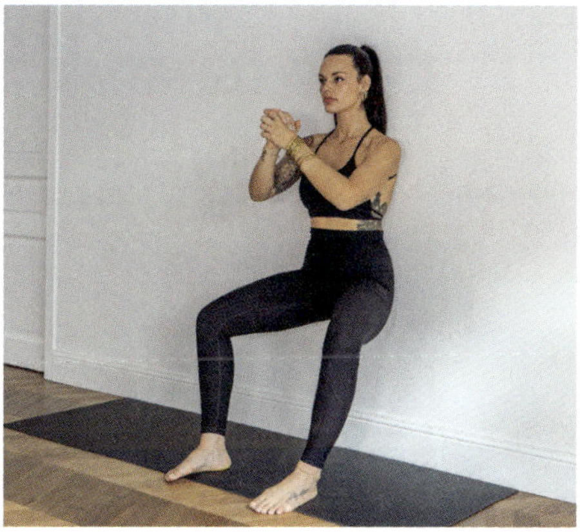

1. Drücken Sie Kopf, Lendenwirbel und Schultern an die Wand und blicken Sie geradeaus.

2. Gleiten Sie mit dem Körper nach unten, bis die Knie im 90°-Winkel über den Knöcheln gebeugt sind. Die Beine stehen dabei beckenbreit.

3. Spannen Sie mit der Ausatmung die Bauchmuskeln an und halten Sie diese Position.

4. Bringen Sie mit gebeugten Armen die Hände vor dem Körper zusammen oder lassen Sie sie neben dem Körper hängen.

5. Öffnen Sie die Knie nach außen (Muschel), kommen Sie dann wieder in die Ausgangsposition zurück.

6. Wiederholen Sie die Bewegung.

KLEINER UNTERARMSTÜTZ

40 Sek. oder 12 Wdh.

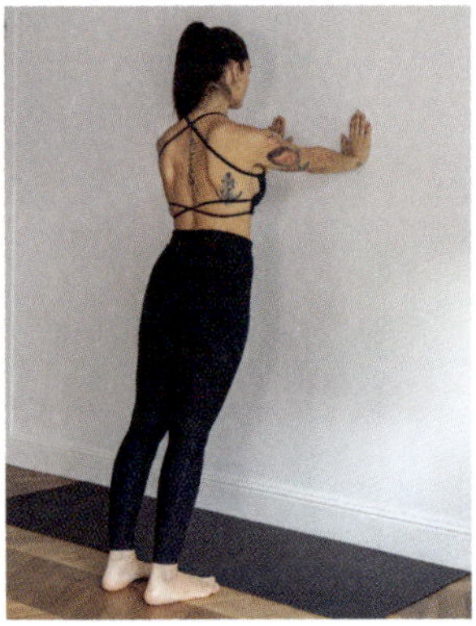

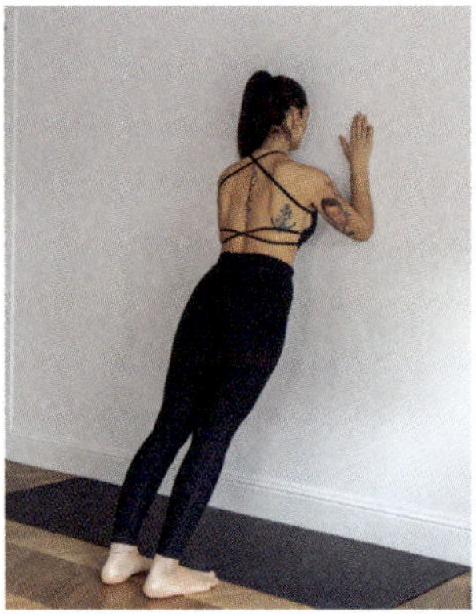

1. Stellen Sie sich mit dem Gesicht zur Wand, die Füße stehen parallel zueinander.

2. Legen Sie die Hände auf Schulterhöhe an die Wand, die Arme sind gestreckt. Treten Sie etwas zurück, damit das Körpergewicht vorn liegt.

3. Beugen Sie beim Einatmen die Ellbogen nach unten, sodass sich das Gesicht der Wand nähert. Bleiben Sie dabei in einer Linie und legen Sie die Unterarme an die Wand.

4. Drücken Sie sich mit der Ausatmung von der Wand ab und kommen Sie in die Ausgangsposition, die Arme sind wieder gestreckt.

5. Wiederholen Sie die Bewegung.

GROSSER UNTERARMSTÜTZ

40 Sek. oder 12 Wdh.

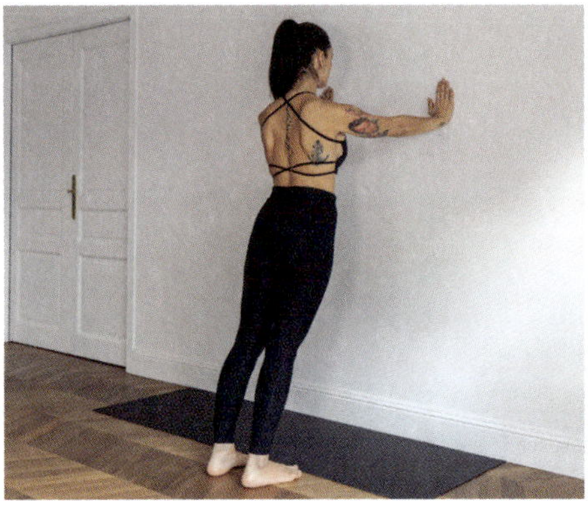

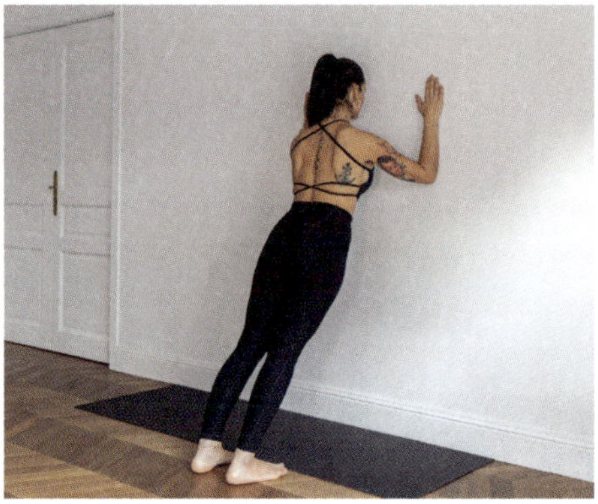

1. Stellen Sie sich mit dem Gesicht zur Wand, die Füße stehen parallel zueinander.

2. Legen Sie die Hände weiter als schulterbreit an die Wand, die Arme sind gestreckt. Treten Sie etwas zurück, damit das Körpergewicht vorn liegt.

3. Beugen Sie beim Einatmen die Ellbogen nach unten, sodass sich das Gesicht der Wand nähert. Bleiben Sie dabei in einer Linie und legen Sie die Unterarme an die Wand.

4. Drücken Sie sich mit der Ausatmung von der Wand ab und kommen Sie in die Ausgangsposition, die Arme sind wieder gestreckt.

5. Wiederholen Sie die Bewegung.

BEINSCHLAG NACH HINTEN + KNIE ANHEBEN / RECHTS

40 Sek. oder 15 Wdh.

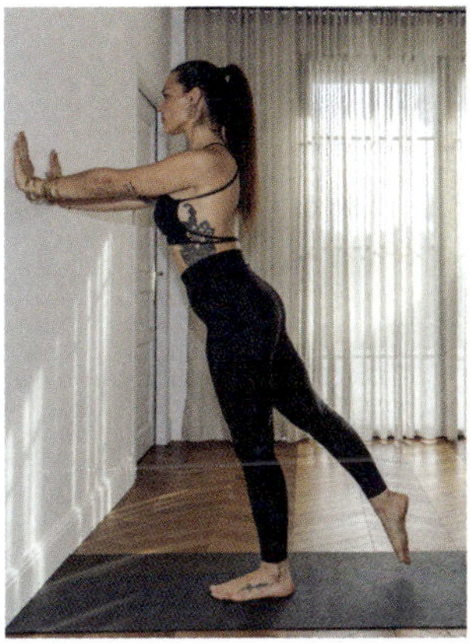

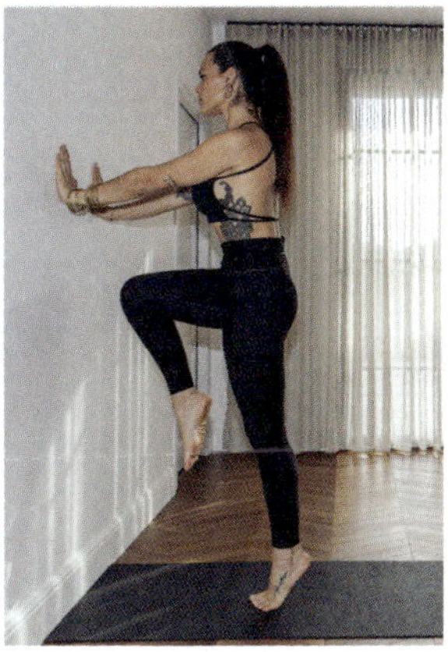

1. Stellen Sie sich mit dem Gesicht zur Wand, die Füße stehen parallel zueinander.

2. Legen Sie die Hände auf Schulterhöhe an die Wand, die Arme sind gestreckt.

3. Machen Sie mit der Einatmung mit dem rechten Bein einen lockeren Beinschlag nach hinten, ohne dabei ins Hohlkreuz zu fallen oder die Hüfte zu verschieben.

4. Atmen Sie aus, führen Sie das rechte Knie nach vorn und stellen Sie sich mit dem anderen Bein auf die Zehenspitzen.

5. Wiederholen Sie das, denken Sie an die Ausatmung, wenn Sie das Bein nach vorn führen.

BEINSCHLAG NACH HINTEN + KNIE ANHEBEN / LINKS

40 Sek. oder 15 Wdh.

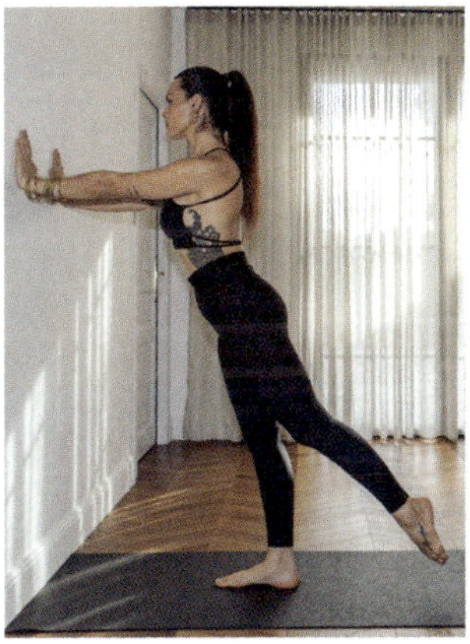

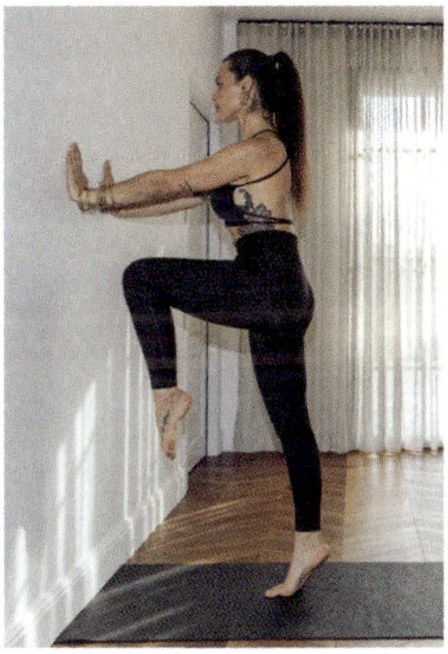

1. Stellen Sie sich mit dem Gesicht zur Wand, die Füße stehen parallel zueinander.

2. Legen Sie die Hände auf Schulterhöhe an die Wand, die Arme sind gestreckt.

3. Machen Sie mit der Einatmung mit dem linken Bein einen lockeren Beinschlag nach hinten, ohne dabei ins Hohlkreuz zu fallen oder die Hüfte zu verschieben.

4. Atmen Sie aus, führen Sie das linke Knie nach vorn und stellen Sie sich mit dem anderen Bein auf die Zehenspitzen.

5. Wiederholen Sie das, denken Sie an die Ausatmung, wenn Sie das Bein nach vorn führen.

15. ÜBUNGSEINHEIT

SEITBEUGE / LINKS

40 Sek. oder 15 Wdh.

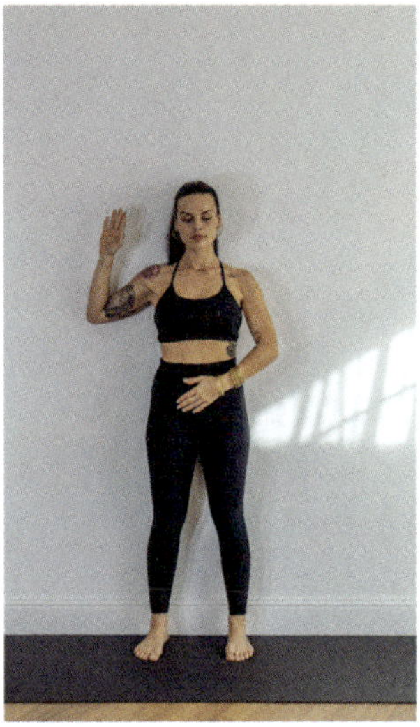

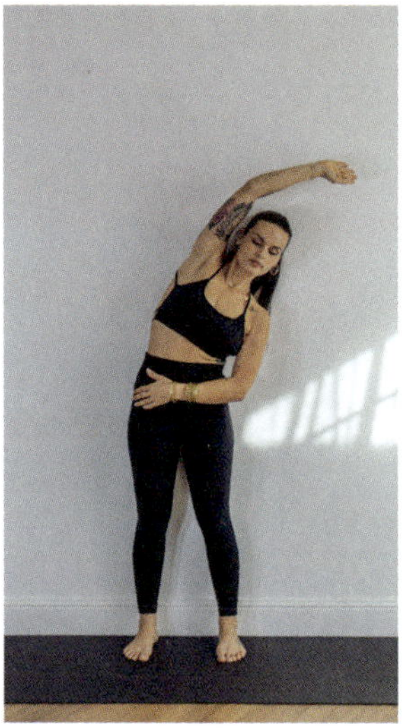

1. Stellen Sie sich aufrecht mit dem Rücken an die Wand, der Unterkörper ist stabil.

2. Beugen Sie sich nach links, spannen Sie dabei die Bauchmuskeln an (ziehen Sie beim Ausatmen den Bauchnabel ein).

3. Kommen Sie mit der Einatmung zur Mitte zurück und wiederholen Sie das mit derselben Seite.

4. Beugen Sie sich nicht zu weit, die Übung sollte den Rücken nicht zu sehr beanspruchen.

SEITBEUGE / RECHTS

40 Sek. oder 15 Wdh.

1. Stellen Sie sich aufrecht mit dem Rücken an die Wand, der Unterkörper ist stabil.

2. Beugen Sie sich nach rechts, spannen Sie dabei die Bauchmuskeln an (ziehen Sie beim Ausatmen den Bauchnabel ein).

3. Kommen Sie mit der Einatmung zur Mitte zurück und wiederholen Sie das mit derselben Seite.

4. Beugen Sie sich nicht zu weit, die Übung sollte den Rücken nicht zu sehr beanspruchen.

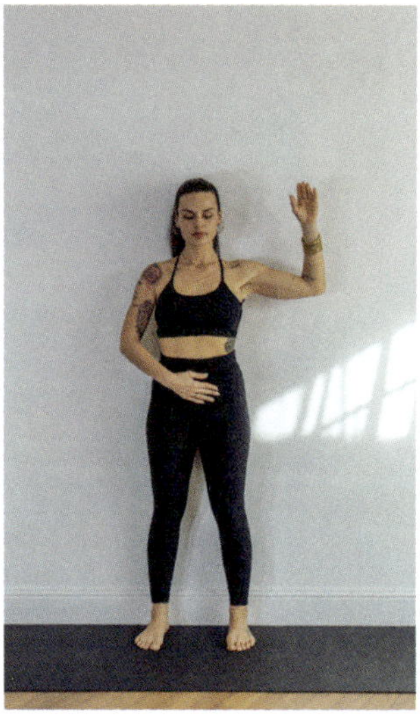

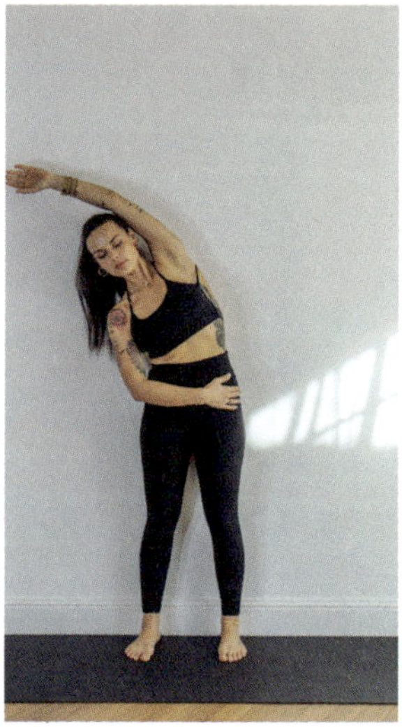

LIEGESTÜTZE AN DER WAND

40 Sek. oder 10 bis 12 Wdh.

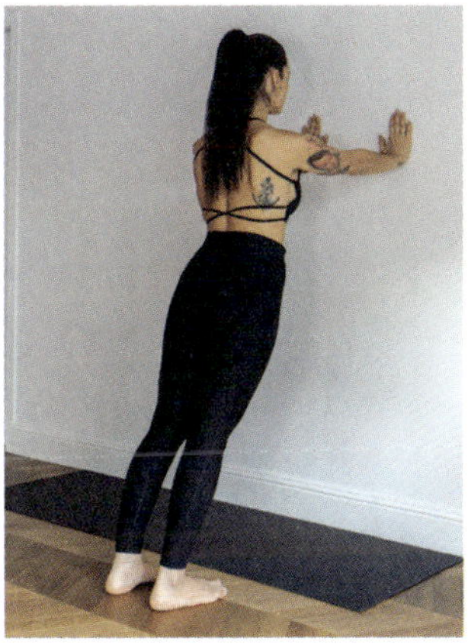

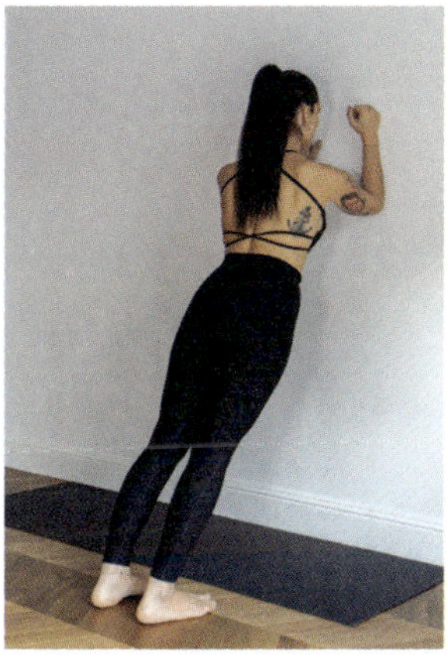

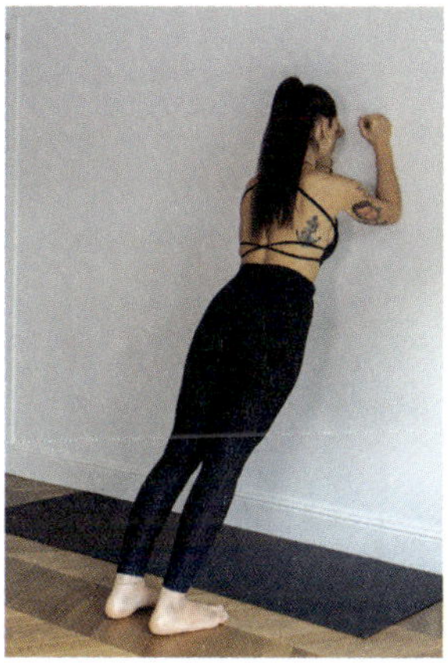

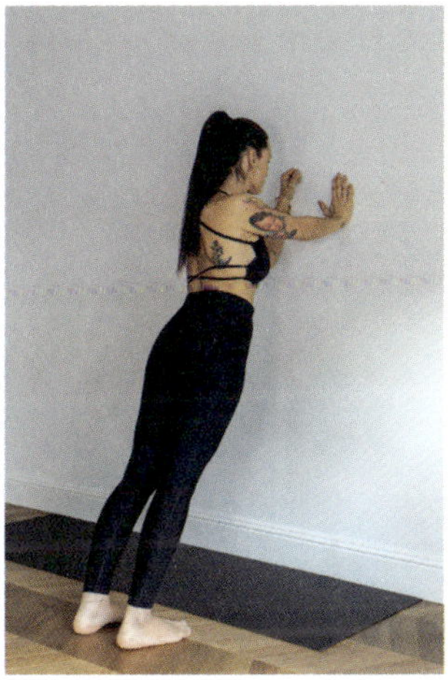

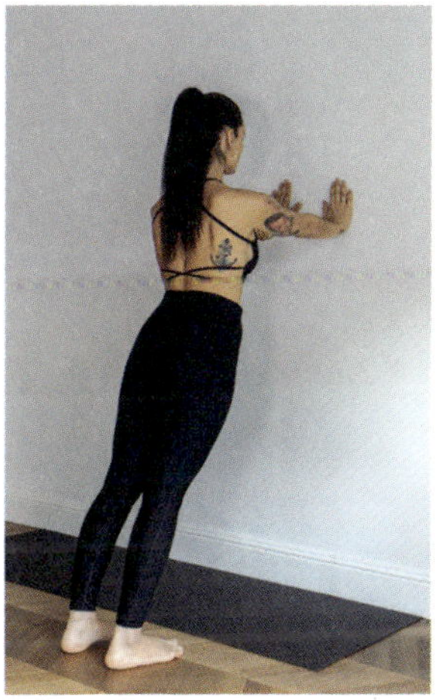

1. Stellen Sie sich aufrecht mit dem Gesicht zur Wand, die Füße stehen parallel nebeneinander.

2. Legen Sie die Hände mit gestreckten Armen schulterbreit an die Wand und gehen Sie etwas zurück, sodass das Gewicht vorn liegt.

3. Beugen Sie den rechten Ellbogen, dann den linken.

4. Strecken Sie dann den rechten Arm, danach den linken.

5. Wiederholen Sie die Bewegung.

VON DER WAND ABDRÜCKEN

40 Sek. oder 15 Wdh.

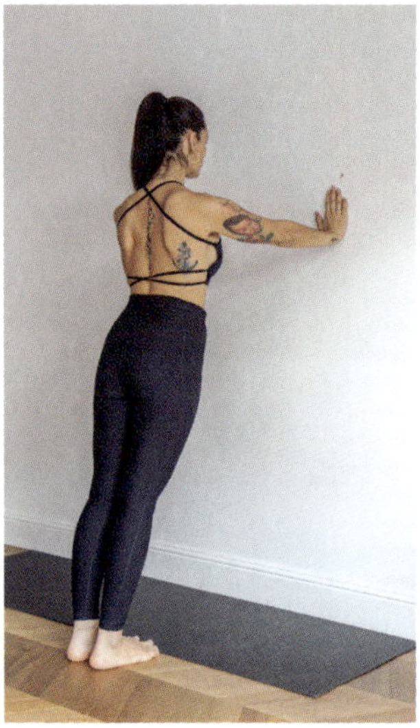

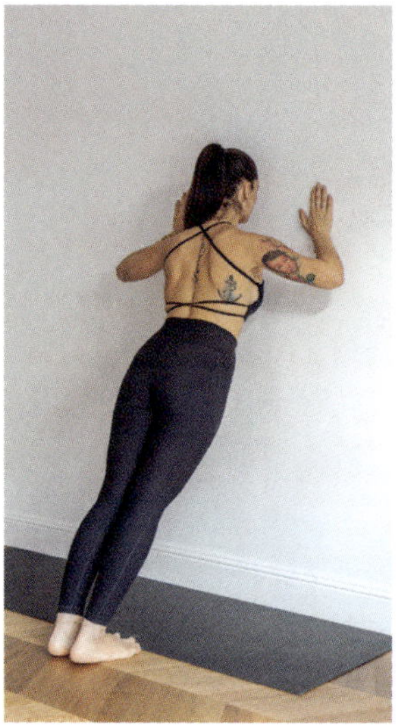

1. Stellen Sie sich aufrecht mit dem Gesicht zur Wand, die Füße stehen parallel nebeneinander.

2. Legen Sie die Hände etwas weiter als schulterbreit an die Wand, die Arme sind gestreckt.

3. Atmen Sie ein und beugen Sie die Ellbogen nach außen, sodass sich das Gesicht der Wand nähert, der Körper bleibt dabei in einer Linie (Kopf/Gesäß/Fersen).

4. Drücken Sie sich mit der Ausatmung nach hinten, ohne dabei ins Hohlkreuz zu fallen.

5. Wiederholen Sie die Bewegung.

BRÜCKE + ARME IN DER MITTE

40 Sek. oder 15 Wdh.

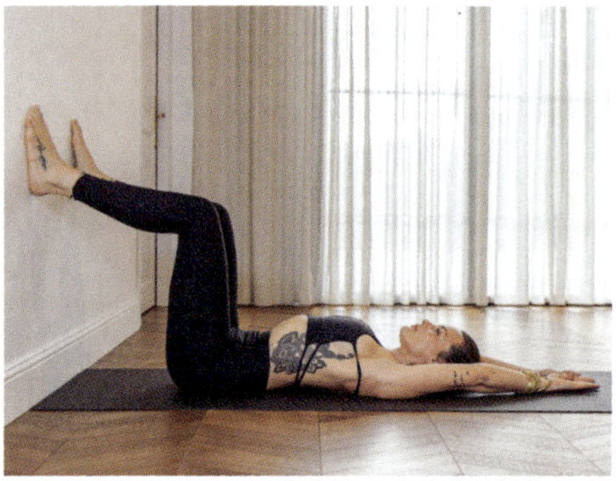

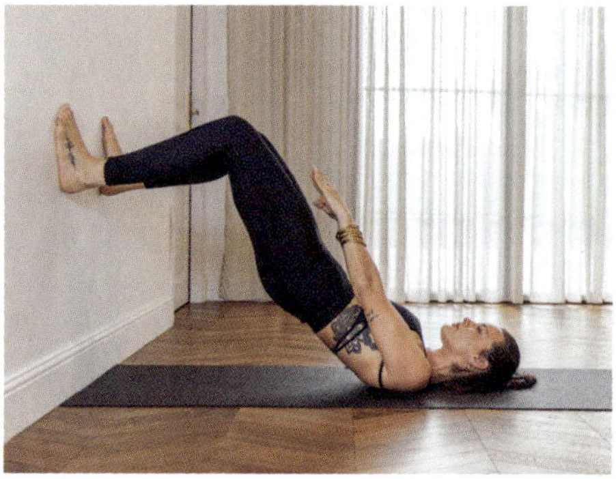

1. Legen Sie sich auf den Boden, mit den Füßen an der Wand. Beugen Sie die Knie im 90°-Winkel, dabei liegen die Füße etwas über den Knien. Achten Sie auf das neutrale Becken.

2. Nehmen Sie die Arme über den Kopf, atmen Sie ein und spannen Sie den Beckenboden an.

3. Atmen Sie aus und heben Sie die Hüfte kontrolliert an, führen Sie dabei die Arme zwischen die Beine.

4. Gehen Sie langsam in die Ausgangsposition zurück und wiederholen Sie die Bewegung.

BEIN UM 45° NACH RECHTS ABWINKELN

40 Sek. oder 15 Wdh.

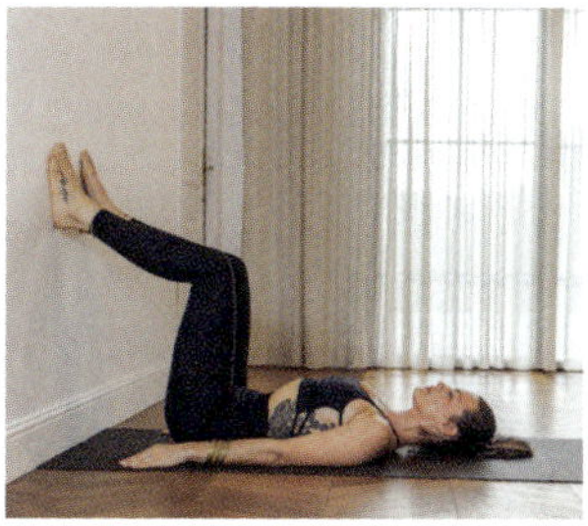

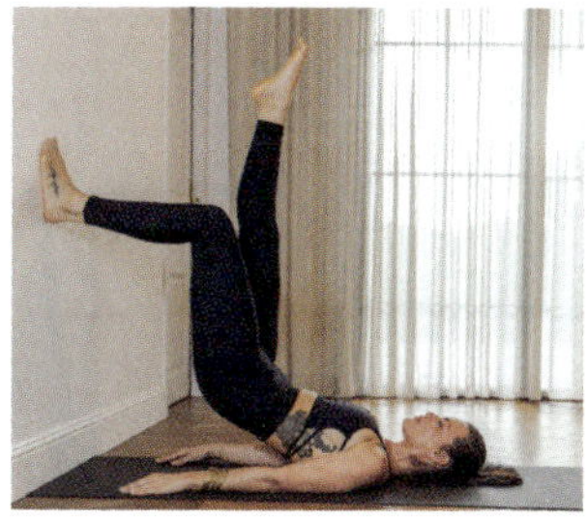

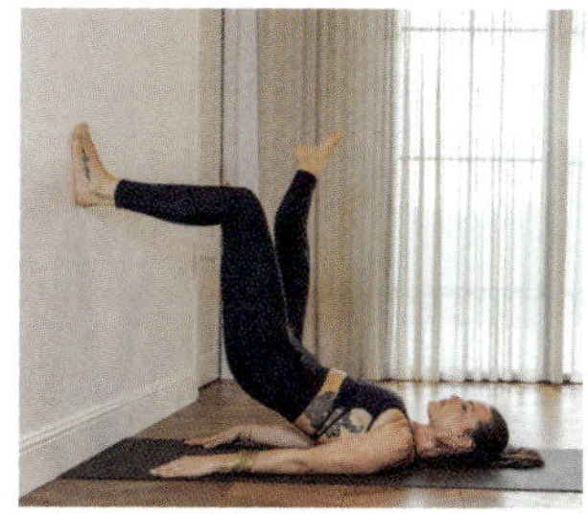

1. Legen Sie sich auf den Rücken, mit neutralem Becken, den Füßen an der Wand und den Knien im 90°-Winkel gebeugt.

2. Heben Sie mit der Ausatmung die Hüfte an, halten Sie die Position und strecken Sie das rechte Bein mit gestrecktem Fuß zur Decke.

3. Halten Sie diese Position und öffnen Sie das rechte Bein im 45°-Winkel, ohne dass der Körper zur Seite kippt.

4. Führen Sie das Bein wieder zur Mitte und wiederholen Sie die Bewegung.

BEIN UM 45° NACH LINKS ABWINKELN

40 Sek. oder 15 Wdh.

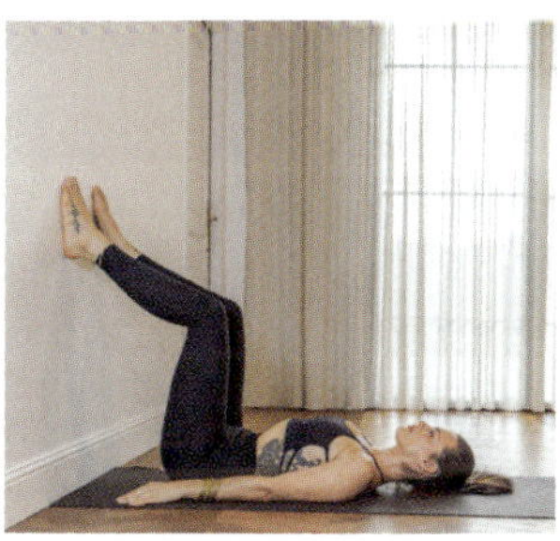

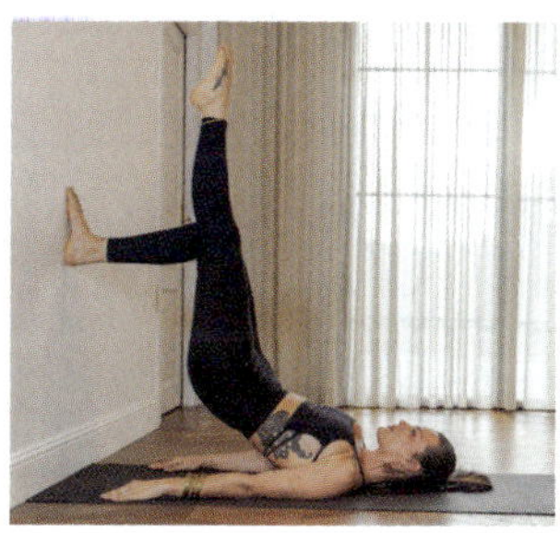

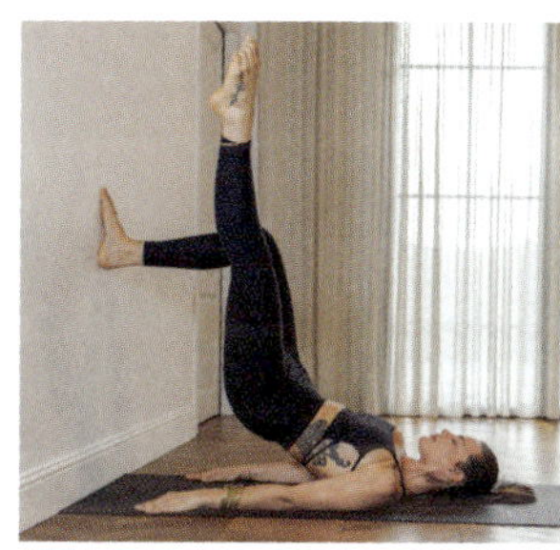

1. Legen Sie sich auf den Rücken, mit neutralem Becken, den Füßen an der Wand und den Knien im 90°-Winkel gebeugt.

2. Heben Sie mit der Ausatmung die Hüfte an, halten Sie die Position und strecken Sie das linke Bein mit gestrecktem Fuß zur Decke.

3. Halten Sie diese Position und öffnen Sie das linke Bein im 45°-Winkel, ohne dass der Körper zur Seite kippt.

4. Führen Sie das Bein wieder zur Mitte und wiederholen Sie die Bewegung.

BEINKREISEN RECHTS

40 Sek. oder 15 Wdh.

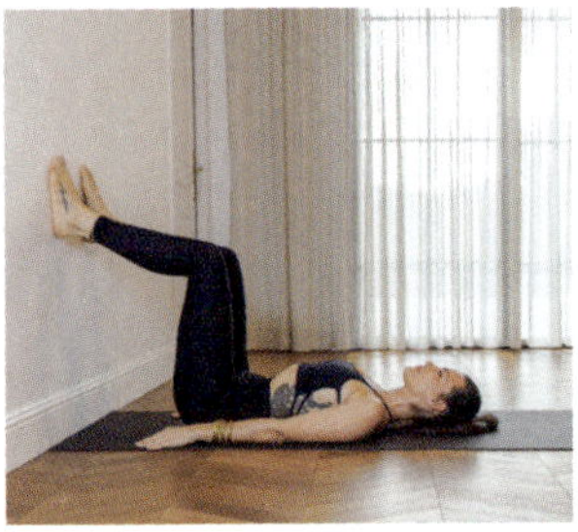

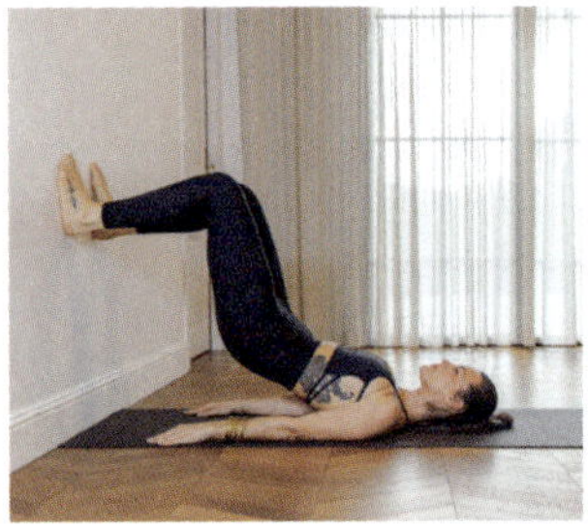

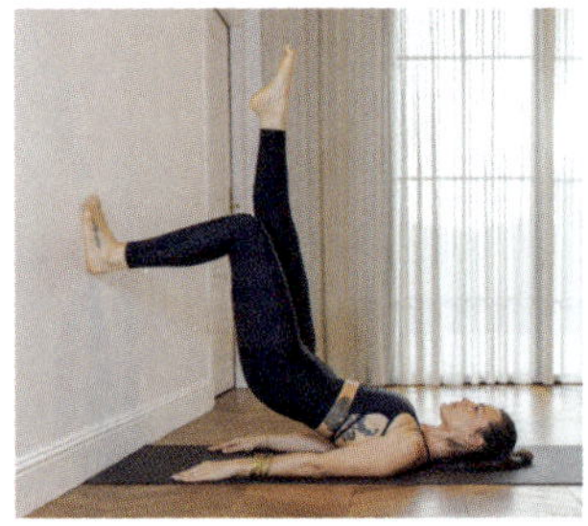

1. Legen Sie sich auf den Rücken, mit neutralem Becken, den Füßen an der Wand und den Knien im 90°-Winkel gebeugt.

2. Heben Sie beim Ausatmen die Hüfte an, halten Sie die Position und strecken Sie das rechte Bein mit gestrecktem Fuß zur Decke.

3. Halten Sie diese Position und kreisen Sie mit dem rechten Bein in kleinen Bewegungen nach außen. Stellen Sie sich vor, mit den Zehenspitzen einen Bleistift zu halten.

4. Legen Sie am Ende die Wirbelsäule langsam Wirbel für Wirbel ab.

BEINKREISEN LINKS

40 Sek. oder 15 Wdh.

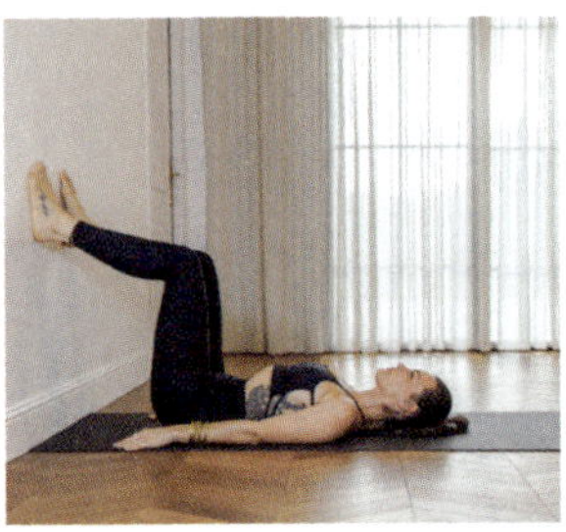

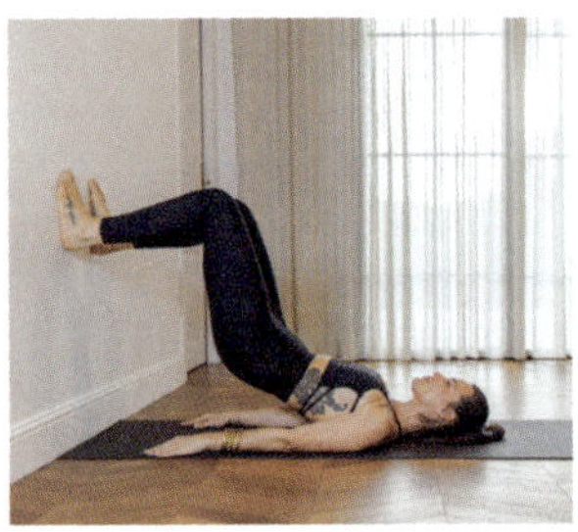

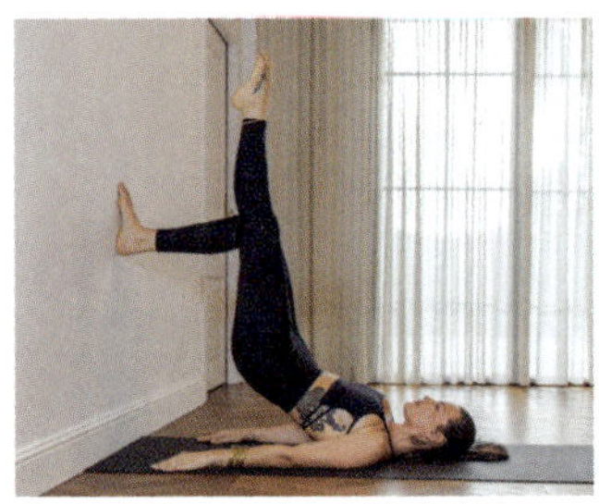

1. Legen Sie sich auf den Rücken, mit neutralem Becken, den Füßen an der Wand und den Knien im 90°-Winkel gebeugt.

2. Heben Sie beim Ausatmen die Hüfte an, halten Sie die Position und strecken Sie das linke Bein mit gestrecktem Fuß zur Decke.

3. Halten Sie diese Position und kreisen Sie mit dem linken Bein in kleinen Bewegungen nach außen. Stellen Sie sich vor, mit den Zehenspitzen einen Bleistift zu halten.

4. Legen Sie am Ende die Wirbelsäule langsam Wirbel für Wirbel ab.

16. ÜBUNGSEINHEIT

WAND-SQUAT

40 Sek. oder 15 Wdh.

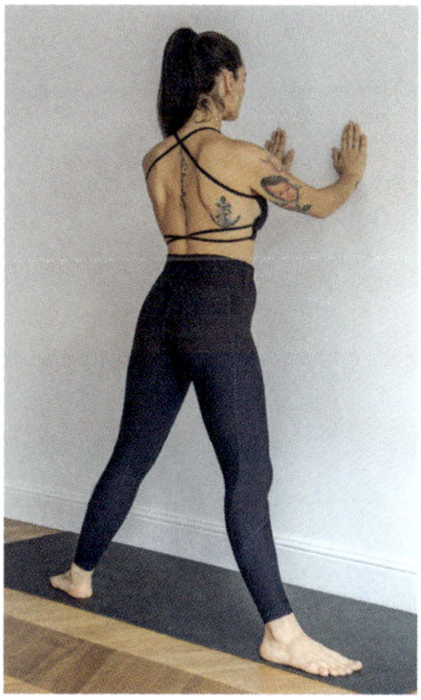

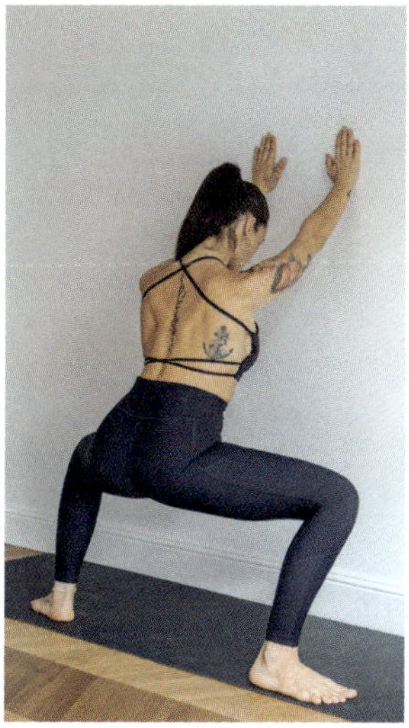

1. Stellen Sie sich aufrecht mit dem Gesicht zur Wand, die Arme sind gebeugt, die Hände liegen auf Schulterhöhe an der Wand.

2. Spreizen Sie die Beine breit (die Füße zeigen nach außen).

3. Führen Sie mit der Einatmung langsam einen Squat aus, bis die Knie im 90°-Winkel sind. Dabei strecken sich die Arme, der Rücken bleibt gerade.

4. Kommen Sie mit der Ausatmung wieder in die aufrechte Position und wiederholen Sie die Bewegung.

FERSEN ANHEBEN IN SQUAT-POSITION

40 Sek. oder 20 Wdh.

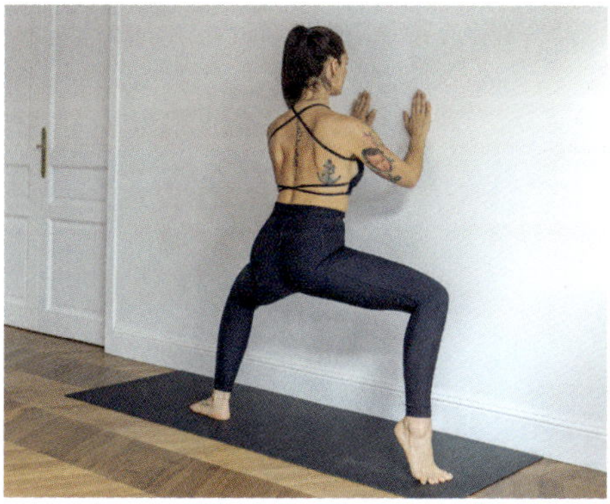

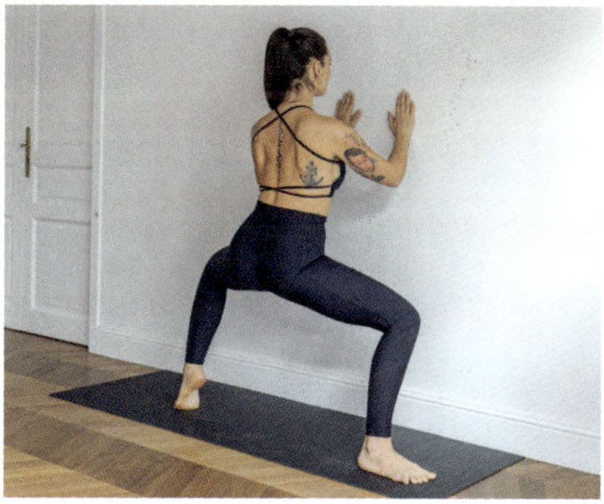

1. Stehen Sie aufrecht, mit dem Gesicht zur Wand, spreizen Sie die Beine, die Füße zeigen dabei nach außen.

2. Beugen Sie die Beine bis zu einem 90°-Winkel, das Becken darf nicht nach hinten kippen.

3. Die Arme sind gebeugt, die Hände liegen auf Höhe des Gesichts an der Wand.

4. Der Rücken bleibt gerade. Heben Sie die rechte Ferse an und stellen Sie sie wieder ab. Wiederholen Sie das mit der linken Ferse und dann mit beiden im Wechsel.

BEINSCHLAG NACH HINTEN + KNIE ANHEBEN / RECHTS

40 Sek. oder 15 Wdh.

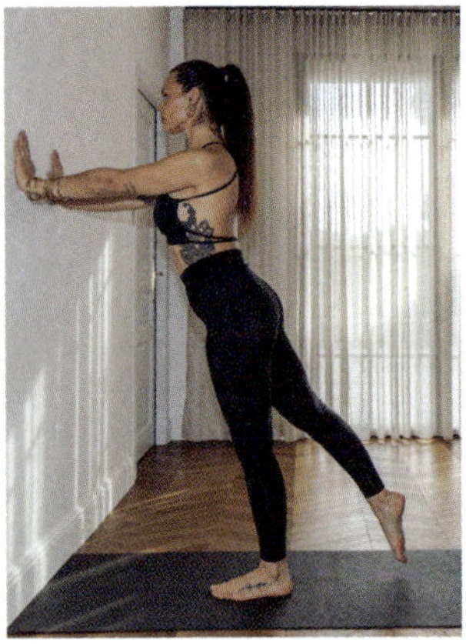

1. Stellen Sie sich mit dem Gesicht zur Wand, die Füße stehen parallel zueinander.

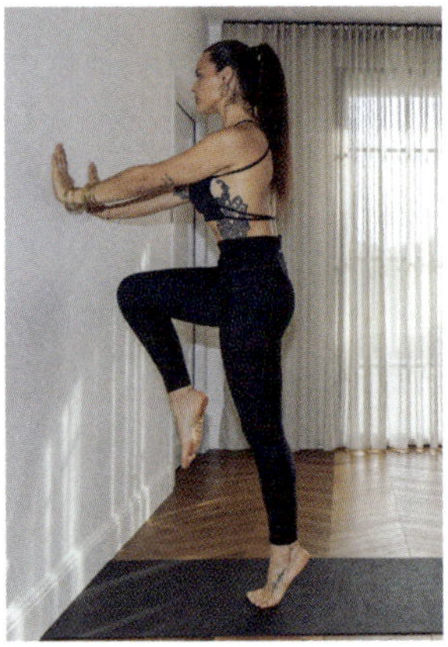

2. Legen Sie die Hände auf Schulterhöhe an die Wand, die Arme sind gestreckt.

3. Machen Sie mit der Einatmung mit dem rechten Bein einen lockeren Beinschlag nach hinten, ohne dabei ins Hohlkreuz zu fallen oder die Hüfte zu verschieben.

4. Atmen Sie aus, führen Sie das rechte Knie nach vorn und stellen Sie sich mit dem anderen Bein auf die Zehenspitzen.

5. Wiederholen Sie das, denken Sie an die Ausatmung, wenn Sie das Bein nach vorn führen.

BEINSCHLAG NACH HINTEN + KNIE ANHEBEN / LINKS

40 Sek. oder 15 Wdh.

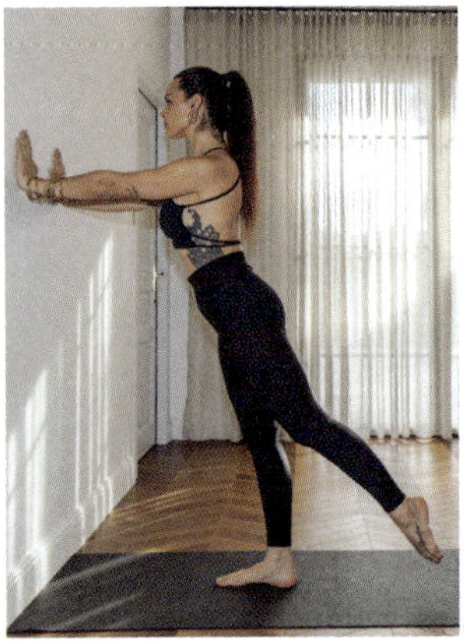

1. Stellen Sie sich mit dem Gesicht zur Wand, die Füße stehen parallel zueinander.

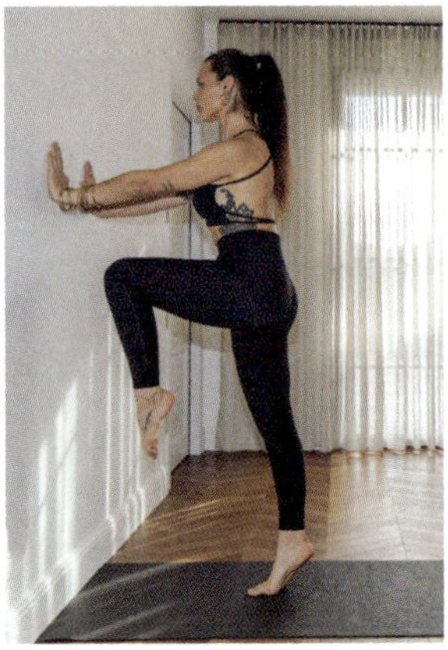

2. Legen Sie die Hände auf Schulterhöhe an die Wand, die Arme sind gestreckt.

3. Machen Sie mit der Einatmung mit dem linken Bein einen lockeren Beinschlag nach hinten, ohne dabei ins Hohlkreuz zu fallen oder die Hüfte zu verschieben.

4. Atmen Sie aus, führen Sie das linke Knie nach vorn und stellen Sie sich mit dem anderen Bein auf die Zehenspitzen.

5. Wiederholen Sie das, denken Sie an die Ausatmung, wenn Sie das Bein nach vorn führen.

BAUCHMUSKELN IM SITZEN

40 Sek. oder 20 Wdh.

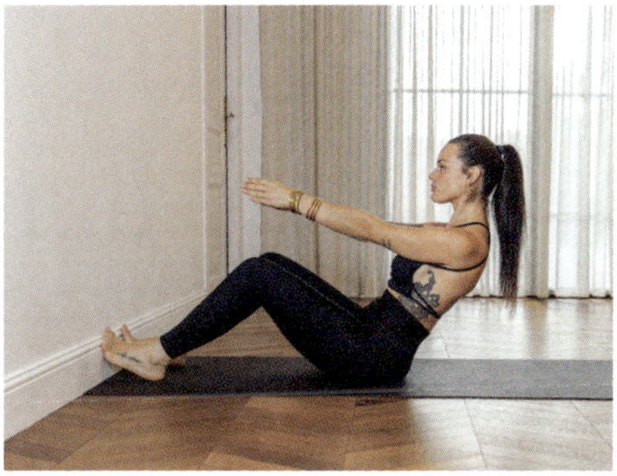

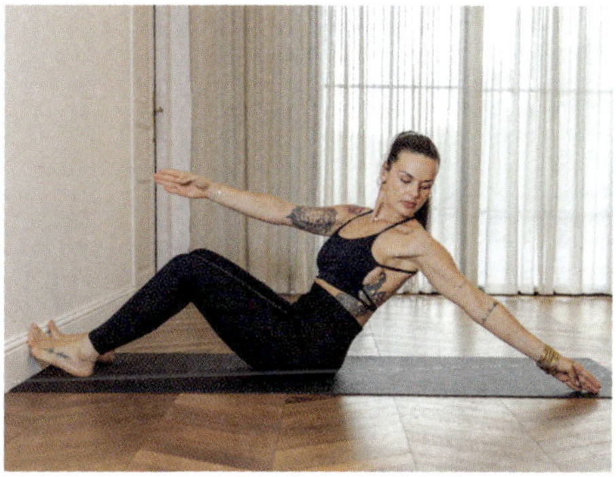

1. Setzen Sie sich mit dem Gesicht Richtung Wand, die Beine sind leicht angezogen und die Fußspitzen an der Wand.

2. Strecken Sie die Arme nach vorn und spannen Sie den Oberkörper an, indem Sie ihn nach hinten schieben.

3. Halten Sie diese Position und öffnen Sie den linken Arm nach hinten. Bringen Sie ihn dann nach vorn und wiederholen Sie das mit der anderen Seite.

Tipp: Wenn Sie Ihren Arm nach hinten öffnen, denken Sie an die vordere Hand, dann verstärkt sich die Bauchspannung. Machen Sie den Test, indem Sie an Ihre hintere Hand denken, Sie werden den Unterschied spüren.

BAUCHMUSKELN IM SITZEN 2

40 Sek. oder 20 Wdh.

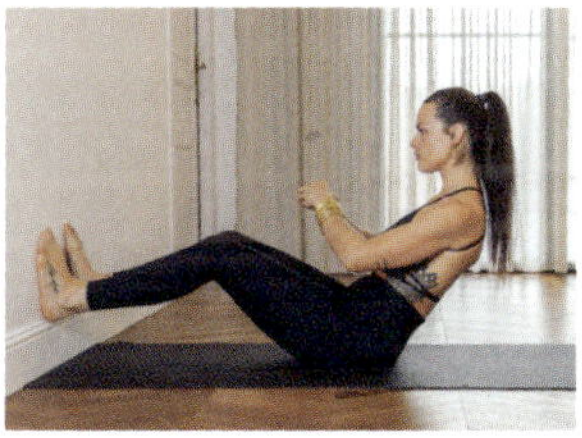

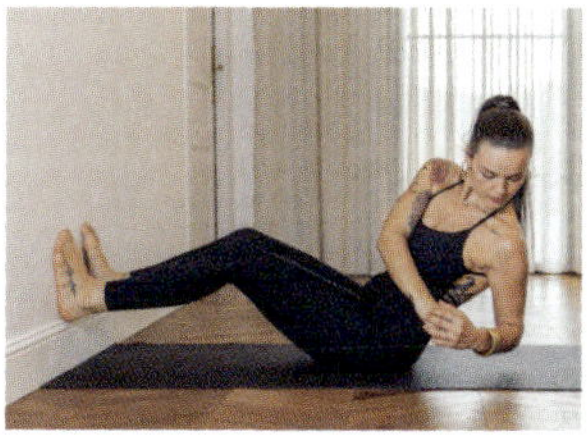

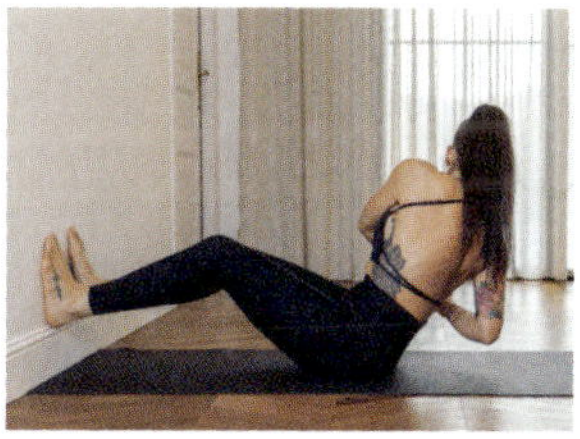

1. Setzen Sie sich mit dem Gesicht zur Wand, die Beine sind leicht angewinkelt und die Füße stehen über der Fußleiste.

2. Strecken Sie die Hände vor, mit gebeugten Armen, und spannen Sie den Oberkörper an, indem Sie ihn nach hinten schieben.

3. Führen Sie Viertelkreise um den Oberkörper aus, indem Sie die gefalteten Hände nach links und dann nach rechts nach hinten kippen.

4. Atmen Sie konzentriert.

BRÜCKE + ARME IN DER MITTE

40 Sek. oder 15 Wdh.

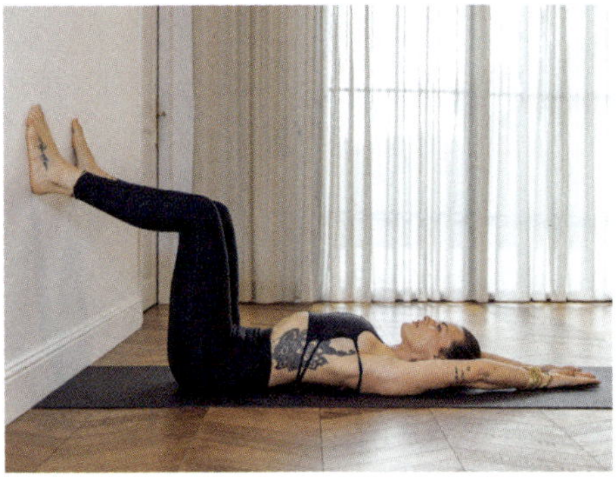

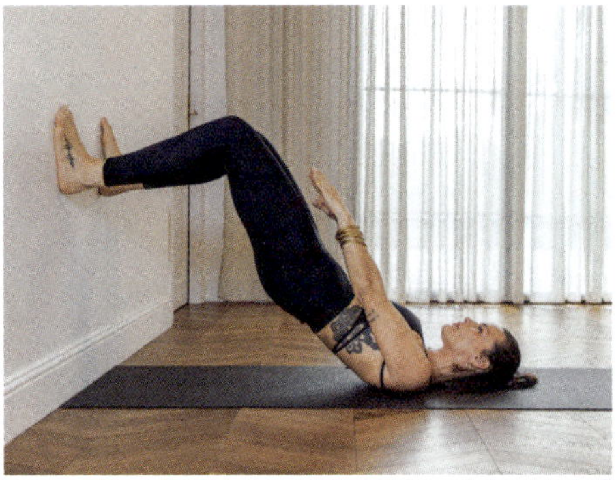

1. Legen Sie sich auf den Boden, mit den Füßen an der Wand. Beugen Sie die Knie im 90°-Winkel, dabei liegen die Füße etwas über den Knien. Achten Sie auf das neutrale Becken.

2. Nehmen Sie die Arme über den Kopf, atmen Sie ein und spannen Sie den Beckenboden an.

3. Atmen Sie aus und heben Sie die Hüfte kontrolliert an, führen Sie dabei die Arme zwischen die Beine.

4. Gehen Sie langsam in die Ausgangsposition zurück und wiederholen Sie die Bewegung.

BEIN UM 45° NACH RECHTS ABWINKELN

40 Sek. oder 15 Wdh.

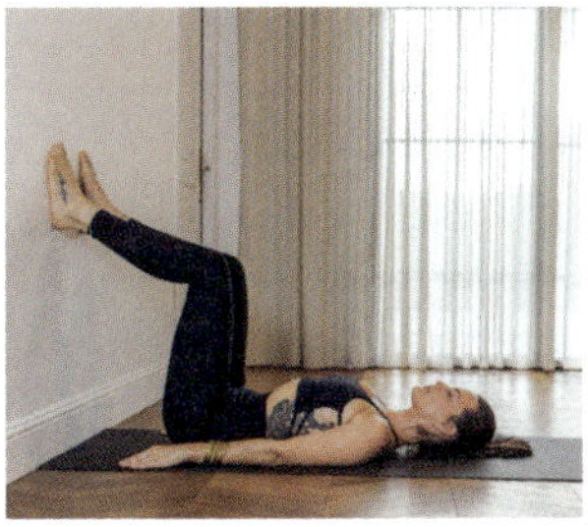
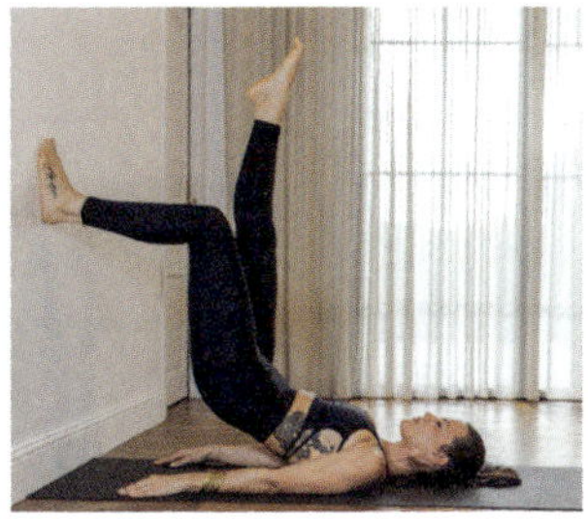
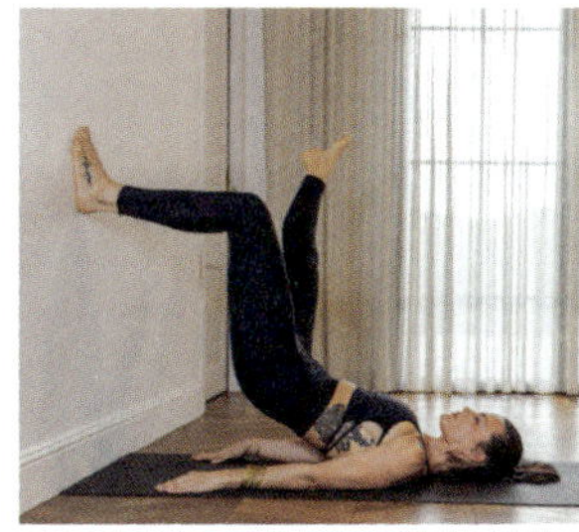

1. Legen Sie sich auf den Rücken, mit neutralem Becken, den Füßen an der Wand und den Knien im 90°-Winkel gebeugt.

2. Heben Sie mit der Ausatmung die Hüfte an, halten Sie die Position und strecken Sie das rechte Bein mit gestrecktem Fuß zur Decke.

3. Halten Sie diese Position und öffnen Sie das rechte Bein im 45°-Winkel, ohne dass der Körper zur Seite kippt.

4. Führen Sie das Bein wieder zur Mitte und wiederholen Sie die Bewegung.

BEIN UM 45° NACH LINKS ABWINKELN

40 Sek. oder 15 Wdh.

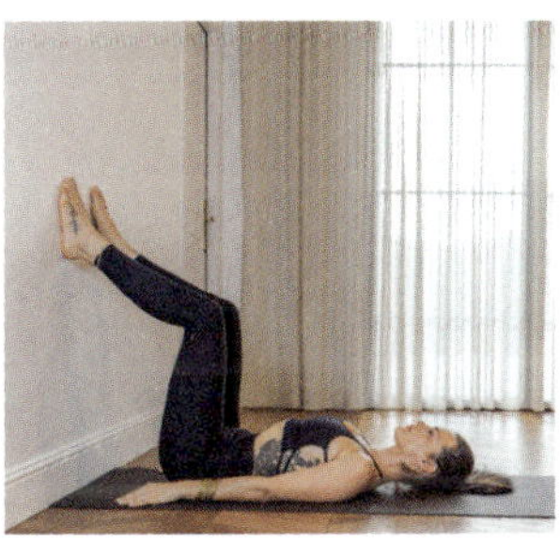
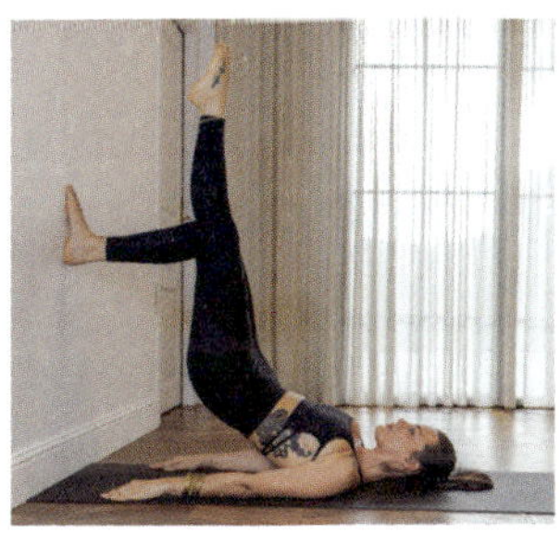
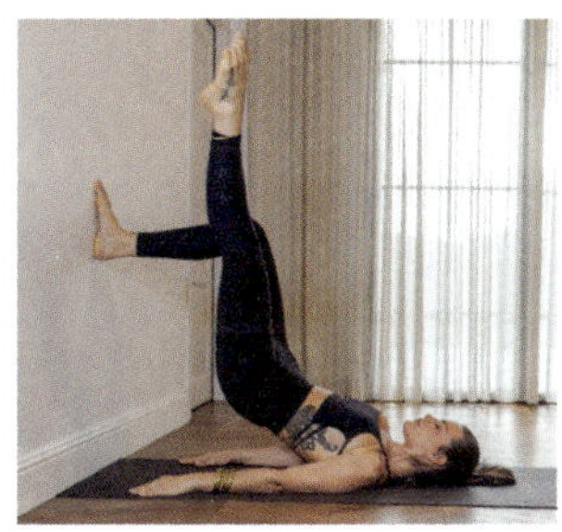

1. Legen Sie sich auf den Rücken, mit neutralem Becken, den Füßen an der Wand und den Knien im 90°-Winkel gebeugt.

2. Heben Sie mit der Ausatmung die Hüfte an, halten Sie die Position und strecken Sie das linke Bein mit gestrecktem Fuß zur Decke.

3. Halten Sie diese Position und öffnen Sie das linke Bein im 45°-Winkel, ohne dass der Körper zur Seite kippt.

4. Führen Sie das Bein wieder zur Mitte und wiederholen Sie die Bewegung.

17. ÜBUNGSEINHEIT

MARSCHIEREN

40 Sek. oder 20 Wdh.

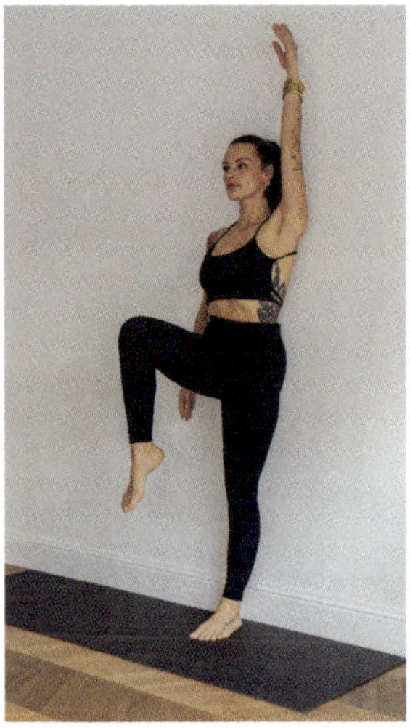

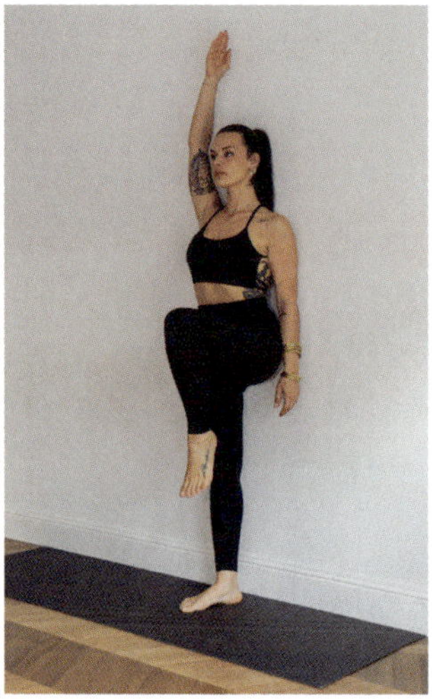

1. Stellen Sie sich mit dem Rücken an die Wand, die Füße stehen nebeneinander.

2. Heben Sie gleichzeitig das rechte Knie und den linken Arm an.

3. Wechseln Sie die Seiten und wiederholen Sie das, kontrollieren Sie das Gleichgewicht, indem Sie dabei die Bauchmuskeln anspannen. Wiederholen Sie nicht einfach die Bewegung, sondern spüren Sie die Körperspannung.

WANDSITZ + BEUGUNG NACH VORN

40 Sek. oder 15 Wdh.

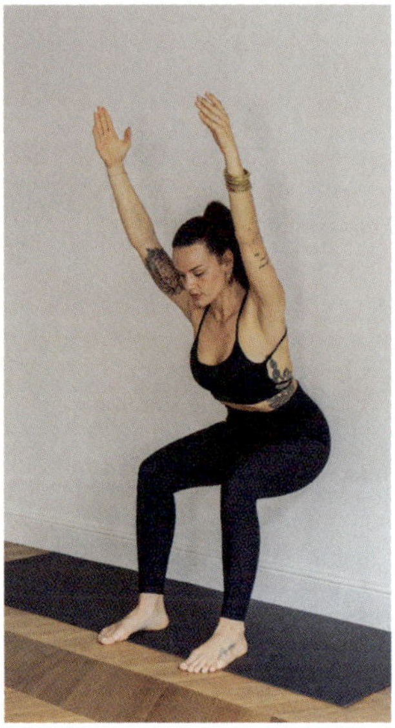

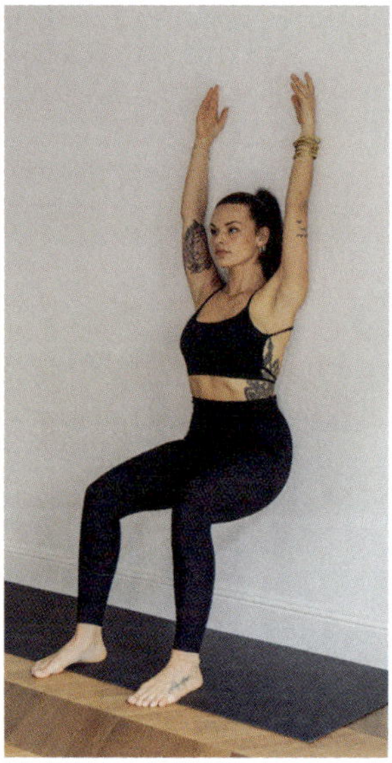

1. Drücken Sie Kopf, Lendenwirbel und Schultern an die Wand und blicken Sie geradeaus.

2. Gleiten Sie mit dem Körper nach unten, bis die Knie über den Knöcheln im 90°-Winkel gebeugt sind. Die Beine stehen dabei beckenbreit.

3. Strecken Sie die Arme nach oben, atmen Sie ein, beugen Sie den Oberkörper vor, aber lassen Sie das Gesäß an der Wand und den Rücken gerade.

4. Bringen Sie mit der Ausatmung den Rücken wieder zur Wand, wiederholen Sie die Bewegung.

SEITLICHE CRUNCHES IM STAND / RECHTS

40 Sek. oder 20 Wdh.

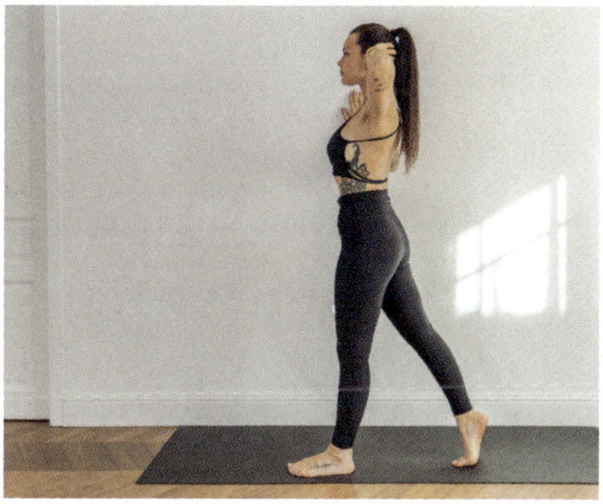

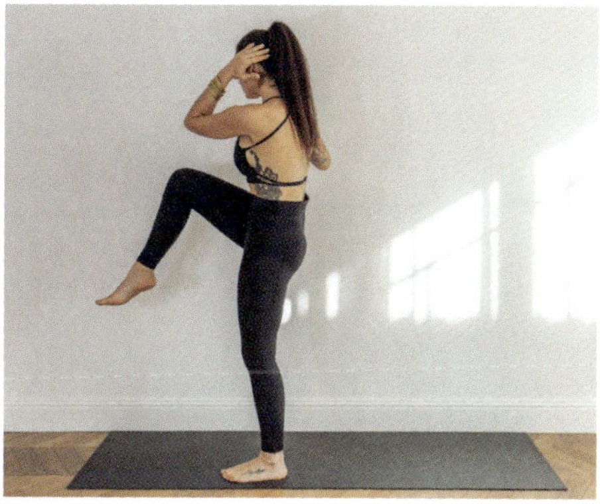

1. Stellen Sie sich seitlich an die Wand, legen Sie Ihre rechte Hand daran und die linke hinter den Kopf.

2. Machen Sie mit dem rechten Bein einen Schritt nach hinten und stellen Sie sich auf die Zehenspitzen. Atmen Sie ein.

3. Bringen Sie bei der Ausatmung das rechte Knie mit dem linken Ellbogen zusammen. Dabei sollten Sie die schrägen Bauchmuskeln spüren.

4. Kommen Sie bei der Einatmung in die Ausgangsposition zurück und wiederholen Sie die Bewegung.

SEITLICHE CRUNCHES IM STAND / LINKS

40 Sek. oder 20 Wdh.

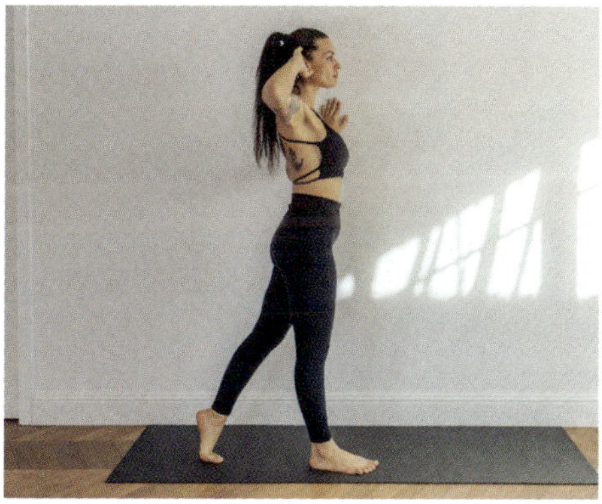

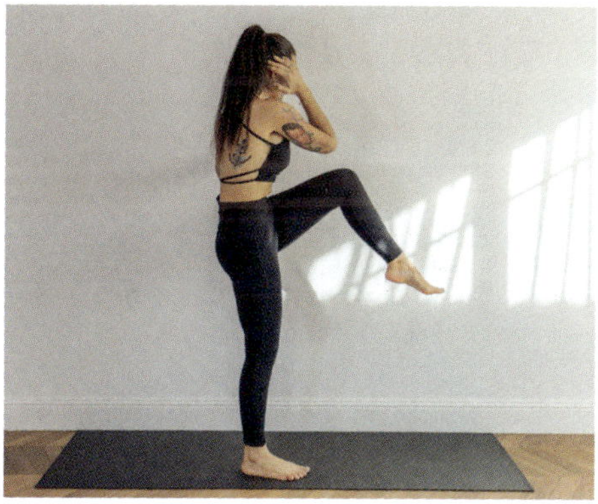

1. Stellen Sie sich seitlich an die Wand, legen Sie Ihre linke Hand daran und die rechte hinter den Kopf.

2. Machen Sie mit dem linken Bein einen Schritt nach hinten und stellen Sie sich auf die Zehenspitzen. Atmen Sie ein.

3. Bringen Sie bei der Ausatmung das linke Knie mit dem rechten Ellbogen zusammen. Dabei sollten Sie die schrägen Bauchmuskeln spüren.

4. Kommen Sie bei der Einatmung in die Ausgangsposition zurück und wiederholen Sie die Bewegung.

RUMPFKRÄFTIGUNG MIT BEINHEBEN / RECHTS

40 Sek. oder 15 Wdh.

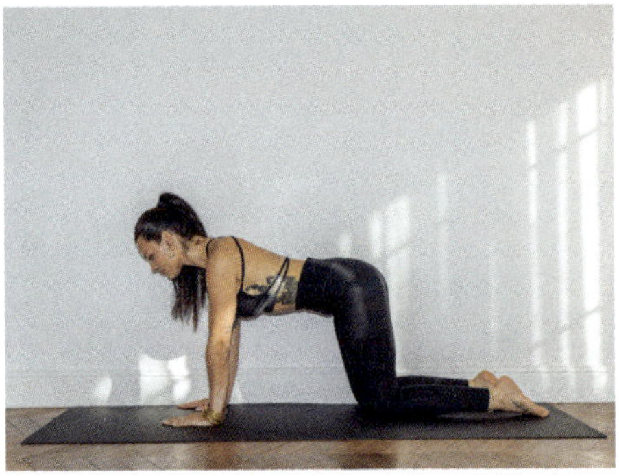

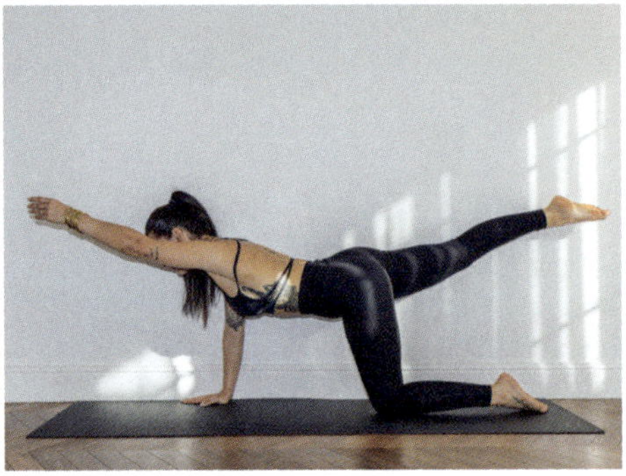

1. Nehmen Sie den Vierfüßlerstand ein, mit den Knien über der Hüfte und der rechten Körperseite an der Wand.

2. Strecken Sie mit der Ausatmung den linken Arm und das rechte Bein (an der Wand), ohne das Körpergewicht zu verlagern.

3. Kommen Sie beim Einatmen wieder in die Ausgangsposition und wiederholen Sie das auf derselben Seite.

RUMPFKRÄFTIGUNG MIT BEINHEBEN / LINKS

40 Sek. oder 15 Wdh.

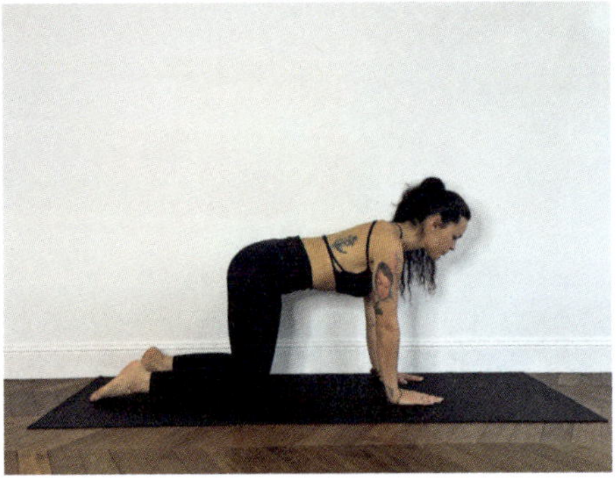

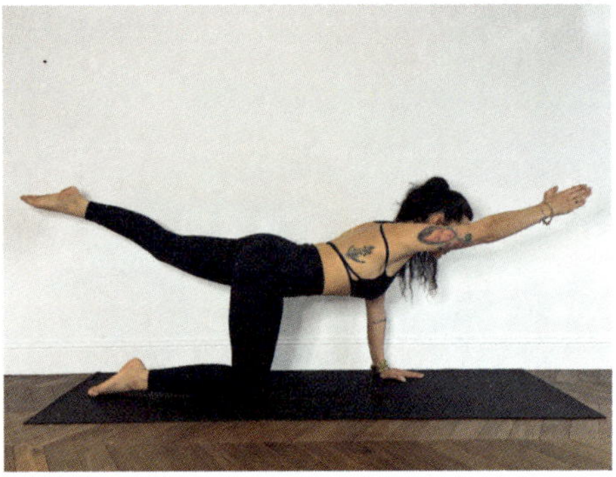

1. Nehmen Sie den Vierfüßlerstand ein, mit den Knien über der Hüfte und der linken Körperseite an der Wand.

2. Strecken Sie mit der Ausatmung den rechten Arm und das linke Bein (an der Wand), ohne das Körpergewicht zu verlagern.

3. Kommen Sie beim Einatmen wieder in die Ausgangsposition und wiederholen Sie das auf derselben Seite.

SPINE TWIST AN DER WAND

40 Sek. oder 15 Wdh.

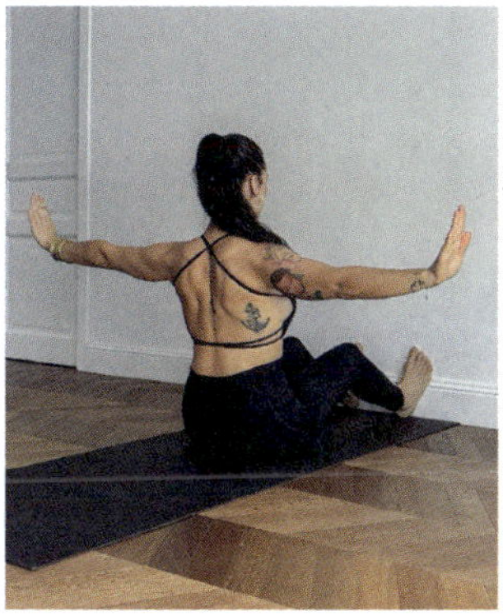
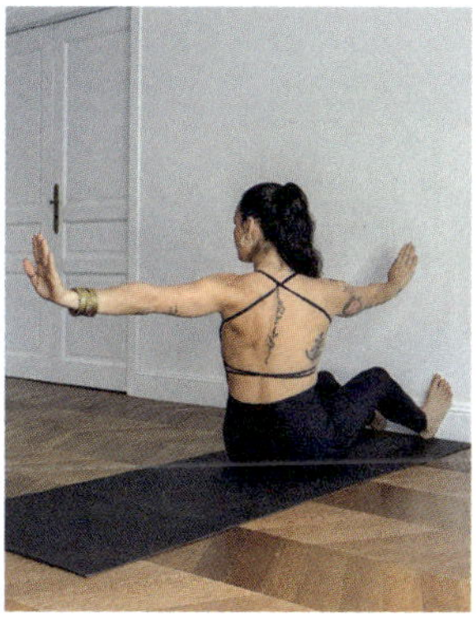
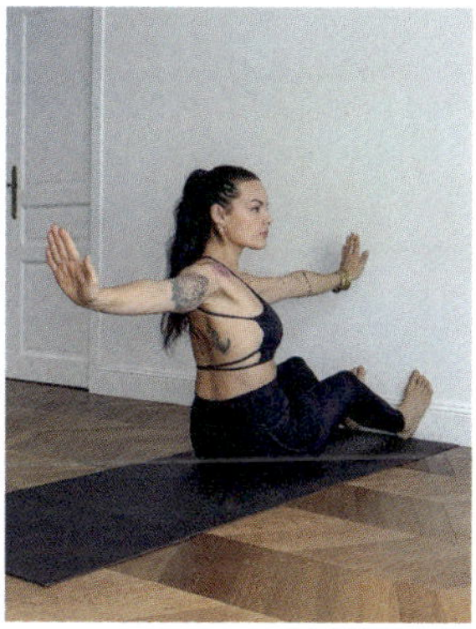

1. Setzen Sie sich mit aufrechtem Rücken mit dem Gesicht zur Wand, die Beine beckenbreit gespreizt, die Füße flex unten an der Wand.

2. Öffnen Sie mit leicht angezogenen Beinen die Arme, lassen Sie die Schultern unten und drehen Sie sich aus der Taille abwechselnd zu den Seiten. Halten Sie jeweils in der Mitte kurz an.

UNTERARMSTÜTZ

40 Sek. oder 15 Wdh.

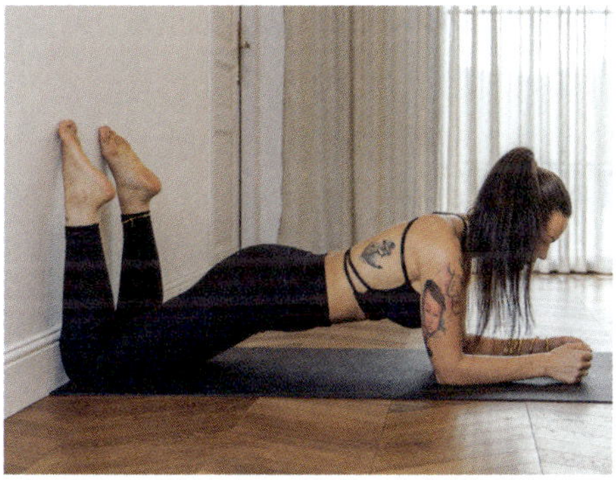
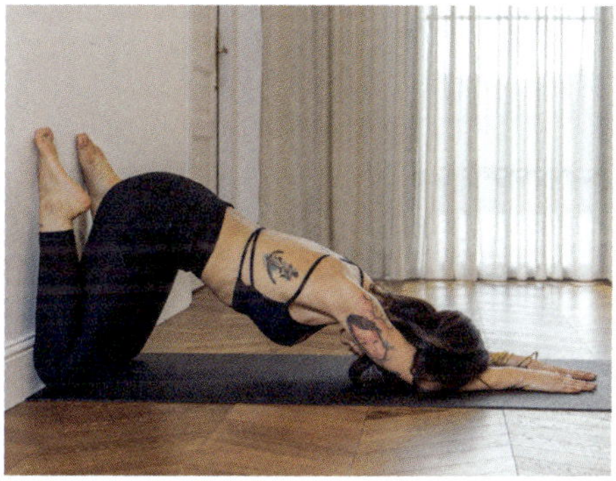

1. Stützen Sie sich auf die Unterarme und die Knie und legen Sie die Unterschenkel an die Wand.

2. Schieben Sie mit der Einatmung das Gesäß Richtung Wand. Die Arme und der Rücken sind dabei gestreckt.

3. Atmen Sie aus (denken Sie daran, den Bauchnabel einzuziehen) und kommen Sie wieder in den Unterarmstütz.

4. Wiederholen Sie die Bewegung.

UMGEDREHTER ARMSTÜTZ MIT KNIEANHEBEN

40 Sek. oder 10 Wdh.

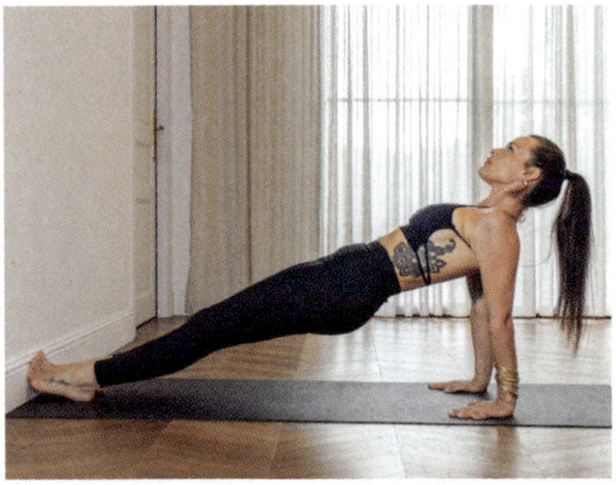

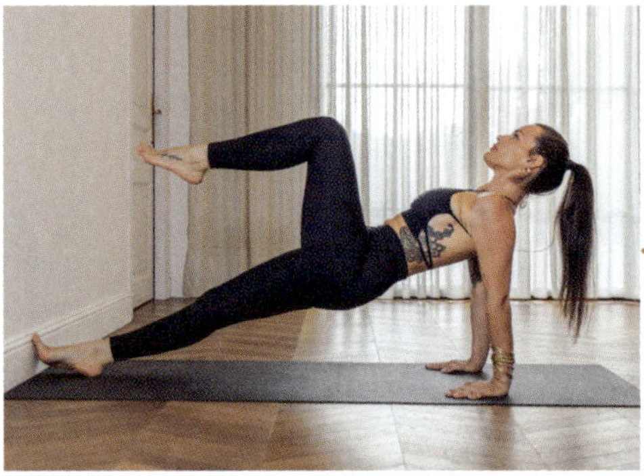

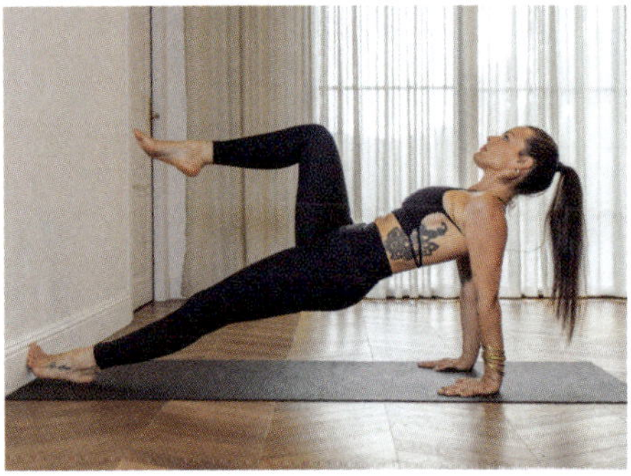

1. Setzen Sie sich mit gestreckten Beinen auf den Boden, mit den Zehen unten an der Wand, den Händen hinten und den Fingern Richtung Hüfte.

2. Drücken Sie die Arme durch und heben Sie das Becken.

3. Halten Sie die Position, ohne ins Hohlkreuz zu fallen, und ziehen Sie in einer kontrollierten Bewegung ein Knie zur Brust.

4. Machen Sie das nun mit dem anderen Bein und halten Sie dabei die Position. Wiederholen Sie die Bewegung.

18. ÜBUNGSEINHEIT

OBERKÖRPERSPANNUNG MIT ANHEBEN VON BEIN UND ARM

40 Sek. oder 15 Wdh.

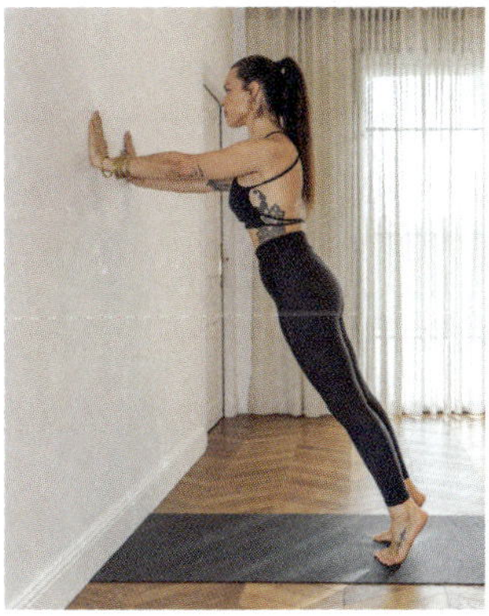

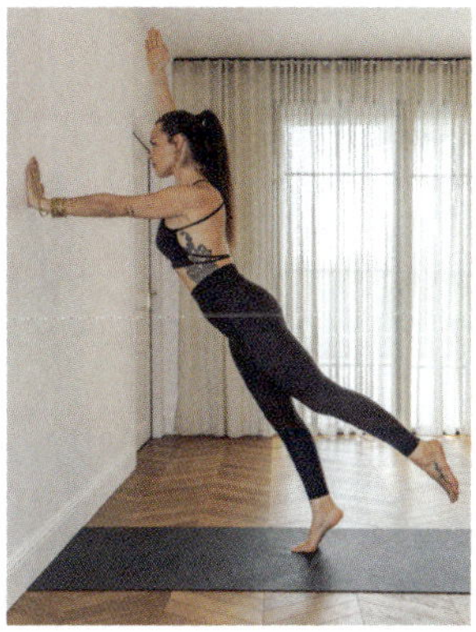

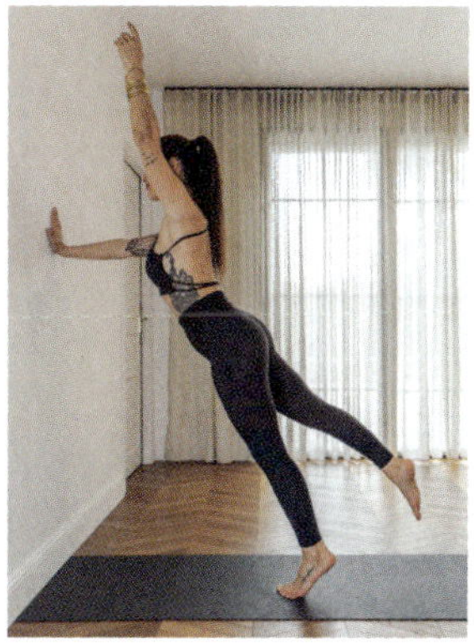

1. Stellen Sie sich aufrecht mit den Händen an die Wand (Handgelenke auf Schulterhöhe), die Arme sind gestreckt, Schultern tief.

2. Treten Sie etwas zurück in eine leicht geneigte, aber aufrechte Position (neutrales Becken), stehen Sie auf Zehenspitzen. Atmen Sie ein.

3. Atmen Sie aus, heben Sie einen Arm und das gegengleiche Bein an.

4. Kommen Sie beim Einatmen in die Ausgangsposition und wechseln Sie die Seiten ab.

BEINSCHLAG NACH HINTEN + KNIE ANHEBEN / RECHTS

40 Sek. oder 15 Wdh.

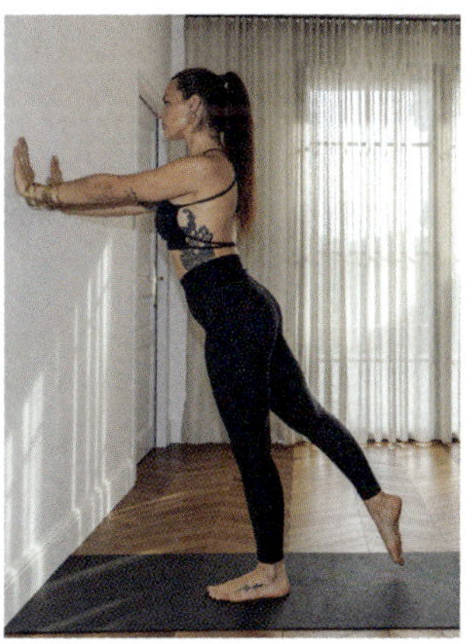

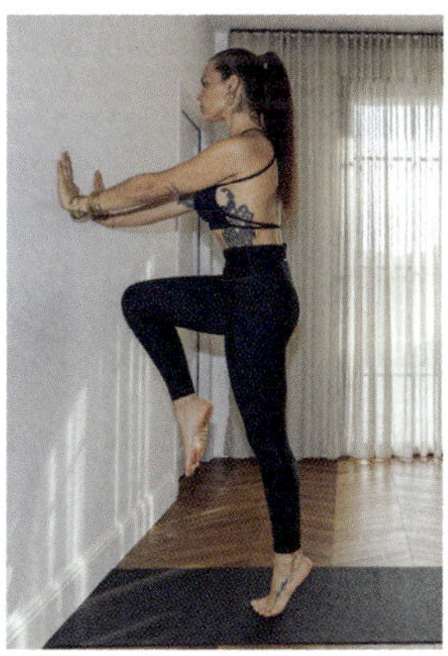

1. Stellen Sie sich mit dem Gesicht zur Wand, die Füße stehen parallel zueinander.

2. Legen Sie die Hände auf Schulterhöhe an die Wand, die Arme sind gestreckt.

3. Machen Sie beim Einatmen mit dem rechten Bein einen lockeren Beinschlag nach hinten, ohne dabei ins Hohlkreuz zu fallen oder die Hüfte zu verschieben.

4. Atmen Sie aus, führen Sie das rechte Knie nach vorn und stellen Sie sich mit dem anderen Bein auf die Zehenspitzen.

5. Wiederholen Sie das, denken Sie an die Ausatmung, wenn Sie das Bein nach vorn führen.

BEINSCHLAG NACH HINTEN + KNIE ANHEBEN / LINKS

40 Sek. oder 15 Wdh.

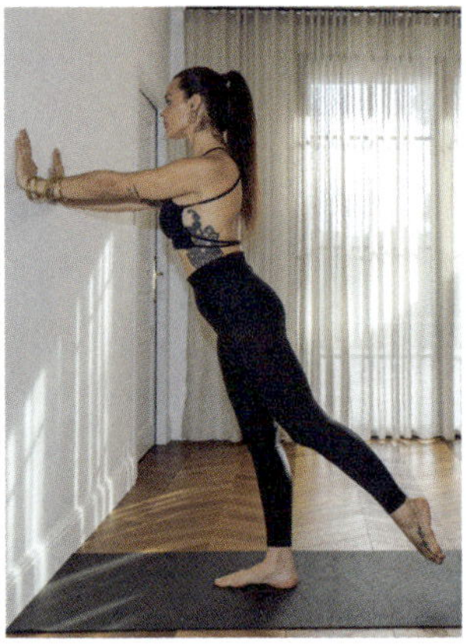

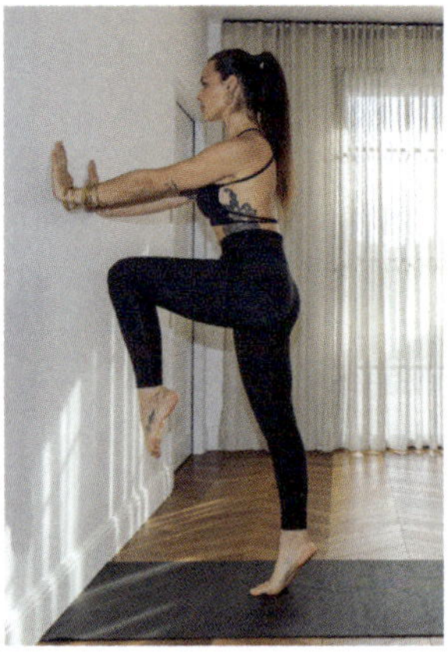

1. Stellen Sie sich mit dem Gesicht zur Wand, die Füße stehen parallel zueinander.

2. Legen Sie die Hände auf Schulterhöhe an die Wand, die Arme sind gestreckt.

3. Machen Sie beim Einatmen mit dem linken Bein einen lockeren Beinschlag nach hinten, ohne dabei ins Hohlkreuz zu fallen oder die Hüfte zu verschieben.

4. Atmen Sie aus, führen Sie das linke Knie nach vorn und stellen Sie sich mit dem anderen Bein auf die Zehenspitzen.

5. Wiederholen Sie das, denken Sie an die Ausatmung, wenn Sie das Bein nach vorn führen.

RUMPFKRÄFTIGUNG AUF ZEHENSPITZEN

40 Sek. oder 12 Wdh.

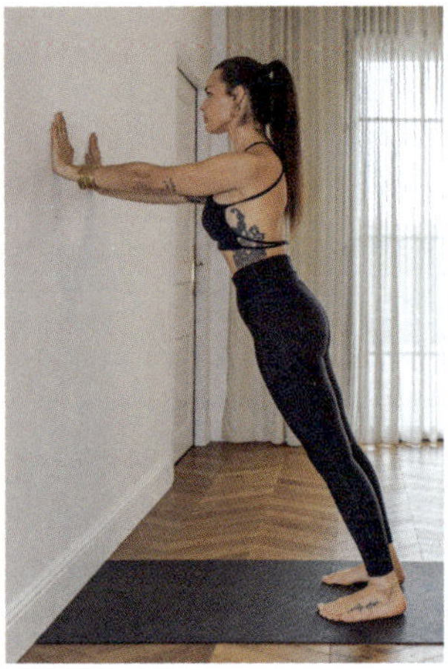

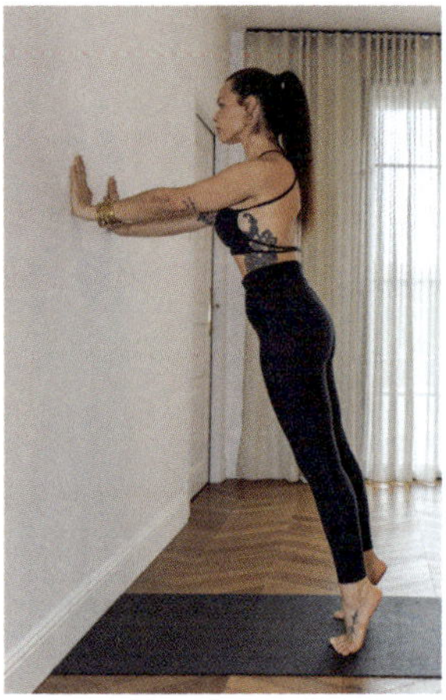

1. Stellen Sie sich mit dem Gesicht zur Wand, die Füße stehen parallel zueinander.

2. Legen Sie die Hände auf Schulterhöhe an die Wand, strecken Sie die Arme durch und treten Sie etwas zurück, sodass das Körpergewicht vorn liegt.

3. Stellen Sie sich beim Ausatmen auf die Zehenspitzen und senken Sie die Füße beim Einatmen wieder ab.

KLEINER UNTERARMSTÜTZ

40 Sek. oder 12 Wdh.

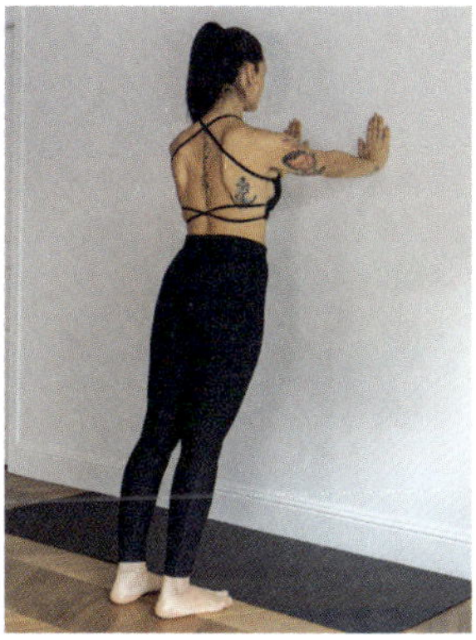

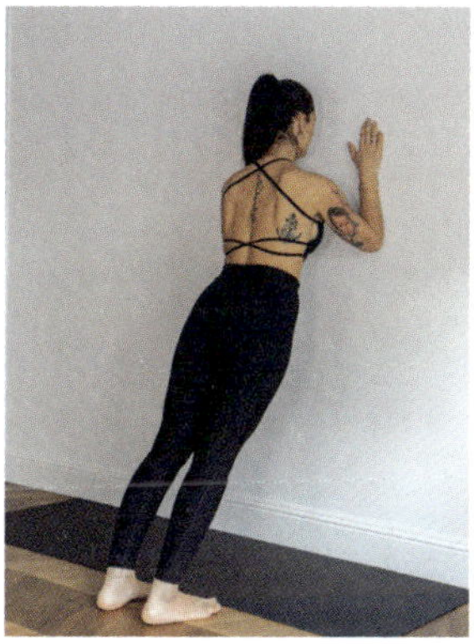

1. Stellen Sie sich mit dem Gesicht zur Wand, die Füße stehen parallel zueinander.

2. Legen Sie die Hände auf Schulterhöhe an die Wand, die Arme sind gestreckt. Treten Sie etwas zurück, damit das Körpergewicht vorn liegt.

3. Beugen Sie beim Einatmen die Ellbogen nach unten, sodass sich das Gesicht der Wand nähert. Bleiben Sie dabei in einer Linie und legen Sie die Unterarme an die Wand.

4. Drücken Sie sich mit der Ausatmung von der Wand ab und kommen Sie in die Ausgangsposition, die Arme sind wieder gestreckt.

5. Wiederholen Sie die Bewegung.

GROSSER UNTERARMSTÜTZ

40 Sek. oder 12 Wdh.

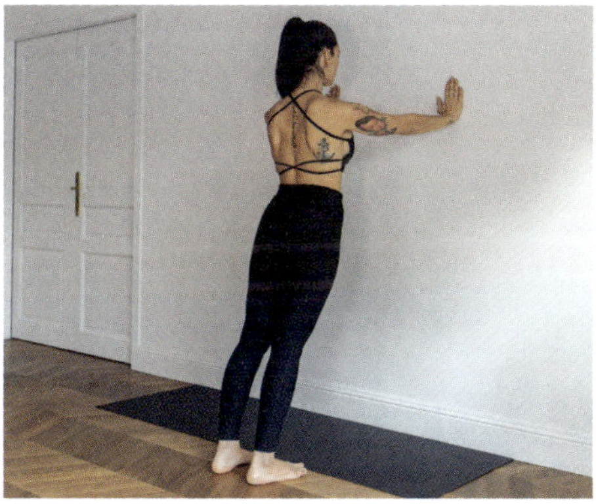

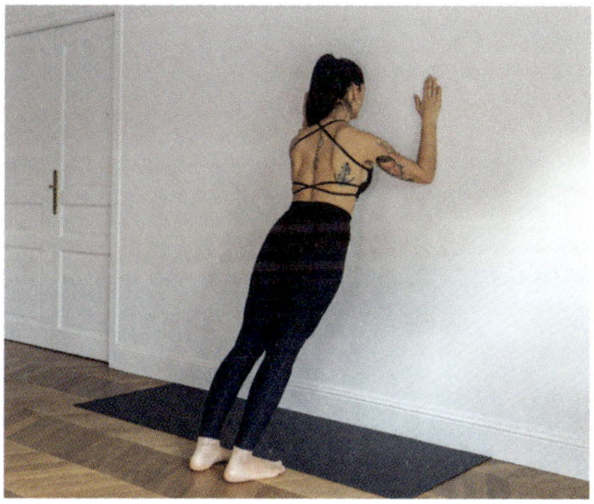

1. Stellen Sie sich mit dem Gesicht zur Wand, die Füße stehen parallel zueinander.

2. Legen Sie die Hände weiter als schulterbreit an die Wand, die Arme sind gestreckt. Treten Sie etwas zurück, damit das Körpergewicht vorn liegt.

3. Beugen Sie beim Einatmen die Ellbogen nach unten, sodass sich das Gesicht der Wand nähert. Bleiben Sie dabei in einer Linie und legen Sie die Unterarme an die Wand.

4. Drücken Sie sich mit der Ausatmung von der Wand ab und kommen Sie in die Ausgangsposition, die Arme sind wieder gestreckt.

5. Wiederholen Sie die Bewegung.

WAND-SQUAT

40 Sek. oder 15 Wdh.

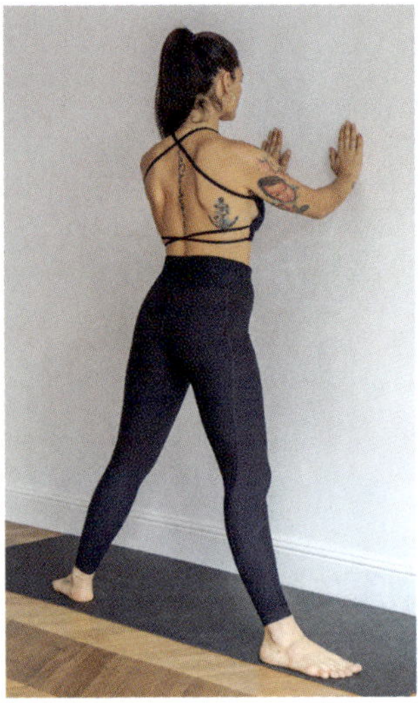

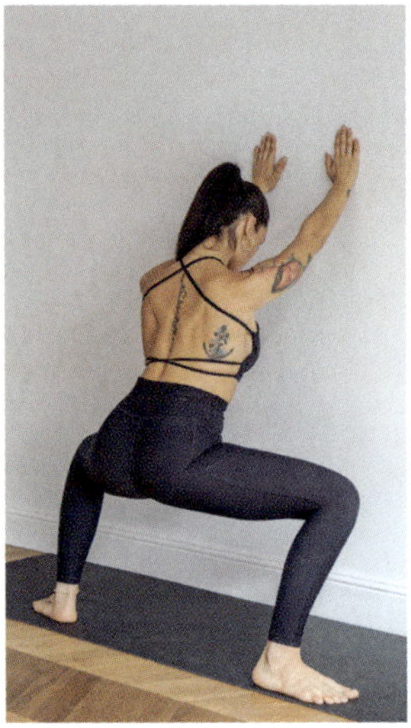

1. Stellen Sie sich aufrecht mit dem Gesicht zur Wand, die Arme sind gebeugt, die Hände liegen auf Schulterhöhe an der Wand.

2. Spreizen Sie die Beine breit (die Füße zeigen nach außen).

3. Führen Sie mit der Einatmung langsam einen Squat aus, bis die Knie im 90°-Winkel sind. Dabei strecken sich die Arme, der Rücken bleibt gerade.

4. Kommen Sie mit der Ausatmung wieder in die aufrechte Position und wiederholen Sie die Bewegung.

FERSEN ANHEBEN IN SQUAT-POSITION

40 Sek. oder 20 Wdh.

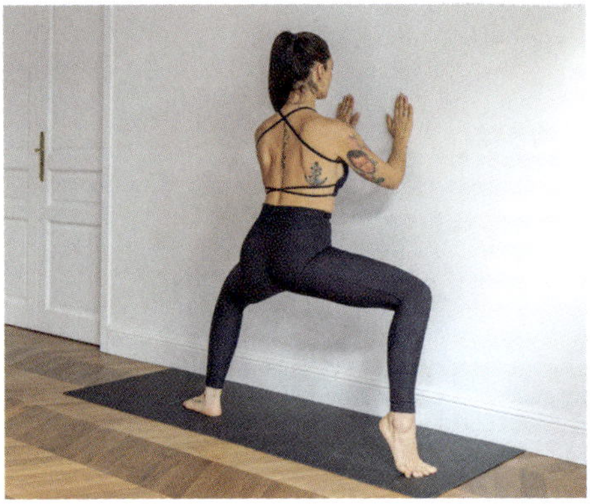

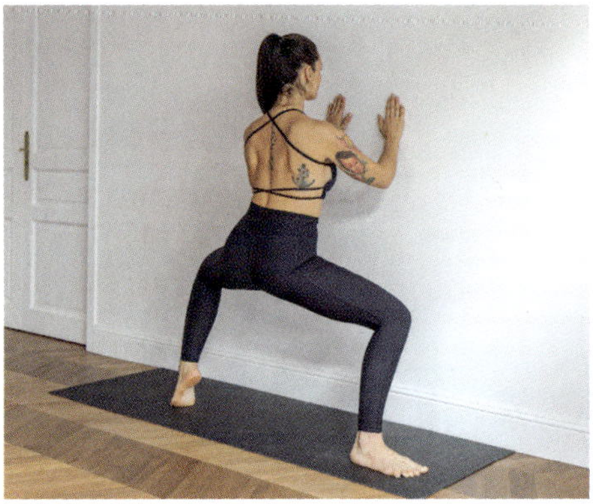

1. Stehen Sie aufrecht, mit dem Gesicht zur Wand, spreizen Sie die Beine, die Füße zeigen dabei nach außen.

2. Beugen Sie die Beine bis zu einem 90°-Winkel, das Becken darf nicht nach hinten kippen.

3. Die Arme sind gebeugt, die Hände liegen auf Höhe des Gesichts an der Wand.

4. Der Rücken bleibt gerade. Heben Sie die rechte Ferse an und stellen Sie sie wieder ab. Wiederholen Sie das mit der linken Ferse und dann mit beiden im Wechsel.

KNIE IM STAND HOCHZIEHEN

40 Sek. oder 15 Wdh.

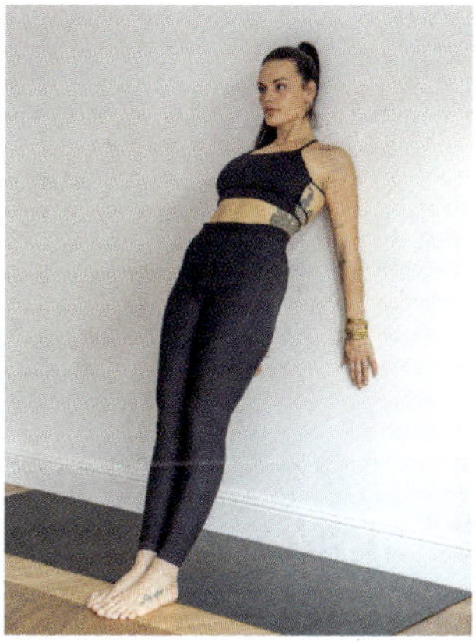

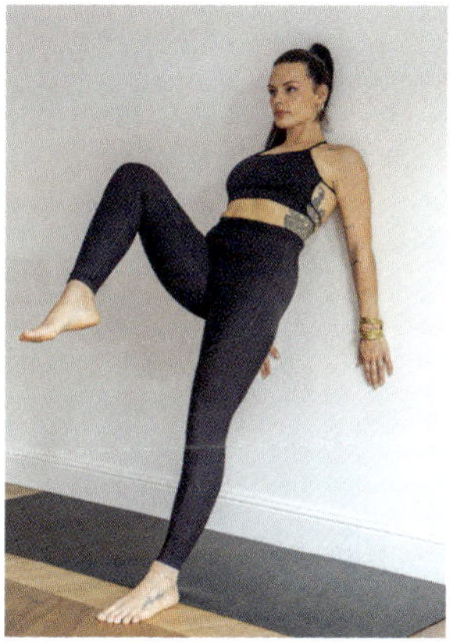

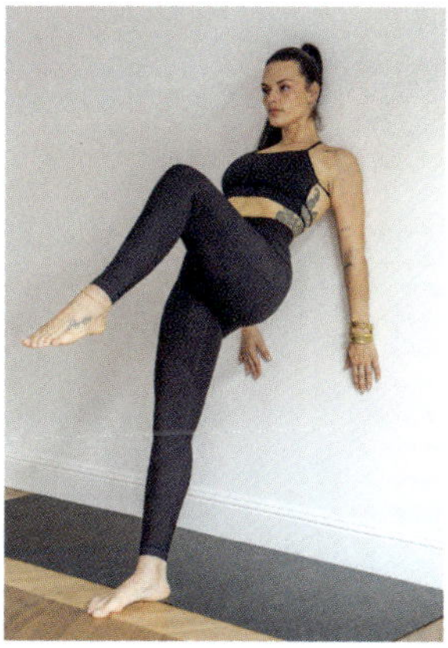

1. Lehnen Sie sich mit dem oberen Rücken an die Wand, die Beine sind vorgestreckt, sodass sie schräg, aber sicher stehen.

2. Die Arme und Hände liegen an der Wand. Spannen Sie die Muskeln an und heben Sie das rechte Knie.

3. Stellen Sie das Bein wieder ab und heben Sie das linke Knie. Wiederholen Sie das im Wechsel.

19. ÜBUNGSEINHEIT

OBERKÖRPERSPANNUNG MIT ANHEBEN VON BEIN UND ARM

40 Sek. oder 15 Wdh.

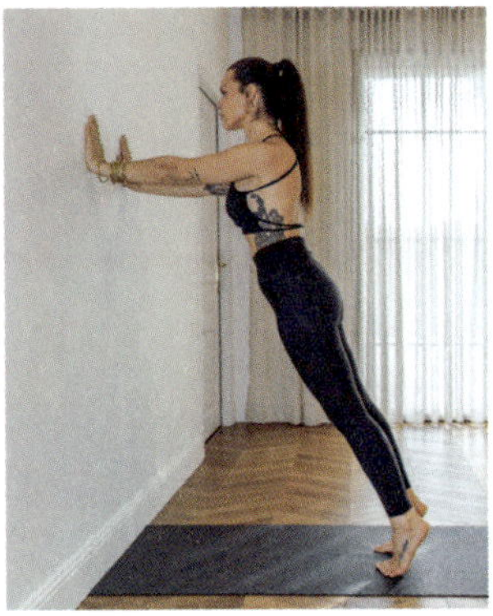
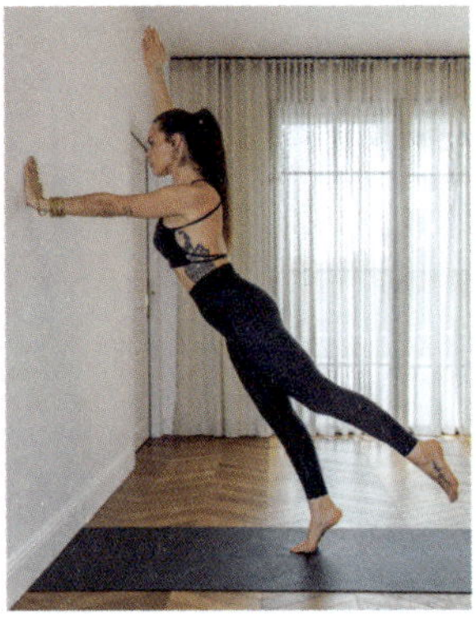
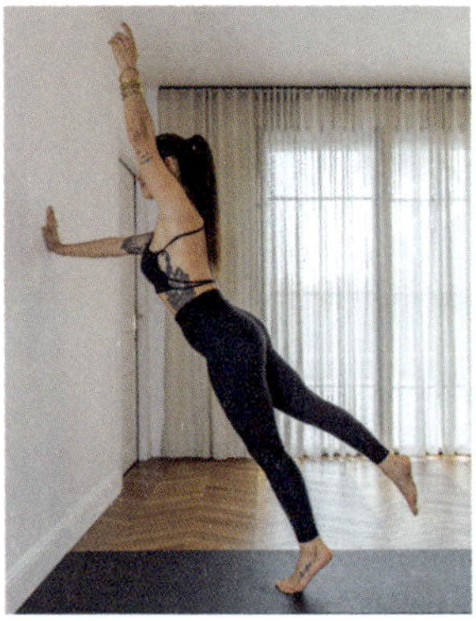

1. Stellen Sie sich aufrecht mit den Händen an die Wand (Handgelenke auf Schulterhöhe), die Arme sind gestreckt, Schultern tief.

2. Treten Sie etwas zurück in eine leicht geneigte, aber aufrechte Position (neutrales Becken), stehen Sie auf Zehenspitzen. Atmen Sie ein.

3. Atmen Sie aus, heben Sie einen Arm und das gegengleiche Bein an.

4. Kommen Sie beim Einatmen in die Ausgangsposition und wechseln Sie die Seiten ab.

SCHULTER ANTIPPEN

40 Sek. oder 25 bis 30 Wdh.

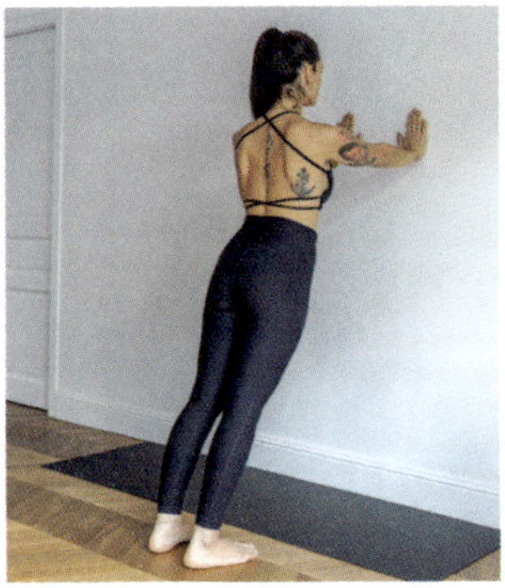
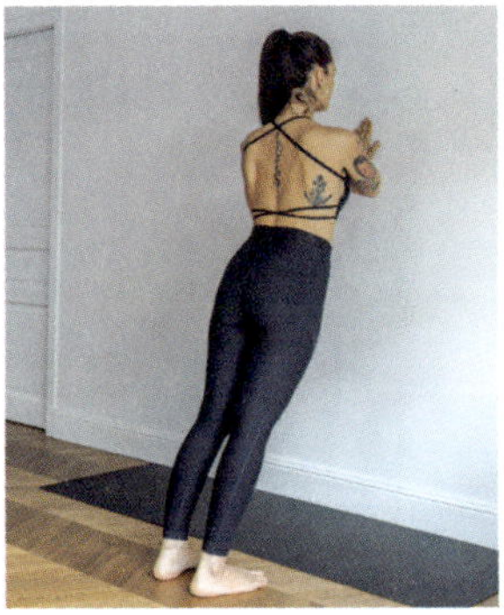
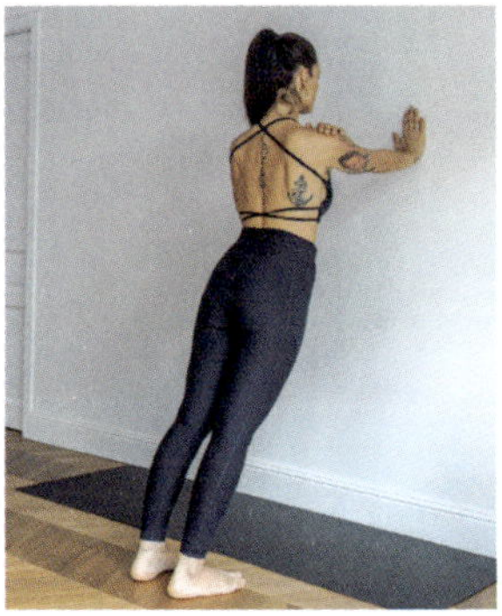

1. Stellen Sie sich aufrecht mit dem Gesicht zur Wand und gehen Sie einen Schritt zurück (um die Breite einer Sportmatte), sodass das Gewicht vorn liegt.

2. Legen Sie die Hände auf Kinnhöhe an die Wand, stellen Sie die Füße nebeneinander und achten Sie auf das neutrale Becken (gerade Linie). Atmen Sie konzentriert.

3. Halten Sie die Spannung und tippen Sie mit der rechten Hand auf die linke Schulter. Nehmen Sie die Hand wieder zurück und führen Sie diese Bewegung im Wechsel aus.

LIEGESTÜTZE AN DER WAND

40 Sek. oder 10 bis 12 Wdh.

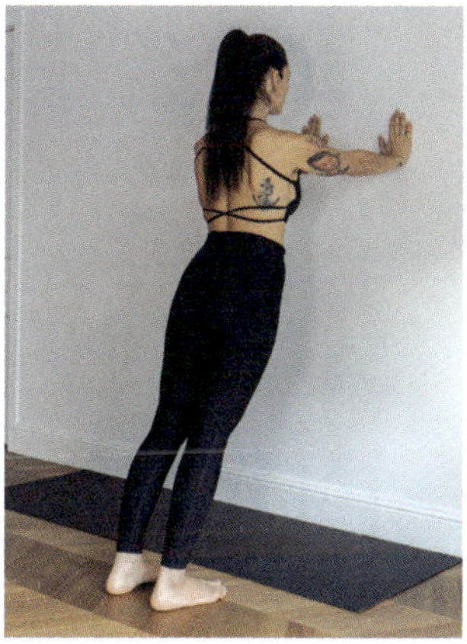
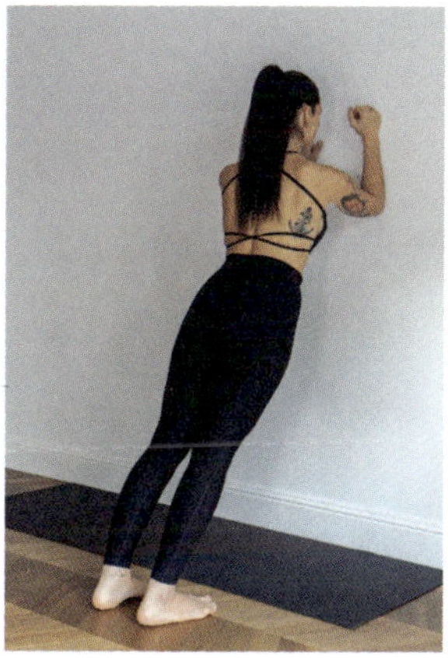
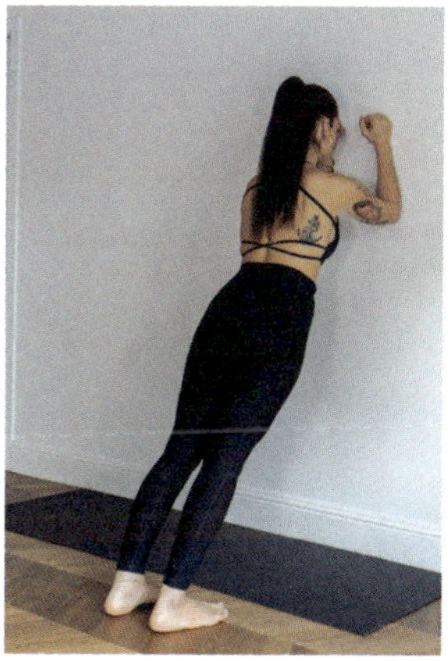
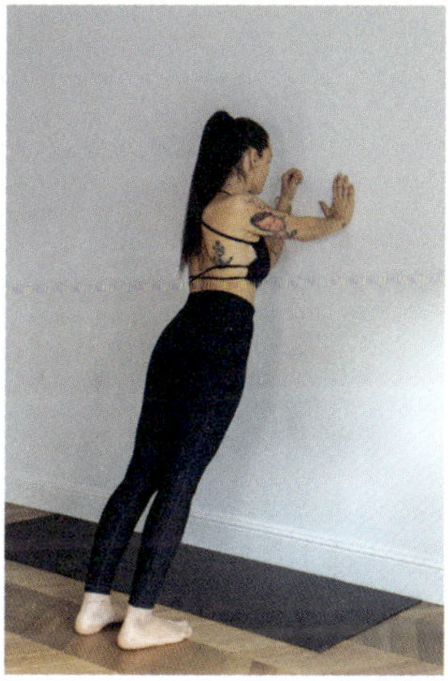
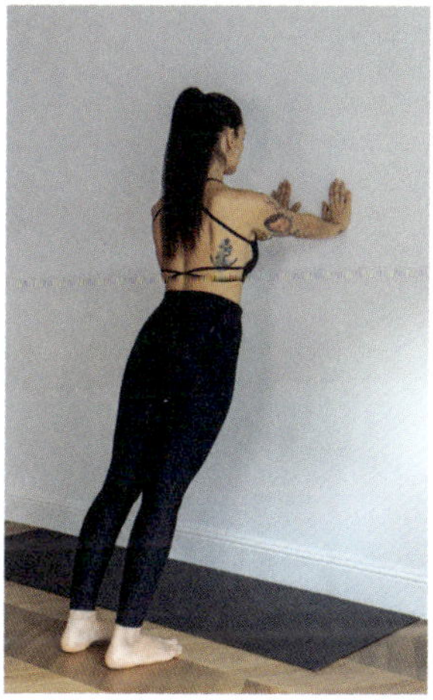

1. Stellen Sie sich aufrecht mit dem Gesicht zur Wand, die Füße stehen parallel nebeneinander.
2. Legen Sie die Hände mit gestreckten Armen schulterbreit an die Wand und gehen Sie etwas zurück, sodass das Gewicht vorn liegt.
3. Beugen Sie den rechten Ellbogen, dann den linken.
4. Strecken Sie dann den rechten Arm, danach den linken.
5. Wiederholen Sie die Bewegung.

VON DER WAND ABDRÜCKEN

40 Sek. oder 15 Wdh.

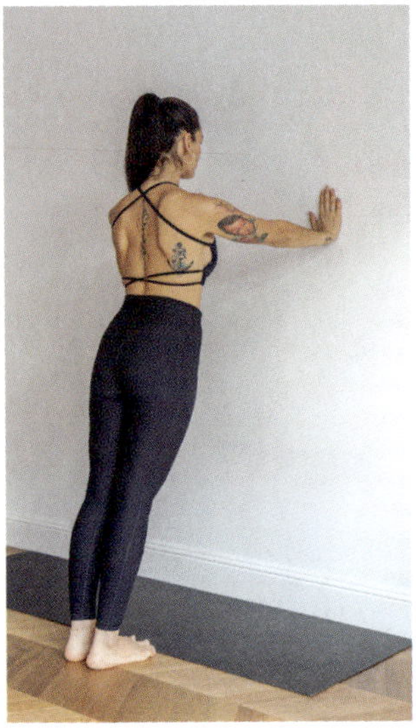

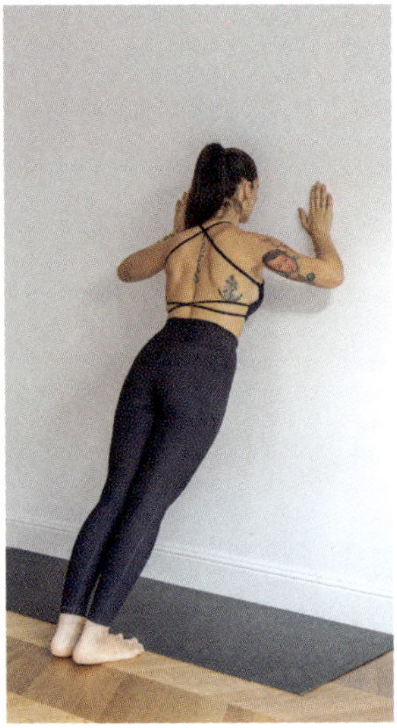

1. Stellen Sie sich aufrecht mit dem Gesicht zur Wand, die Füße stehen parallel nebeneinander.

2. Legen Sie die Hände etwas weiter als schulterbreit an die Wand, die Arme sind gestreckt.

3. Atmen Sie ein und beugen Sie die Ellbogen nach außen, sodass sich das Gesicht der Wand nähert, der Körper bleibt dabei in einer Linie (Kopf/Gesäß/Fersen).

4. Drücken Sie sich mit der Ausatmung nach hinten, ohne dabei ins Hohlkreuz zu fallen.

5. Wiederholen Sie die Bewegung.

BRÜCKE + MIT DEN FÜSSEN GLEITEN

40 Sek. oder 15 Wdh.

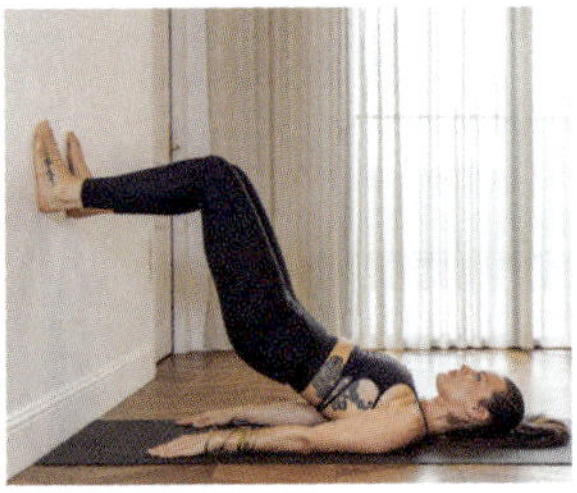

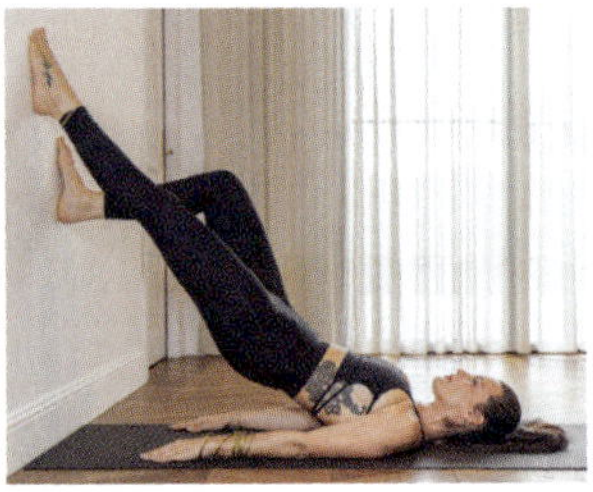

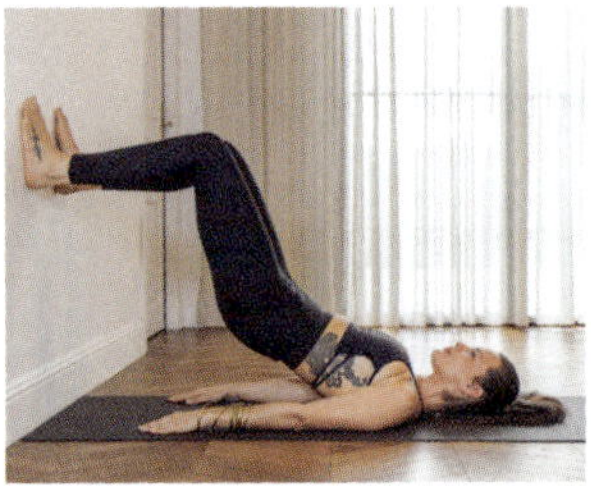

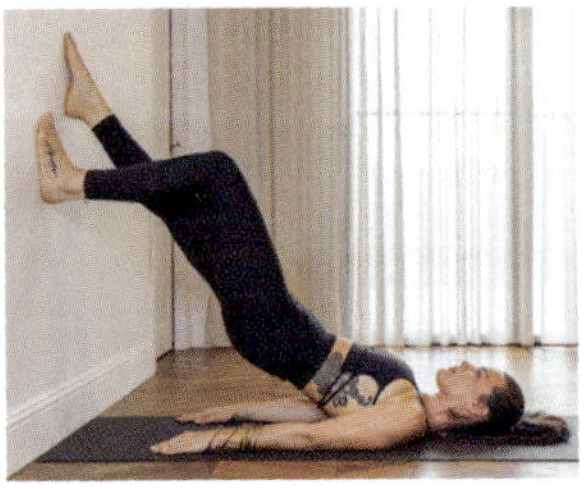

1. Legen Sie sich auf den Boden, mit den Füßen an der Wand. Beugen Sie die Knie im 90°-Winkel, dabei liegen die Füße etwas über den Knien. Achten Sie auf das neutrale Becken.

2. Atmen Sie ein und spannen Sie den Beckenboden an.

3. Heben Sie mit der Ausatmung die Hüfte an. Halten Sie die Position und gleiten Sie mit dem linken Fuß nach oben, sodass das Bein gestreckt wird. Beugen Sie wieder die Beine und wiederholen Sie das mit dem rechten Bein.

4. Wiederholen Sie die Bewegung.

BRÜCKE MIT 1 GESTRECKTEN BEIN / RECHTS

40 Sek. oder 15 Wdh.

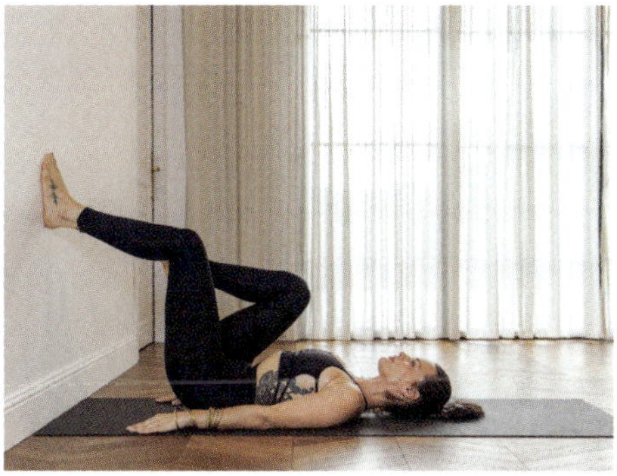

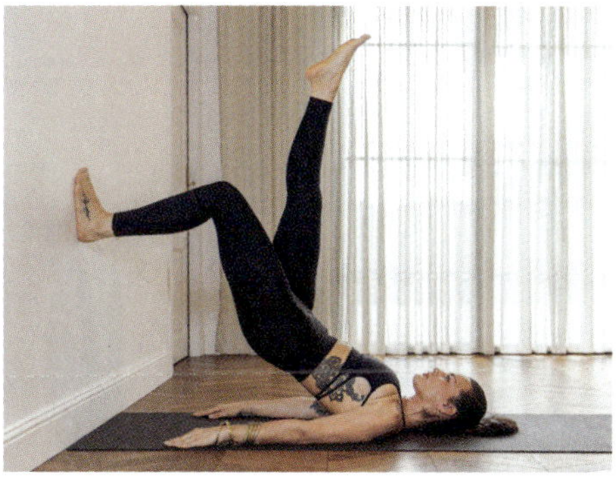

1. Legen Sie sich auf den Boden, den linken Fuß an die Wand und das Knie um 90° angewinkelt. Heben Sie das rechte Bein mit gestrecktem Fuß zur Decke.

2. Atmen Sie ein und spannen Sie den Beckenboden an.

3. Heben Sie beim Ausatmen die Hüfte an und bringen Sie das Becken in die neutrale Stellung.

4. Legen Sie das Gesäß wieder auf den Boden und wiederholen Sie die Bewegung.

BRÜCKE MIT 1 GESTRECKTEN BEIN / LINKS

40 Sek. oder 15 Wdh.

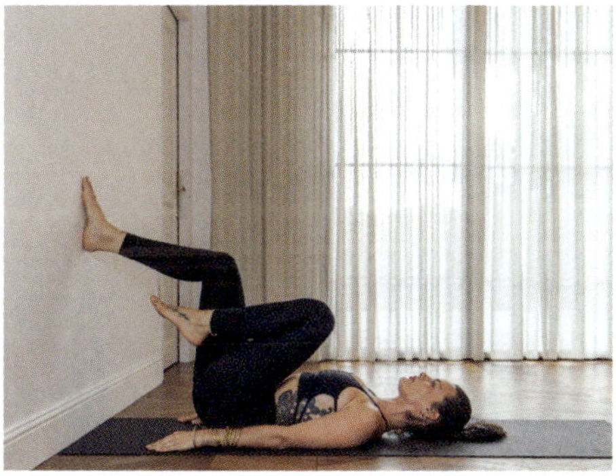

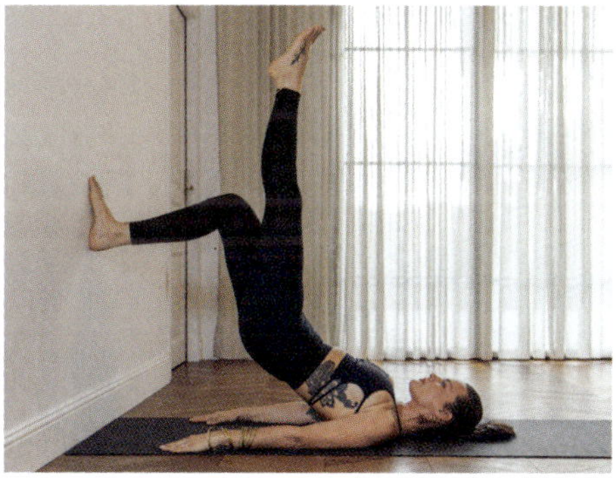

1. Legen Sie sich auf den Boden, den rechten Fuß an die Wand und das Knie um 90° angewinkelt. Heben Sie das linke Bein mit gestrecktem Fuß zur Decke.

2. Atmen Sie ein und spannen Sie den Beckenboden an.

3. Heben Sie beim Ausatmen die Hüfte an und bringen Sie das Becken in die neutrale Stellung.

4. Legen Sie das Gesäß wieder auf den Boden und wiederholen Sie die Bewegung.

BEINKREISEN RECHTS

40 Sek. oder 15 Wdh.

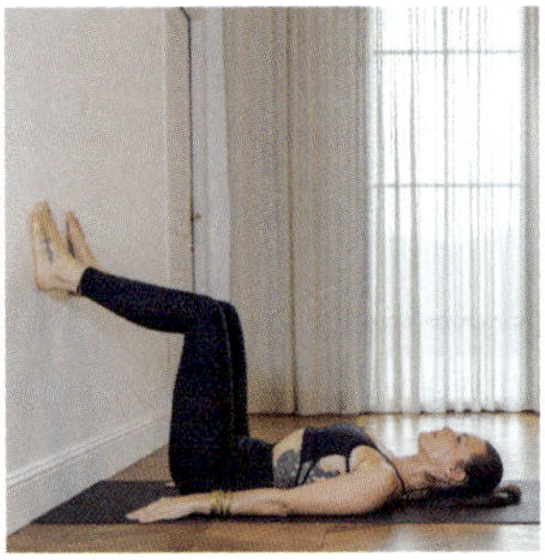 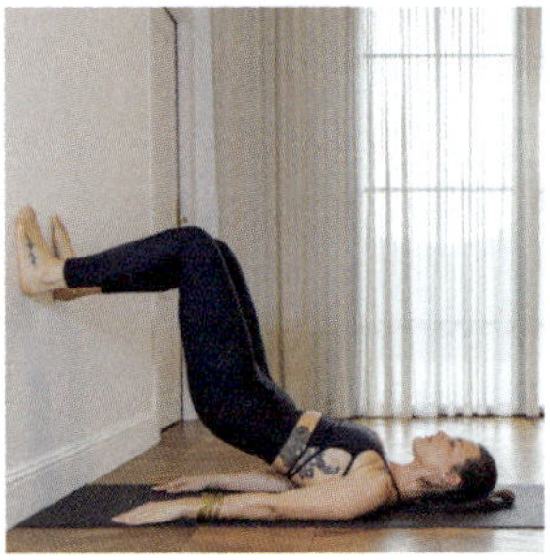 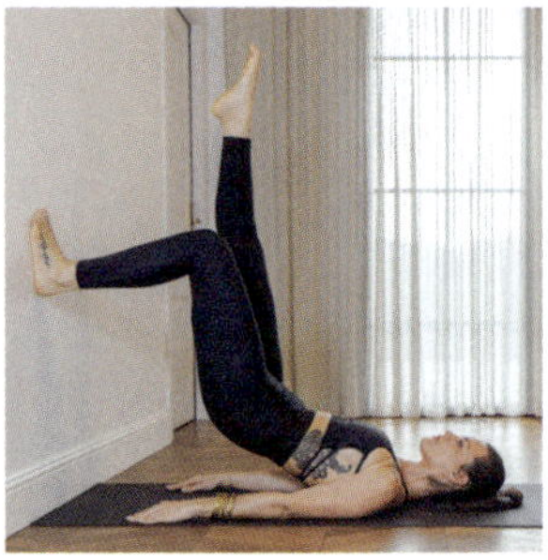

1. Legen Sie sich auf den Rücken, mit neutralem Becken, den Füßen an der Wand und den Knien im 90°-Winkel gebeugt.

2. Heben Sie beim Ausatmen die Hüfte an, halten Sie die Position und strecken Sie das rechte Bein mit gestrecktem Fuß zur Decke.

3. Halten Sie diese Position und kreisen Sie mit dem rechten Bein in kleinen Bewegungen nach außen. Stellen Sie sich vor, mit den Zehenspitzen einen Bleistift zu halten.

4. Legen Sie am Ende die Wirbelsäule langsam Wirbel für Wirbel ab.

BEINKREISEN LINKS

40 Sek. oder 15 Wdh.

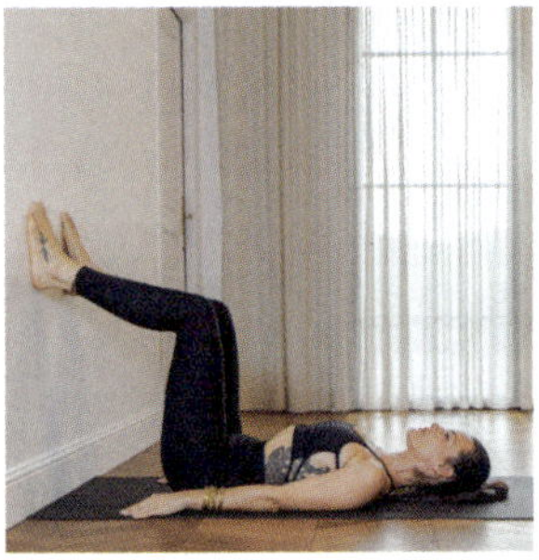 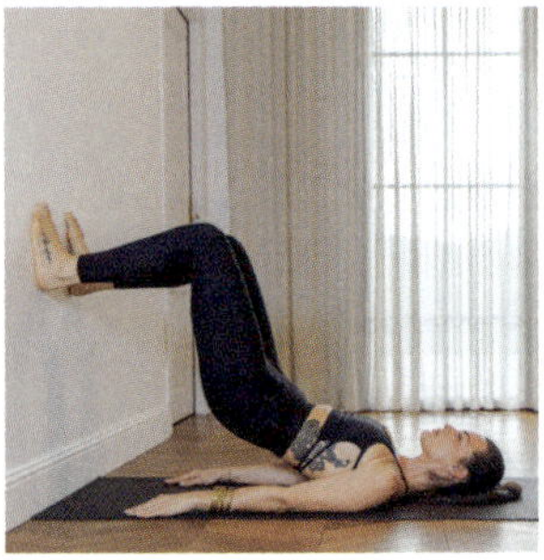 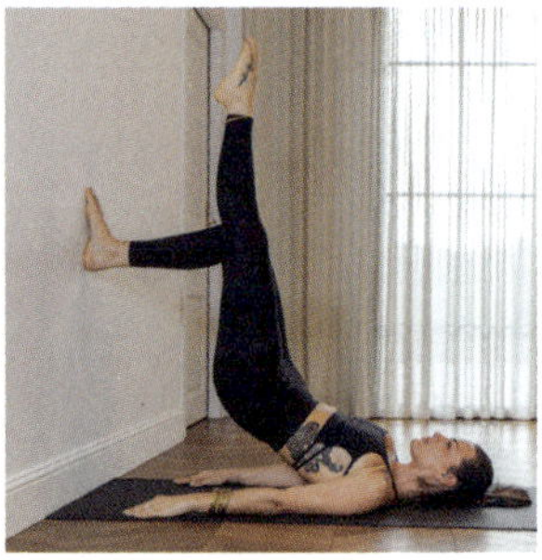

1. Legen Sie sich auf den Rücken, mit neutralem Becken, den Füßen an der Wand und den Knien im 90°-Winkel gebeugt.

2. Heben Sie beim Ausatmen die Hüfte an, halten Sie die Position und strecken Sie das linke Bein mit gestrecktem Fuß zur Decke.

3. Halten Sie diese Position und kreisen Sie mit dem linken Bein in kleinen Bewegungen nach außen. Stellen Sie sich vor, mit den Zehenspitzen einen Bleistift zu halten.

4. Legen Sie am Ende die Wirbelsäule langsam Wirbel für Wirbel ab.

20. ÜBUNGSEINHEIT

SCHMETTERLING

40 Sek. oder 15 Wdh.

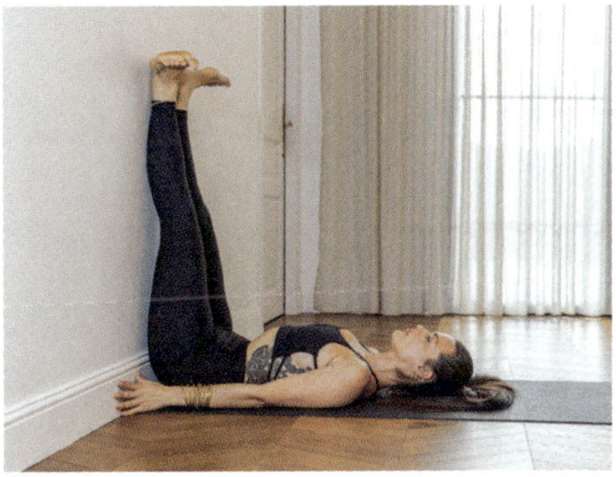

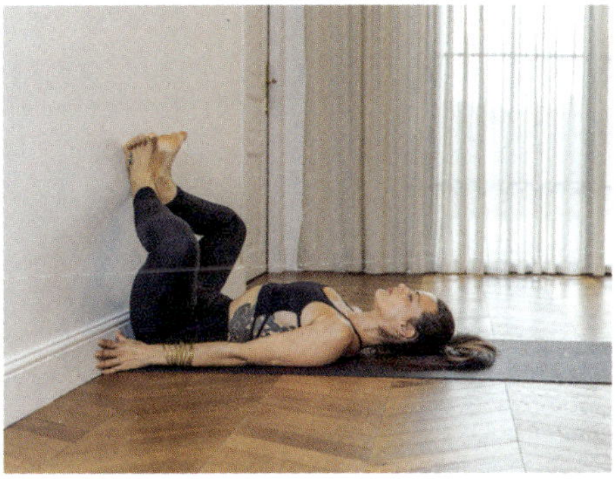

1. Legen Sie sich auf den Rücken, mit neutralem Becken und gestreckten Beinen an der Wand.

2. Die Füße sind flex und nach außen gerichtet, atmen Sie ein.

3. Atmen Sie aus (Bauchnabel einziehen) und schieben Sie die aneinanderliegenden Fersen Richtung Schambein.

4. Schieben Sie sie wieder Richtung Decke und wiederholen Sie die Bewegung.

BRÜCKE + ARME IN DER MITTE

40 Sek. oder 15 Wdh.

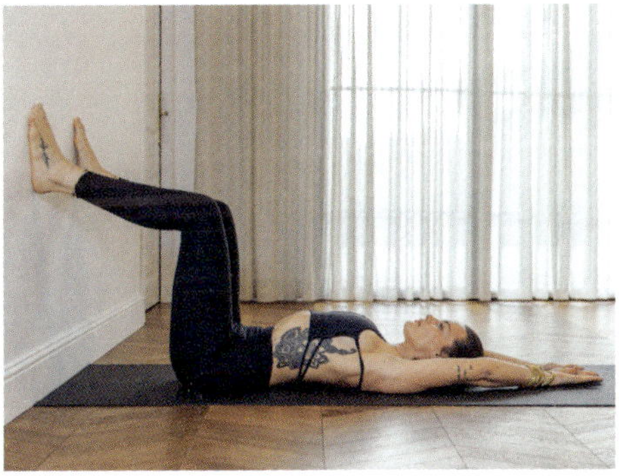

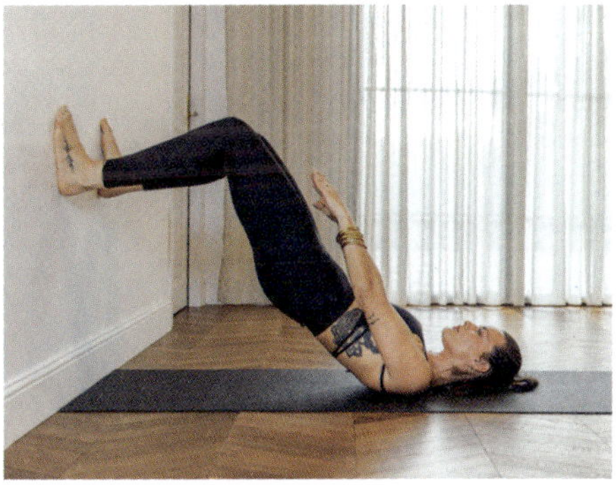

1. Legen Sie sich auf den Boden, mit den Füßen an der Wand. Beugen Sie die Knie im 90°-Winkel, dabei liegen die Füße etwas höher als die Knie. Achten Sie auf das neutrale Becken.

2. Nehmen Sie die Arme über den Kopf, atmen Sie ein und spannen Sie den Beckenboden an.

3. Atmen Sie aus und heben Sie die Hüfte kontrolliert an, führen Sie dabei die Arme zwischen die Beine.

4. Gehen Sie langsam in die Ausgangsposition zurück und wiederholen Sie die Bewegung.

BRÜCKE MIT 1 GESTRECKTEN BEIN / RECHTS

40 Sek. oder 15 Wdh.

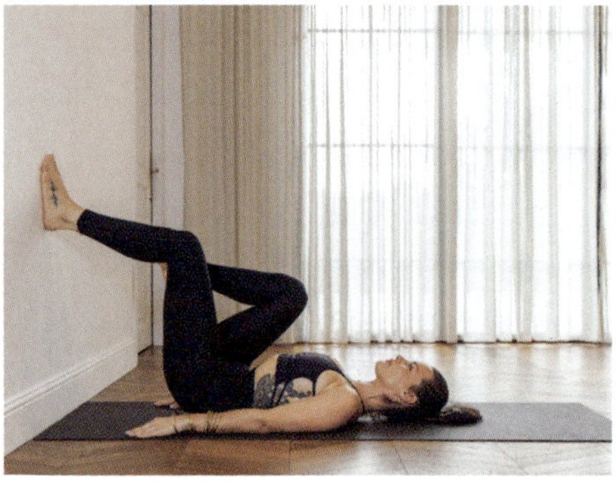

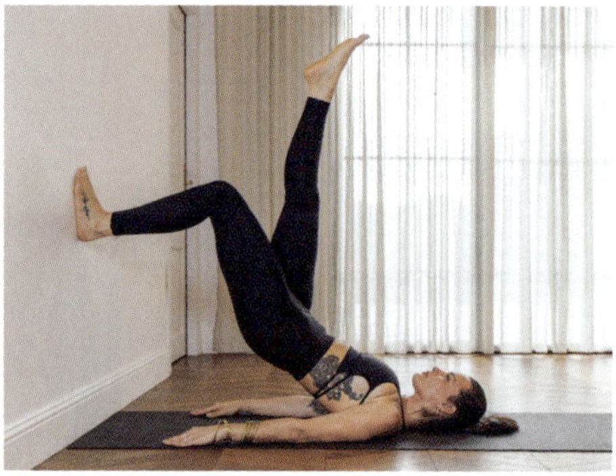

1. Legen Sie sich auf den Boden, den linken Fuß an die Wand und das Knie um 90° angewinkelt. Heben Sie das rechte Bein mit gestrecktem Fuß zur Decke.

2. Atmen Sie ein und spannen Sie den Beckenboden an.

3. Heben Sie beim Ausatmen die Hüfte an und bringen Sie das Becken in die neutrale Stellung.

4. Legen Sie das Gesäß wieder auf den Boden und wiederholen Sie die Bewegung.

BRÜCKE MIT 1 GESTRECKTEN BEIN / LINKS

40 Sek. oder 15 Wdh.

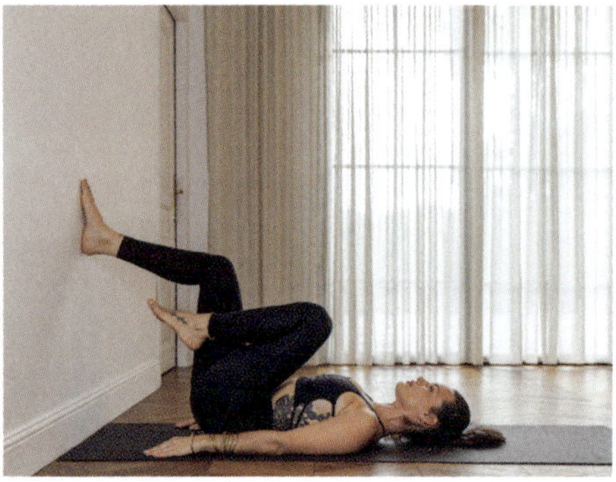

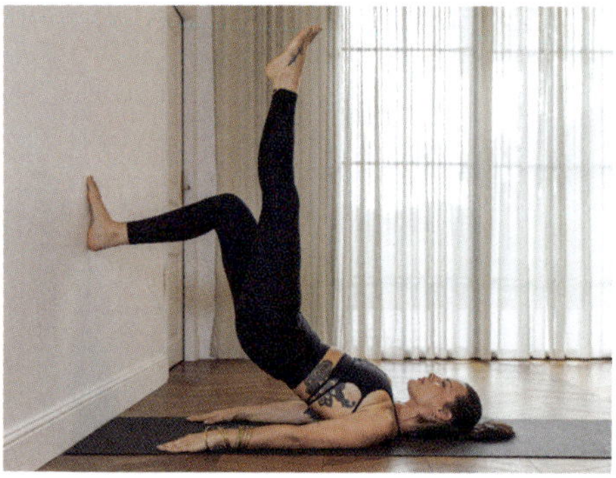

1. Legen Sie sich auf den Boden, den rechten Fuß an die Wand und das Knie um 90° angewinkelt. Heben Sie das linke Bein mit gestrecktem Fuß zur Decke.

2. Atmen Sie ein und spannen Sie den Beckenboden an.

3. Heben Sie beim Ausatmen die Hüfte an und bringen Sie das Becken in die neutrale Stellung.

4. Legen Sie das Gesäß wieder auf den Boden und wiederholen Sie die Bewegung.

BRÜCKE MIT BEINSCHLAG AUF ZEHENSPITZEN / RECHTS

40 Sek. oder 15 Wdh.

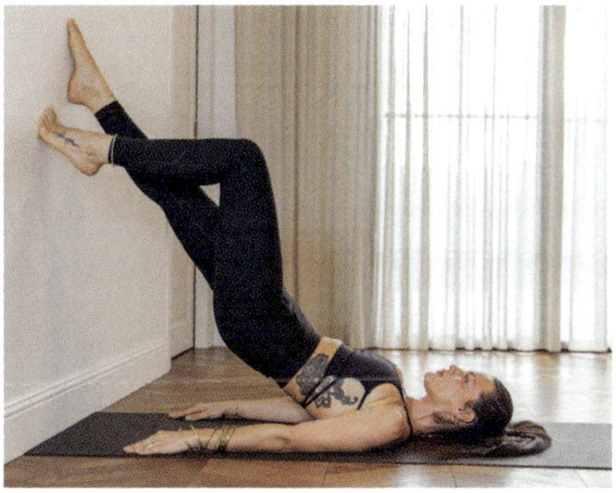

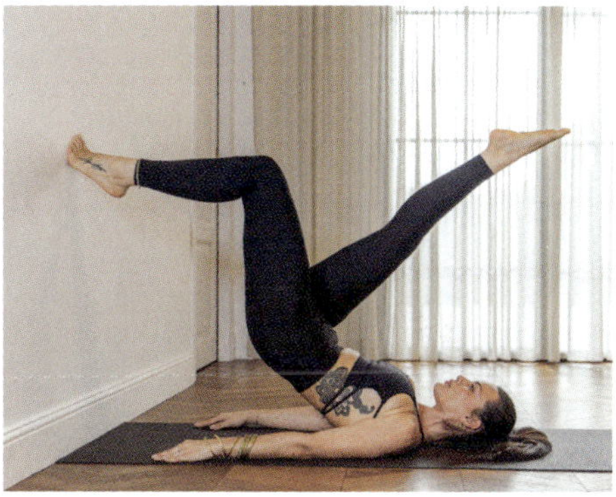

1. Legen Sie sich auf den Boden und stellen Sie die Zehenspitzen an die Wand. Beugen Sie die Knie im 90°-Winkel, dabei liegen die Füße etwas über den Knien.

2. Heben Sie die Hüfte etwas an. Das Becken bleibt neutral.

3. Halten Sie die Position und strecken Sie das rechte Bein aus, drücken Sie zugleich die Zehen an die Wand.

4. Führen Sie kleine Beinschläge aus, achten Sie dabei auf die Atmung und bewegen Sie den Körper nicht.

BRÜCKE MIT BEINSCHLAG AUF ZEHENSPITZEN / LINKS

40 Sek. oder 15 Wdh.

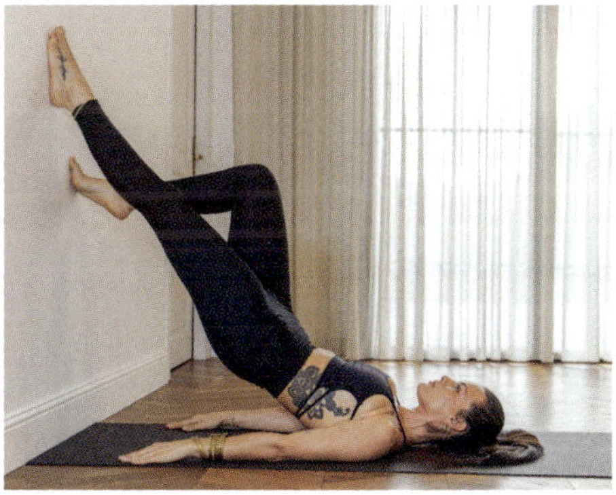

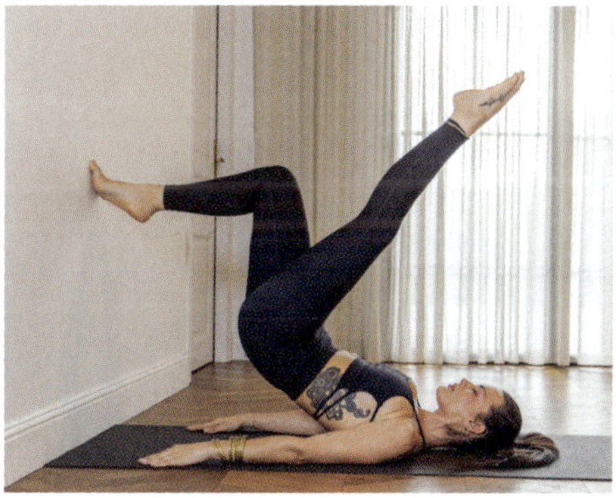

1. Legen Sie sich auf den Boden und stellen Sie die Zehenspitzen an die Wand. Beugen Sie die Knie im 90°-Winkel, dabei liegen die Füße etwas über den Knien.

2. Heben Sie die Hüfte etwas an. Das Becken bleibt neutral.

3. Halten Sie die Position und strecken Sie das linke Bein aus, drücken Sie zugleich die Zehen an die Wand.

4. Führen Sie kleine Beinschläge aus, achten Sie dabei auf die Atmung und bewegen Sie den Körper nicht.

BEINKREISEN / RECHTS

40 Sek. oder 15 Wdh.

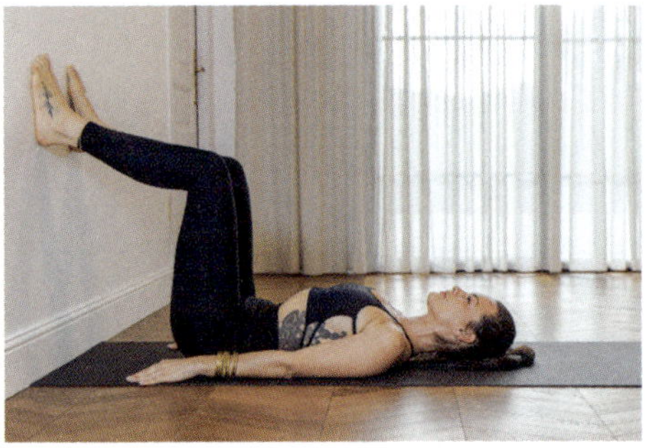

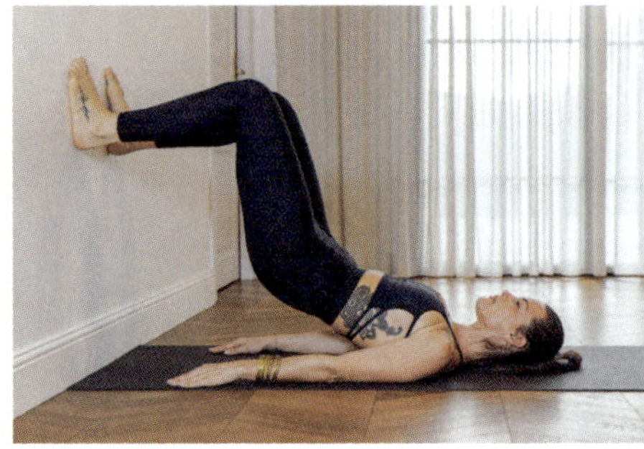

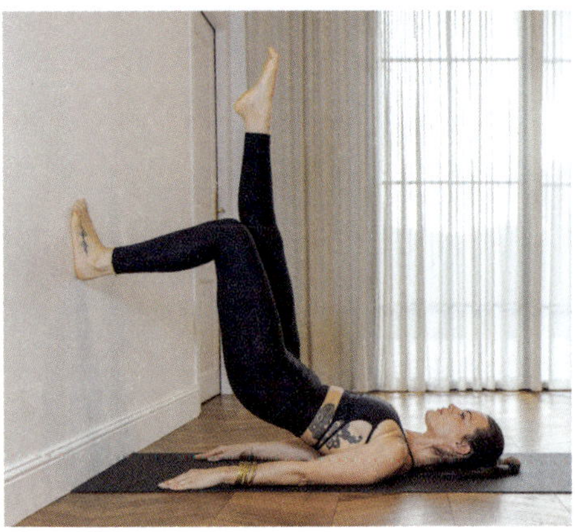

1. Legen Sie sich auf den Rücken, mit neutralem Becken, den Füßen an der Wand und den Knien im 90°-Winkel gebeugt.

2. Heben Sie beim Ausatmen die Hüfte an, halten Sie die Position und strecken Sie das rechte Bein mit gestrecktem Fuß zur Decke.

3. Halten Sie diese Position und kreisen Sie mit dem rechten Bein in kleinen Bewegungen nach außen. Stellen Sie sich vor, mit den Zehenspitzen einen Bleistift zu halten.

4. Legen Sie am Ende die Wirbelsäule langsam Wirbel für Wirbel ab.

BEINKREISEN / LINKS

40 Sek. oder 15 Wdh.

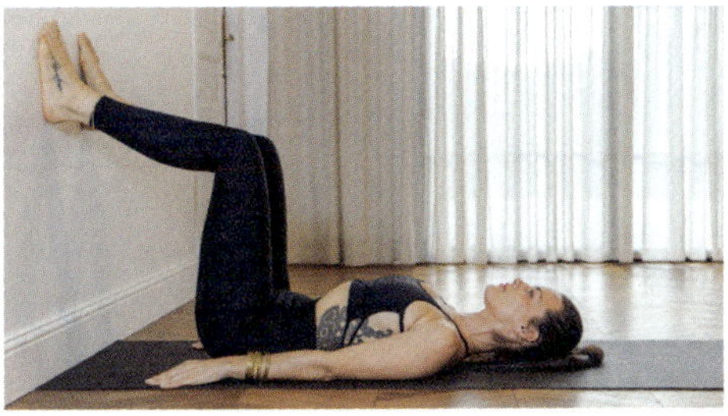

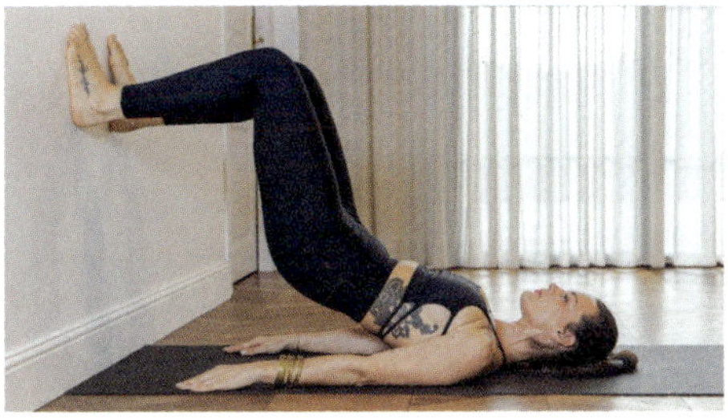

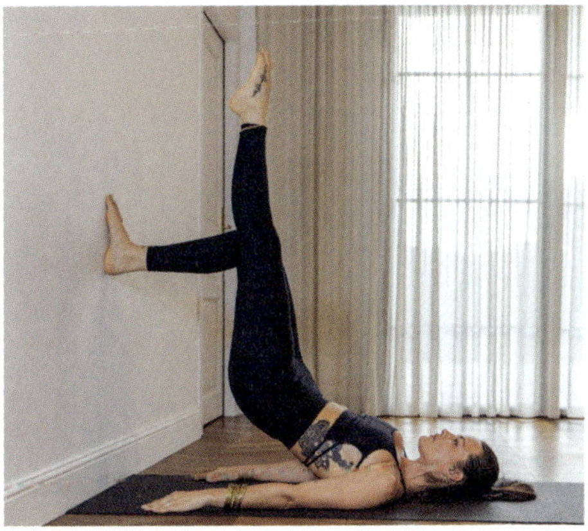

1. Legen Sie sich auf den Rücken, mit neutralem Becken, den Füßen an der Wand und den Knien im 90°-Winkel gebeugt.

2. Heben Sie beim Ausatmen die Hüfte an, halten Sie die Position und strecken Sie das linke Bein mit gestrecktem Fuß zur Decke.

3. Halten Sie diese Position und kreisen Sie mit dem linken Bein in kleinen Bewegungen nach außen. Stellen Sie sich vor, mit den Zehenspitzen einen Bleistift zu halten.

4. Legen Sie am Ende die Wirbelsäule langsam Wirbel für Wirbel ab.

SINGLE LEG STRETCH AN DER WAND

40 Sek. oder 15 Wdh.

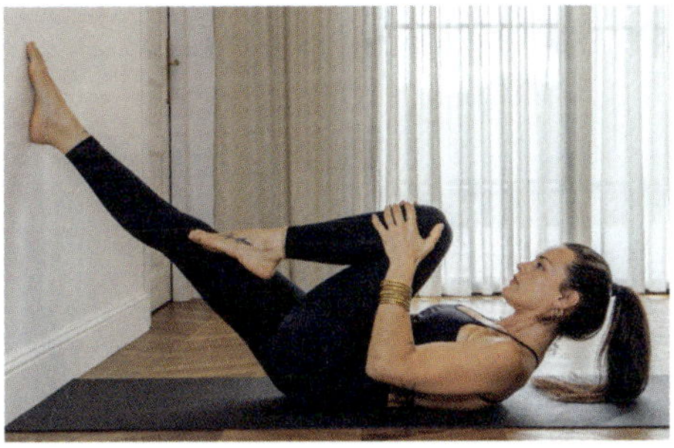

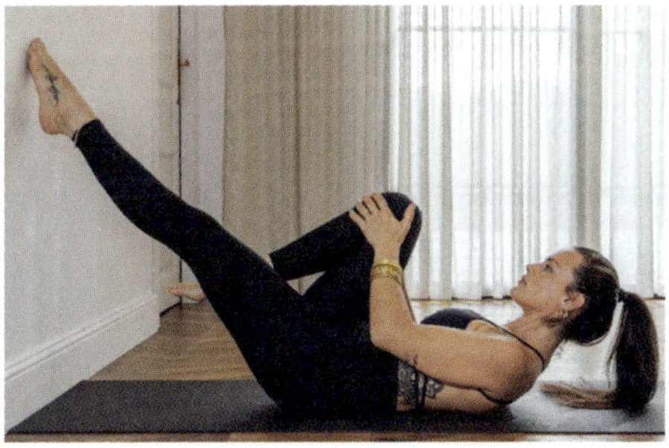

1. Legen Sie sich vor die Wand, die Beine sind im 45°-Winkel gestreckt, die Füße an der Wand. Heben Sie den Kopf leicht an.

2. Ziehen Sie ein Knie Richtung Brust, lassen Sie dabei das andere Bein gestreckt, die Fußspitze zeigt zur Wand.

3. Nehmen Sie das angezogene Knie zwischen die Hände. Wechseln Sie mit den Beinen ab und atmen Sie dabei aus, bewegen Sie das Becken nicht.

21. ÜBUNGSEINHEIT

ENGELSFLÜGEL

40 Sek. oder 15 Wdh.

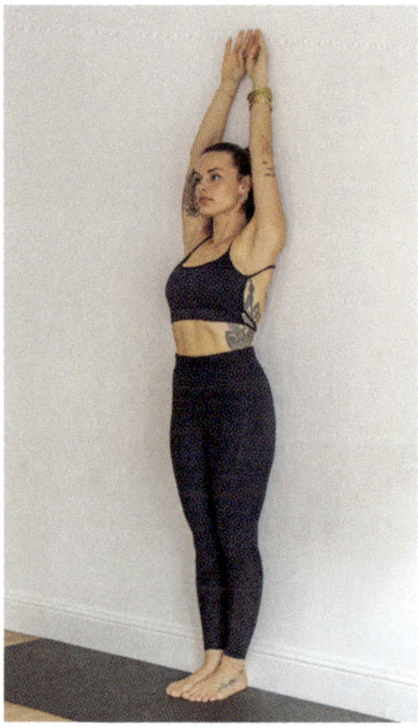

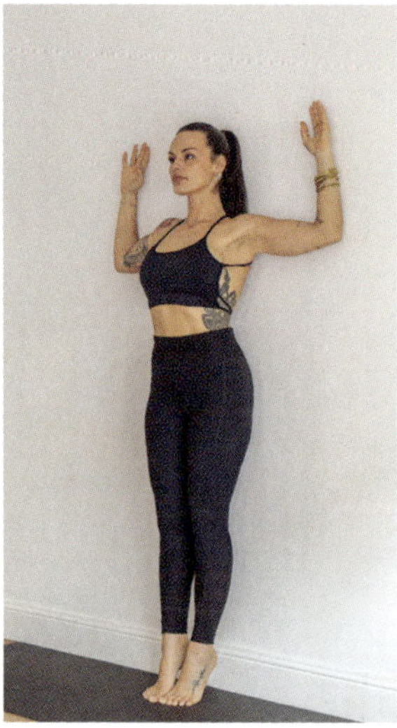

1. Stellen Sie sich mit dem Rücken an die Wand, die Füße zusammen, atmen Sie ein und heben Sie die Arme über den Kopf, der Rücken bleibt gerade.

2. Ziehen Sie mit der Ausatmung die Arme auf Schulterhöhe nach unten. Stellen Sie sich zugleich auf die Zehenspitzen.

3. Atmen Sie ein, führen Sie wieder die Arme über den Kopf und senken Sie die Füße ab.

WANDSITZ + BEUGUNG NACH VORN

40 Sek. oder 15 Wdh.

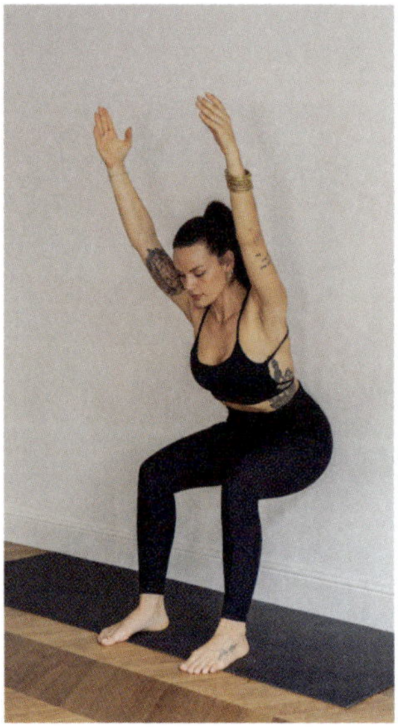

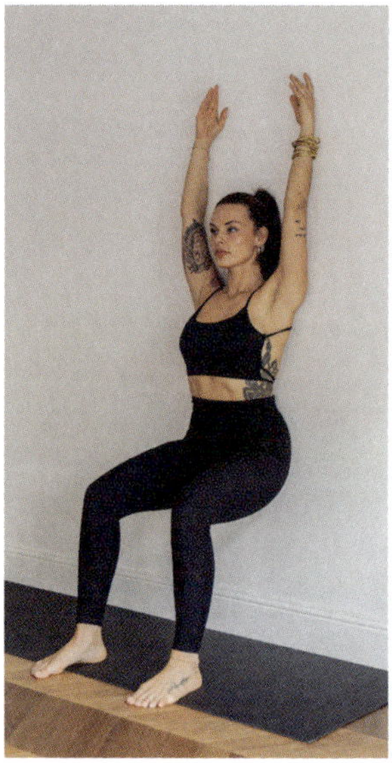

1. Drücken Sie Kopf, Lendenwirbel und Schultern an die Wand und blicken Sie geradeaus. Die Beine stehen beckenbreit.

2. Gleiten Sie mit dem Körper nach unten, bis die Knie über den Knöcheln im 90°-Winkel gebeugt sind.

3. Strecken Sie die Arme nach oben, atmen Sie ein, beugen Sie den Oberkörper vor, aber lassen Sie das Gesäß an der Wand und den Rücken gerade.

4. Bringen Sie mit der Ausatmung den Rücken wieder zur Wand, wiederholen Sie die Bewegung.

SEITLICHE CRUNCHES IM STAND / RECHTS

40 Sek. oder 20 Wdh.

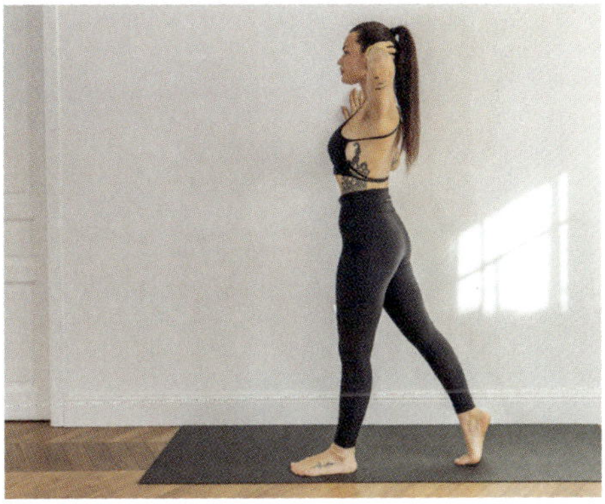

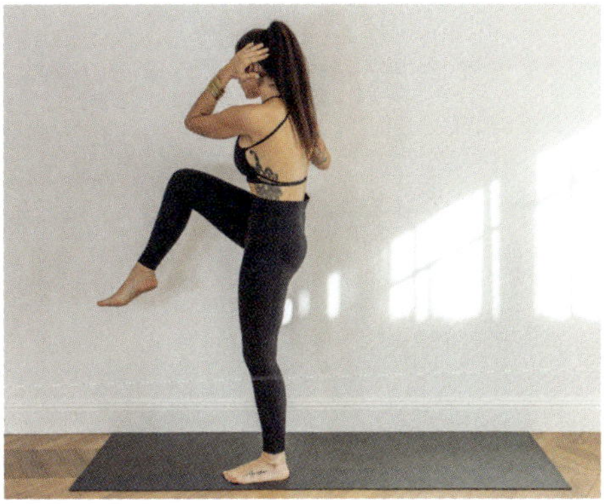

1. Stellen Sie sich seitlich an die Wand, legen Sie Ihre rechte Hand daran und die linke hinter den Kopf.

2. Machen Sie mit dem rechten Bein einen Schritt nach hinten und stellen Sie sich auf die Zehenspitzen. Atmen Sie ein.

3. Bringen Sie mit der Ausatmung das rechte Knie mit dem linken Ellbogen zusammen. Dabei sollten Sie die schrägen Bauchmuskeln spüren.

4. Kommen Sie mit der Einatmung in die Ausgangsposition zurück und wiederholen Sie die Bewegung.

SEITLICHE CRUNCHES IM STAND / LINKS

40 Sek. oder 20 Wdh.

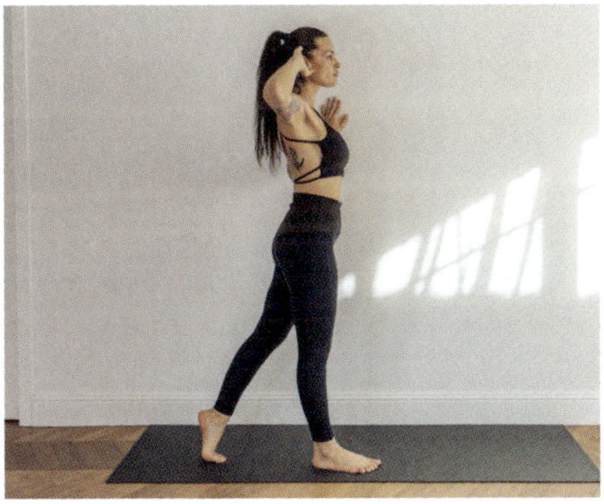

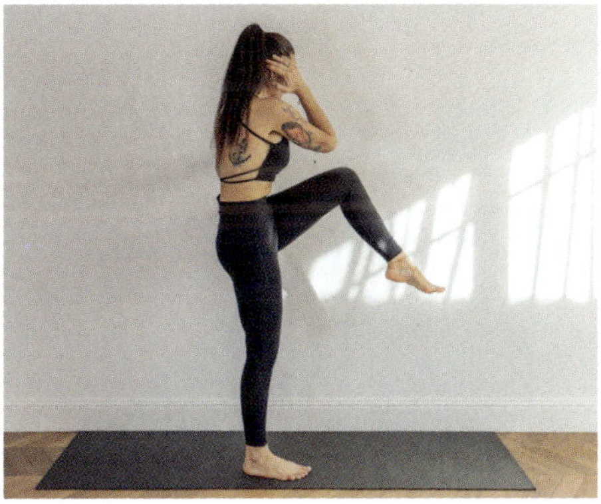

1. Stellen Sie sich seitlich an die Wand, legen Sie Ihre linke Hand daran und die rechte hinter den Kopf.

2. Machen Sie mit dem linken Bein einen Schritt nach hinten und stellen Sie sich auf die Zehenspitzen. Atmen Sie ein.

3. Bringen Sie mit der Ausatmung das linke Knie mit dem rechten Ellbogen zusammen. Dabei sollten Sie die schrägen Bauchmuskeln spüren.

4. Kommen Sie mit der Einatmung in die Ausgangsposition zurück und wiederholen Sie die Bewegung.

BRÜCKE + MIT DEN FÜSSEN GLEITEN

40 Sek. oder 15 Wdh.

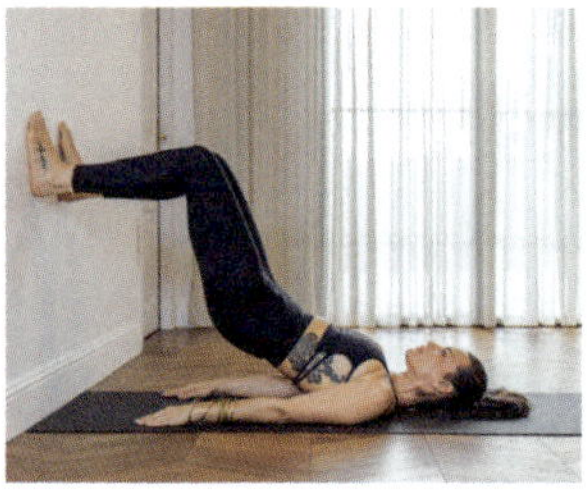
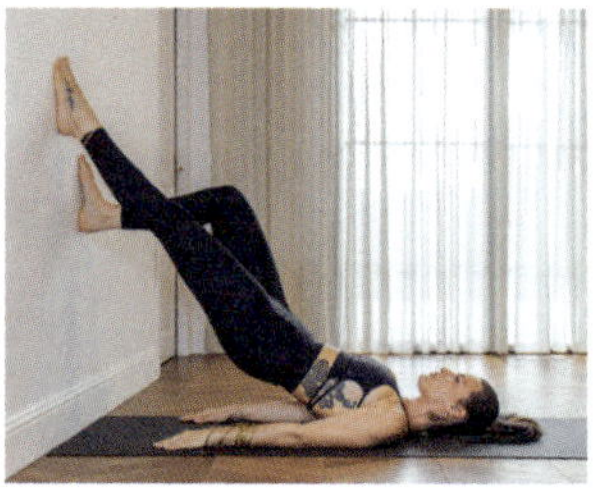
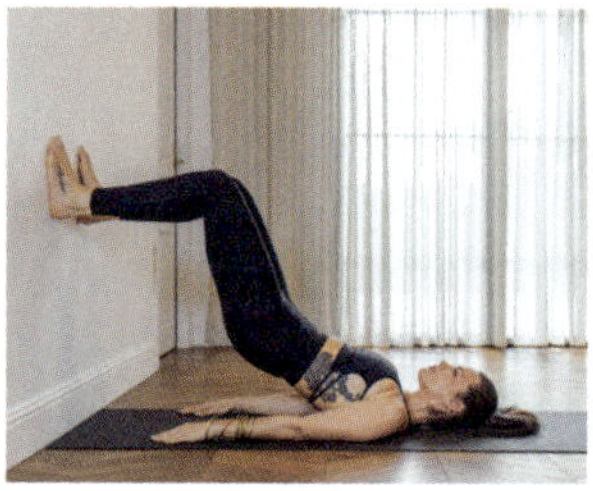
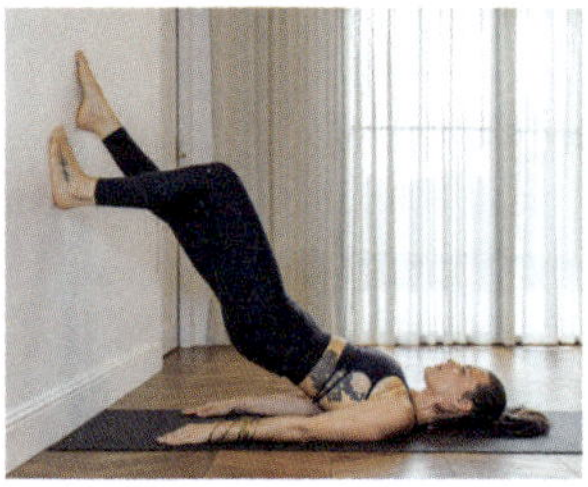

1. Legen Sie sich auf den Boden, mit den Füßen an der Wand. Beugen Sie die Knie im 90°-Winkel, dabei liegen die Füße etwas über den Knien. Achten Sie auf das neutrale Becken.

2. Atmen Sie ein und spannen Sie den Beckenboden an.

3. Heben Sie mit der Ausatmung die Hüfte an. Halten Sie die Position und gleiten Sie mit dem linken Fuß nach oben, sodass das Bein gestreckt wird. Beugen Sie wieder die Beine und wiederholen Sie das mit dem rechten Bein.

4. Wiederholen Sie die Bewegung.

BRÜCKE AUF ZEHENSPITZEN

40 Sek. oder 15 Wdh.

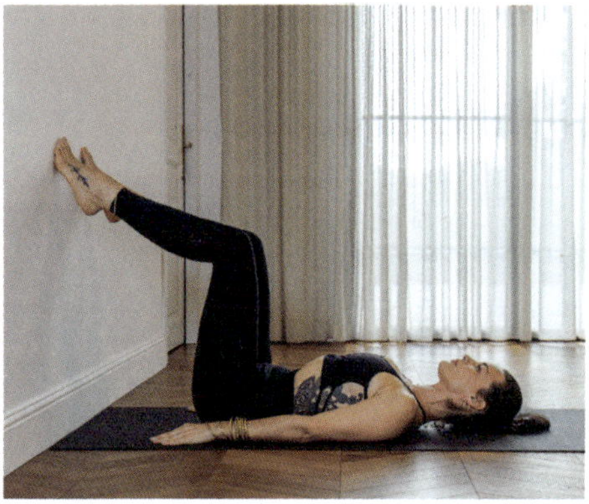
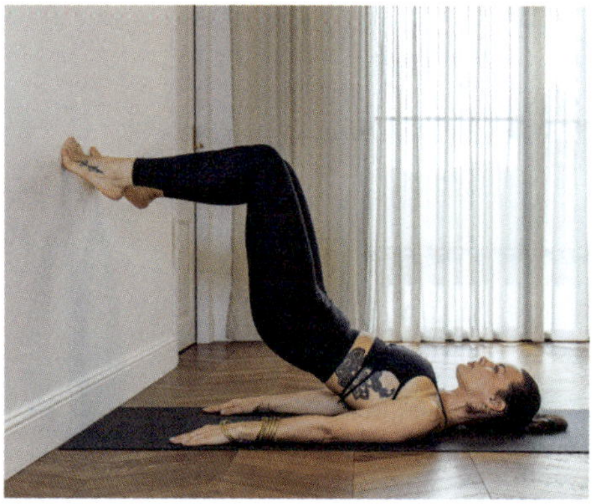

1. Legen Sie sich auf den Boden und stellen Sie die Zehenspitzen an die Wand. Beugen Sie die Knie im 90°-Winkel, dabei liegen die Füße etwas höher als die Knie. Achten Sie auf das neutrale Becken.

2. Atmen Sie ein und spannen Sie den Beckenboden an.

3. Atmen Sie aus und heben Sie die Hüfte kontrolliert an.

4. Gehen Sie langsam in die Ausgangsposition zurück und wiederholen Sie die Bewegung.

BRÜCKE MIT 1 GESTRECKTEN BEIN / RECHTS

40 Sek. oder 15 Wdh.

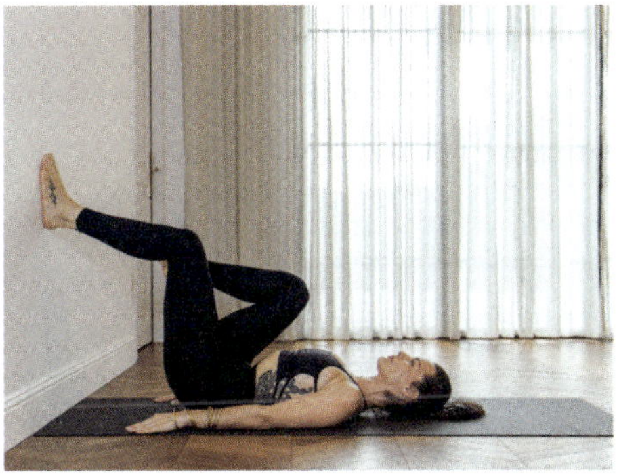

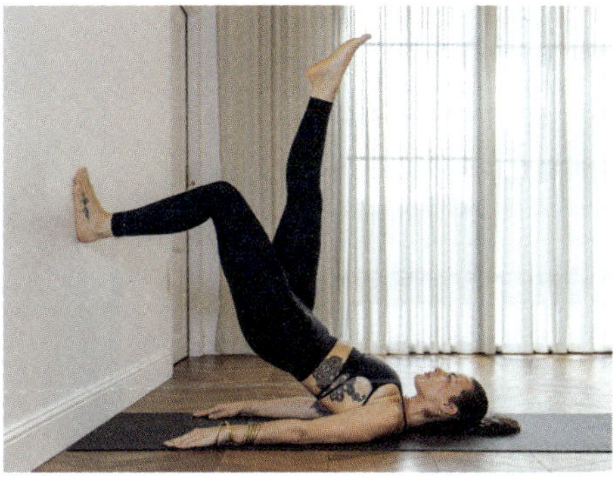

1. Legen Sie sich auf den Boden, den linken Fuß an die Wand und das Knie um 90° angewinkelt. Heben Sie das rechte Bein mit gestrecktem Fuß zur Decke.

2. Atmen Sie ein und spannen Sie den Beckenboden an.

3. Heben Sie beim Ausatmen die Hüfte an und bringen Sie das Becken in die neutrale Stellung.

4. Legen Sie das Gesäß wieder auf den Boden und wiederholen Sie die Bewegung.

BRÜCKE MIT 1 GESTRECKTEN BEIN / LINKS

40 Sek. oder 15 Wdh.

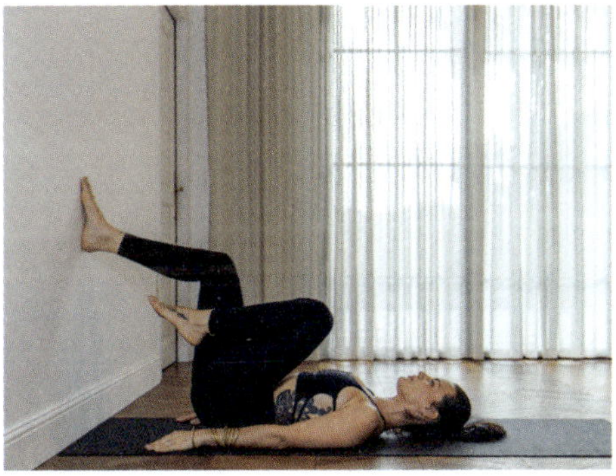

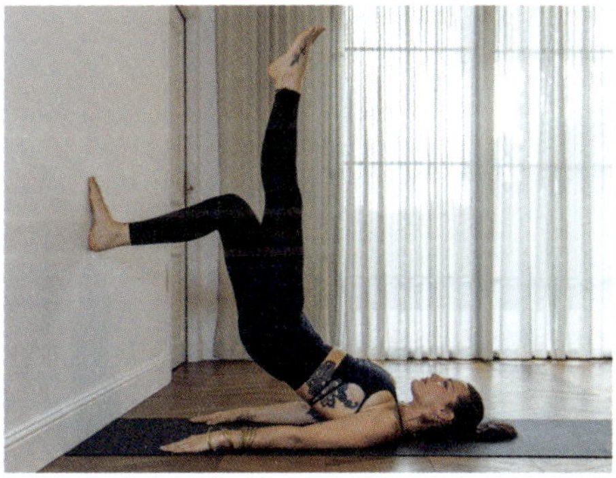

1. Legen Sie sich auf den Boden, den rechten Fuß an die Wand und das Knie um 90° angewinkelt. Heben Sie das linke Bein mit gestrecktem Fuß zur Decke.

2. Atmen Sie ein und spannen Sie den Beckenboden an.

3. Heben Sie beim Ausatmen die Hüfte an und bringen Sie das Becken in die neutrale Stellung.

4. Legen Sie das Gesäß wieder auf den Boden und wiederholen Sie die Bewegung.

BRÜCKE MIT GESTRECKTEN BEINEN UND ANGEZOGENEM KNIE

40 Sek. oder 15 Wdh.

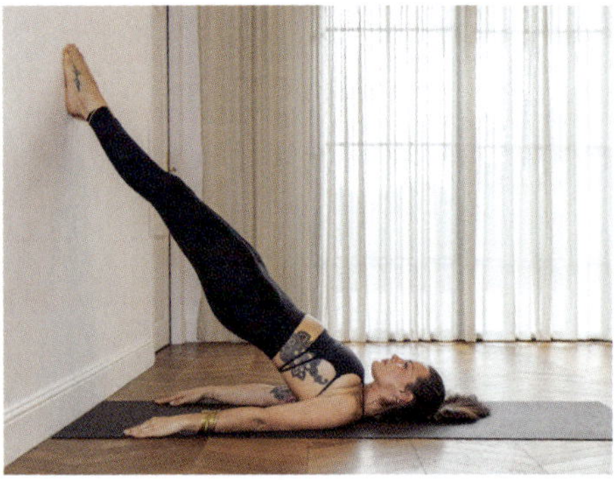

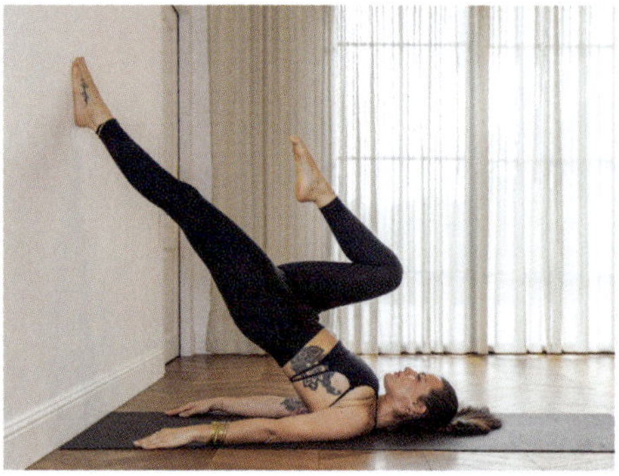

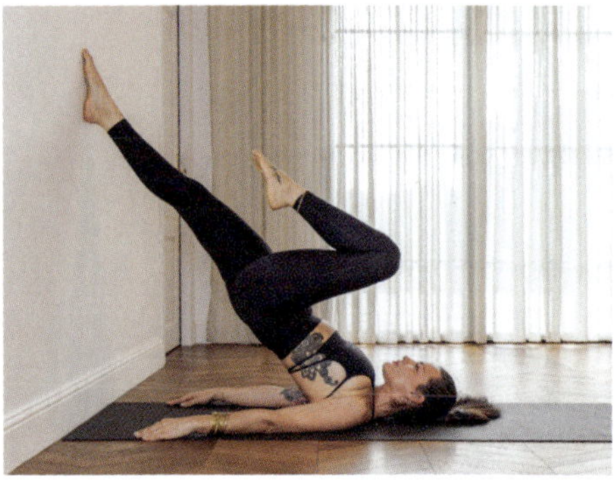

1. Legen Sie sich auf den Boden, das Becken ist neutral, die Beine gestreckt und die Hüfte angehoben.

2. Atmen Sie ein und spannen Sie den Beckenboden an. Der Hals sollte locker und entspannt sein.

3. Atmen Sie aus, ziehen Sie den Bauchnabel ein und ziehen Sie das rechte Knie zur Brust, das Becken bleibt dabei oben und zeigt zur Decke (ohne ins Hohlkreuz zu fallen).

4. Wiederholen Sie das mit dem anderen Bein und wechseln Sie fortlaufend ab.

22. ÜBUNGSEINHEIT

OBERKÖRPERSPANNUNG MIT ANHEBEN VON BEIN UND ARM

40 Sek. oder 15 Wdh.

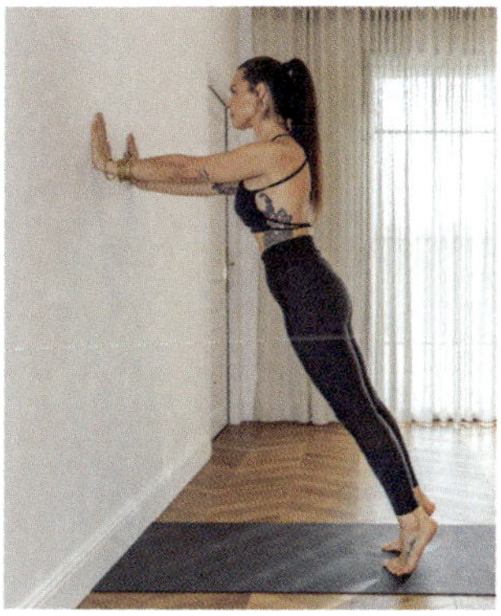

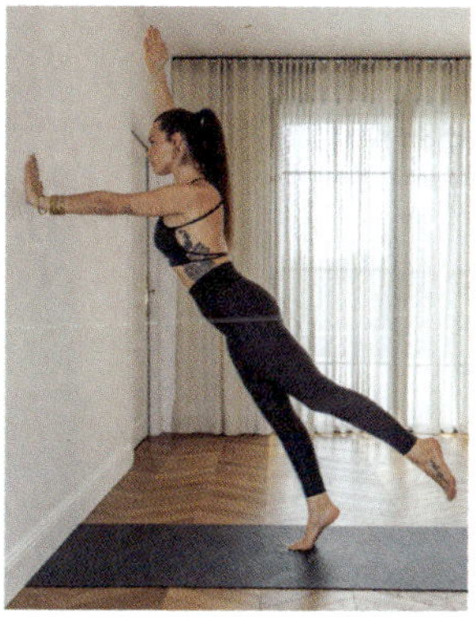

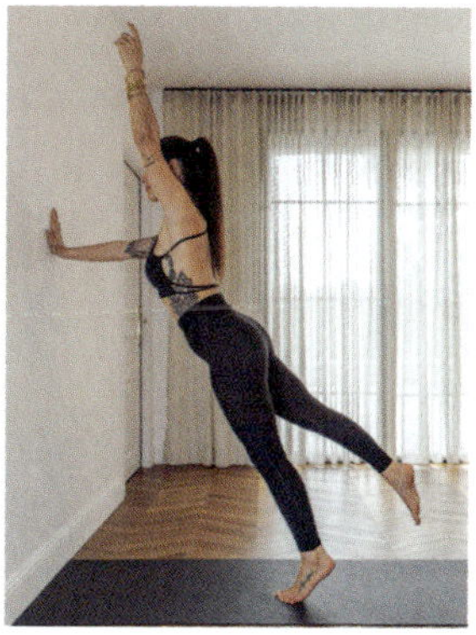

1. Stellen Sie sich aufrecht mit den Händen an die Wand (Handgelenke auf Höhe der Schultern, die tief sind) und strecken Sie die Arme.

2. Treten Sie etwas zurück in eine leicht geneigte, aber aufrechte Position (neutrales Becken), stellen Sie sich auf die Zehenspitzen. Atmen Sie ein.

3. Atmen Sie aus und heben Sie einen Arm und das gegengleiche Bein an.

4. Kommen Sie beim Einatmen in die Ausgangsposition zurück und wechseln Sie die Seiten ab.

FERSEN ANHEBEN IN SQUAT-POSITION

40 Sek. oder 20 Wdh.

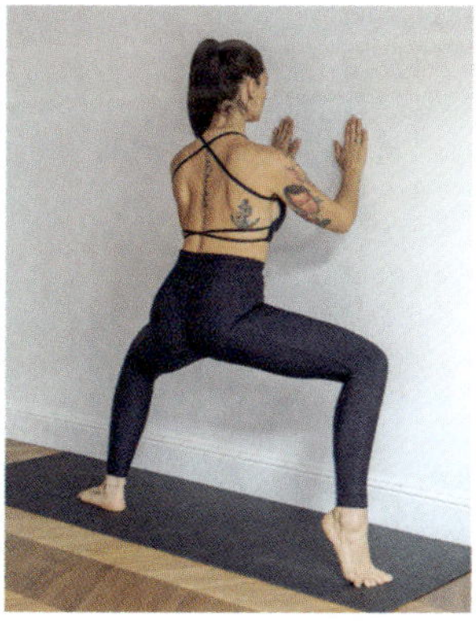

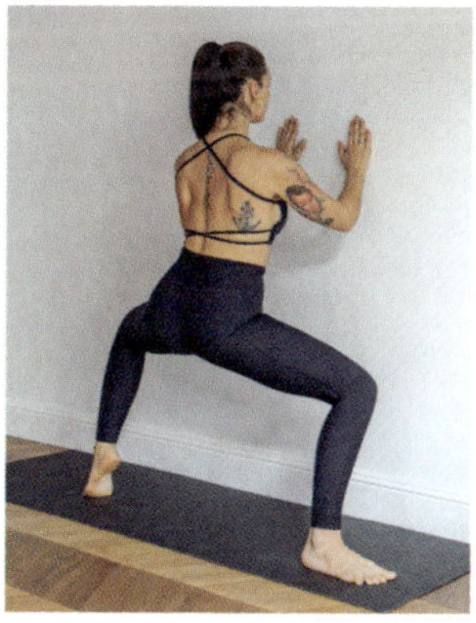

1. Stehen Sie aufrecht, mit dem Gesicht zur Wand, spreizen Sie die Beine, die Füße zeigen dabei nach außen.

2. Beugen Sie die Beine bis zu einem 90°-Winkel, das Becken darf nicht nach hinten kippen.

3. Die Arme sind gebeugt, die Hände liegen auf Höhe des Gesichts an der Wand.

4. Der Rücken bleibt gerade. Heben Sie die rechte Ferse an und stellen Sie sie wieder ab. Wiederholen Sie das mit der linken Ferse und dann mit beiden im Wechsel.

WANDSITZ + MUSCHEL

40 Sek. oder 20 Wdh.

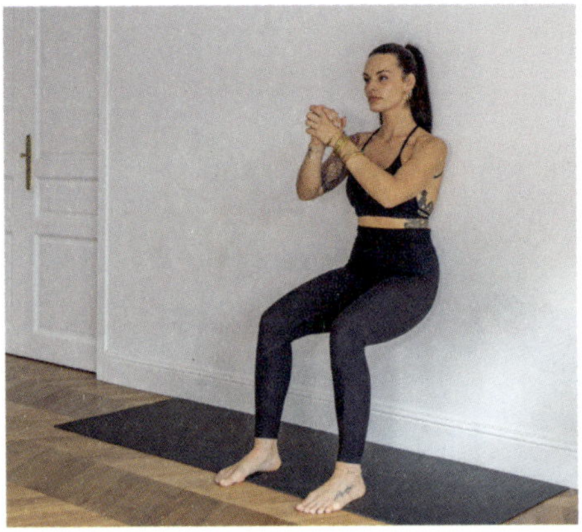

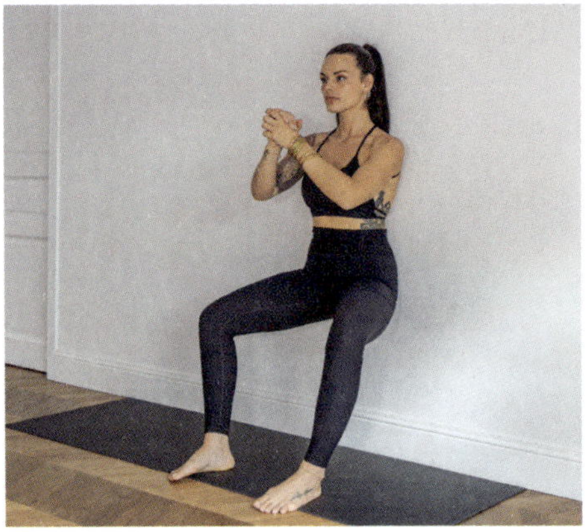

1. Drücken Sie Kopf, Lendenwirbel und Schultern an die Wand und blicken Sie geradeaus.

2. Gleiten Sie mit dem Körper nach unten, bis die Knie über den Knöcheln im 90°-Winkel gebeugt sind. Die Beine stehen dabei beckenbreit.

3. Spannen Sie mit der Ausatmung die Bauchmuskeln an und halten Sie diese Position.

4. Bringen Sie mit gebeugten Armen die Hände vor dem Körper zusammen oder lassen Sie sie neben dem Körper hängen.

5. Öffnen Sie die Knie nach außen (Muschel), kommen Sie dann wieder in die Ausgangsposition zurück.

6. Wiederholen Sie die Bewegung.

IM WANDSITZ AUF DIE ZEHENSPITZEN STELLEN

40 Sek. oder 15 Wdh.

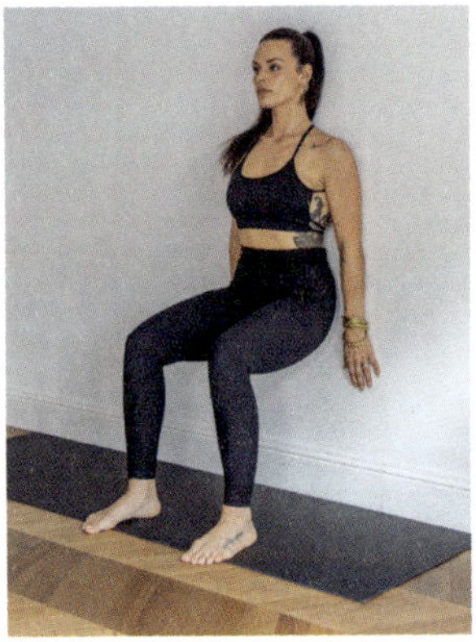

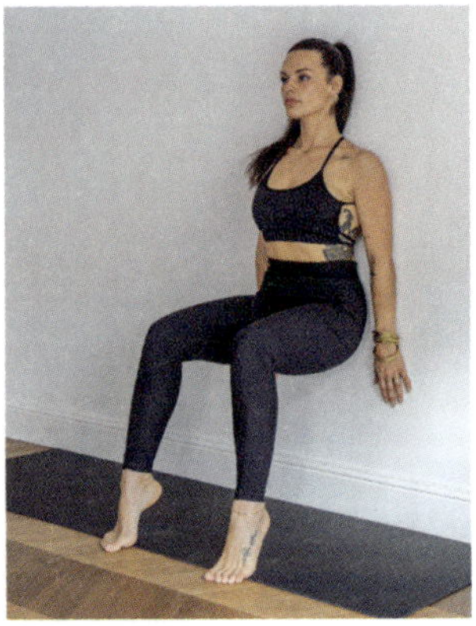

1. Drücken Sie Kopf, Lendenwirbel und Schultern an die Wand und blicken Sie geradeaus.

2. Gleiten Sie mit dem Körper nach unten, bis die Knie über den Knöcheln im 90°-Winkel gebeugt sind. Die Beine stehen dabei beckenbreit auseinander. Atmen Sie ein.

3. Heben Sie mit der Ausatmung die Fersen an und stellen Sie sich auf die Zehenspitzen. Führen Sie zugleich die Arme von unten nach vorn.

4. Atmen Sie ein, führen Sie die Arme wieder an die Wand und senken Sie die Füße ab. Wiederholen Sie das dann.

SPINE TWIST AN DER WAND

40 Sek. oder 15 Wdh.

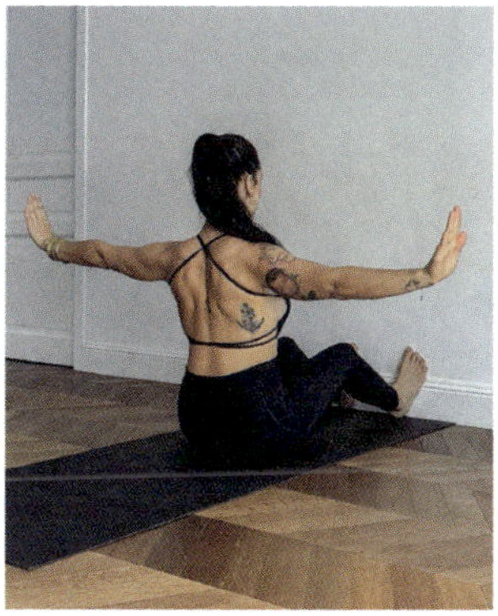
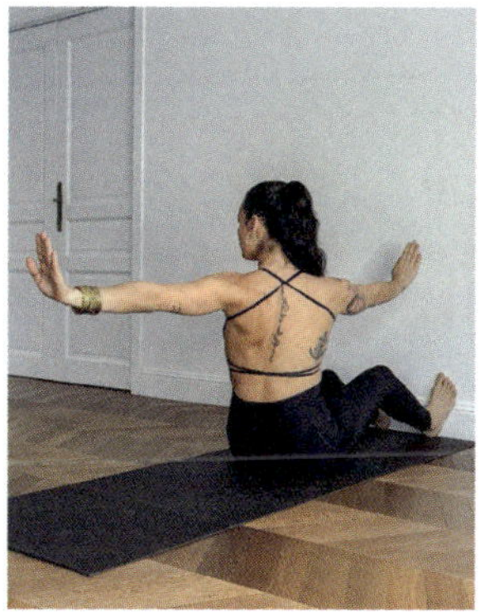
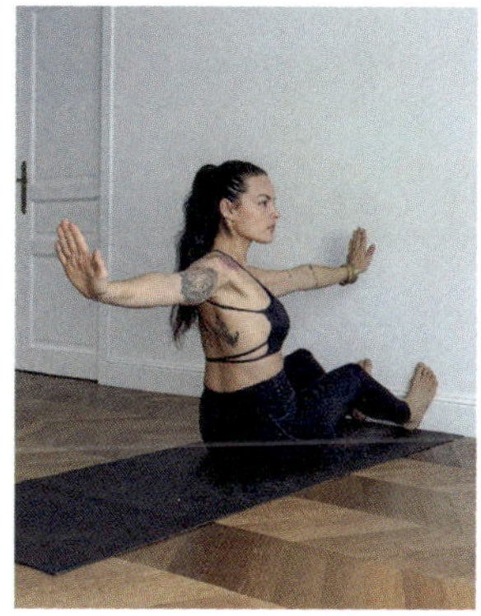

1. Setzen Sie sich mit aufrechtem Rücken mit dem Gesicht zur Wand, die Beine beckenbreit gespreizt, die Füße flex unten an der Wand.

2. Öffnen Sie mit leicht angezogenen Beinen die Arme, lassen Sie die Schultern unten und drehen Sie sich aus der Taille abwechselnd zu den Seiten. Halten Sie jeweils in der Mitte kurz an.

AN DEN FÜSSEN HOCHGEZOGEN

40 Sek. oder 15 Wdh.

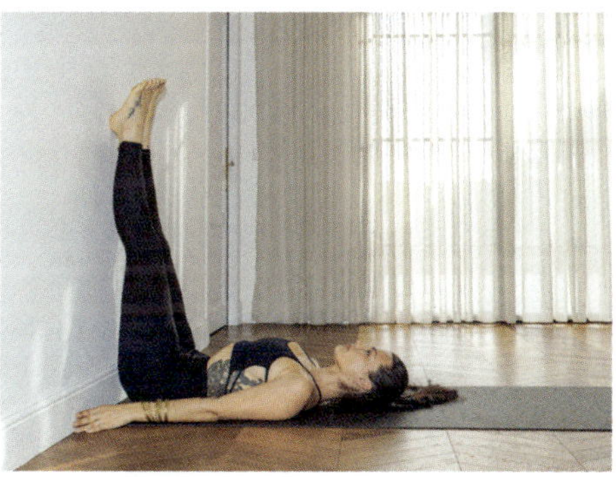
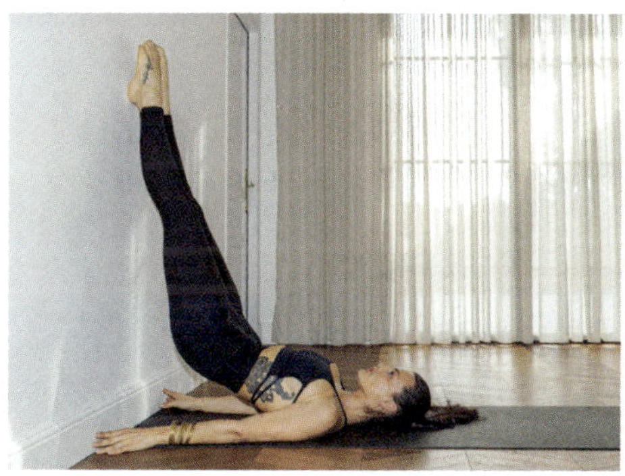

1. Legen Sie sich auf den Boden, mit dem Gesäß an der Wand, die Beine sind gestreckt.

2. Die Arme liegen gestreckt neben dem Körper. Atmen Sie ein.

3. Heben Sie mit der Ausatmung das Gesäß und schieben Sie die Beine nach oben, als wenn Sie jemand an den Füßen ziehen würde.

4. Senken Sie sie langsam wieder, atmen Sie dabei ein. Wiederholen Sie die Bewegung.

BRÜCKE + ARMROTATION

40 Sek. oder 15 Wdh.

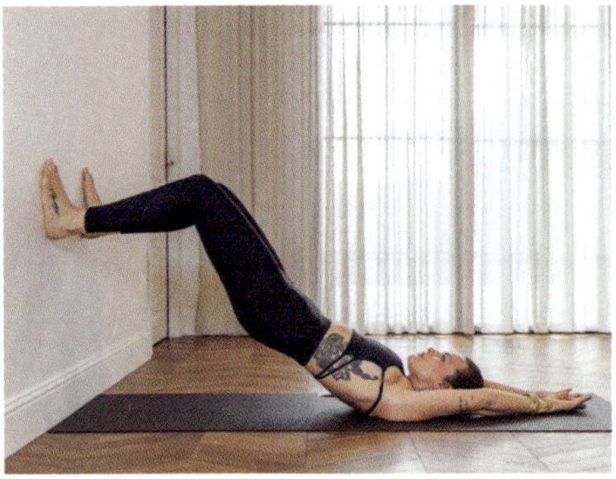

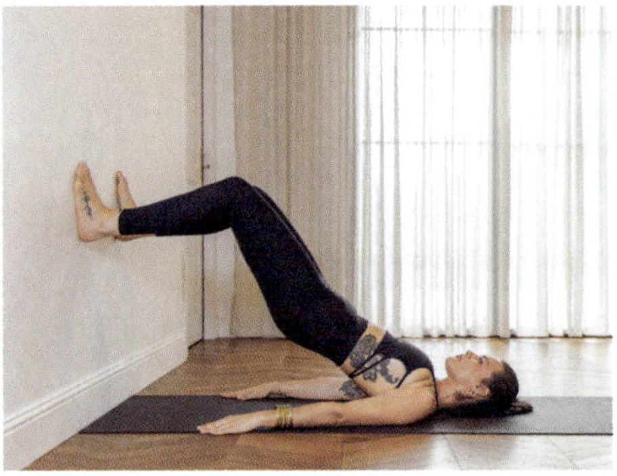

1. Legen Sie sich auf den Boden, mit den Füßen an der Wand. Beugen Sie die Knie im 90°-Winkel, dabei liegen die Füße etwas über den Knien. Achten Sie auf das neutrale Becken.

2. Atmen Sie ein und spannen Sie den Beckenboden an.

3. Heben Sie beim Ausatmen die Hüfte an. Halten Sie diese Position, atmen Sie ein und führen Sie die Arme über die Vorderseite des Körpers an die Seite und dann wieder über den Kopf. Wiederholen Sie die Bewegung.

ANGEHOBENE MUSCHEL

40 Sek. oder 15 Wdh.

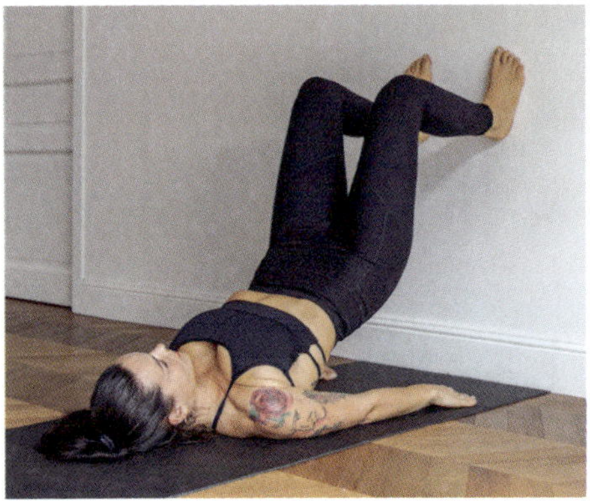

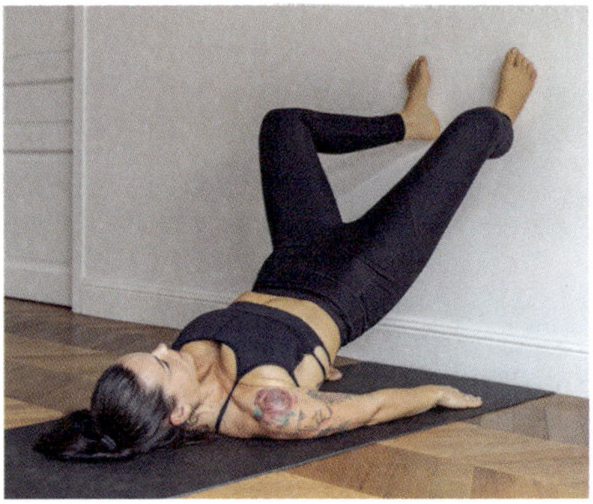

1. Legen Sie sich auf den Boden, mit den Füßen an der Wand. Beugen Sie die Knie im 90°-Winkel, dabei liegen die Füße etwas über den Knien. Achten Sie auf das neutrale Becken.

2. Atmen Sie ein und spannen Sie den Beckenboden an.

3. Heben Sie beim Ausatmen die Hüfte an. Halten Sie die Position und öffnen Sie die Knie nach außen. Schließen und öffnen Sie die Knie im Wechsel, ohne dabei den Körper auf dem Boden zu bewegen.

PYRAMIDE IM STÜTZ

40 Sek. oder 15 Wdh.

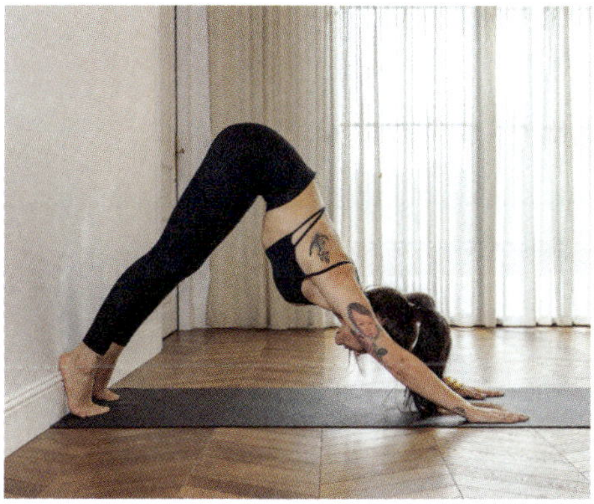

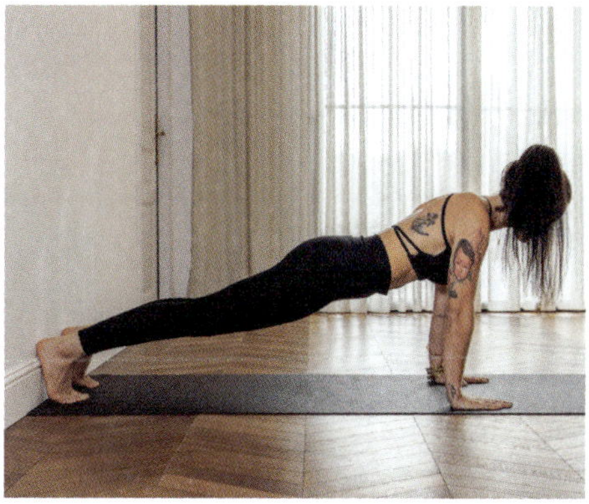

1. Stellen Sie sich auf die Zehenspitzen, mit den Fersen an der Wand, und nehmen Sie mit dem Gesäß Richtung Wand die Yoga-Stellung Herabschauender Hund ein.

2. Dabei liegen die Hände flach auf dem Boden, das Gesäß zeigt nach oben und der Rücken ist gerade. Atmen Sie ein.

3. Kippen Sie beim Ausatmen das Becken in Richtung Boden und kommen Sie in das Brett, mit den Schultern über den Handgelenken und neutralem Becken. Ziehen Sie den Bauchnabel ein.

4. Atmen Sie ein und gehen Sie wieder in die Hunde-Stellung. Wiederholen Sie die Bewegung.

23. ÜBUNGSEINHEIT

SCHULTERKREISEN

40 Sek. oder 15 Wdh.

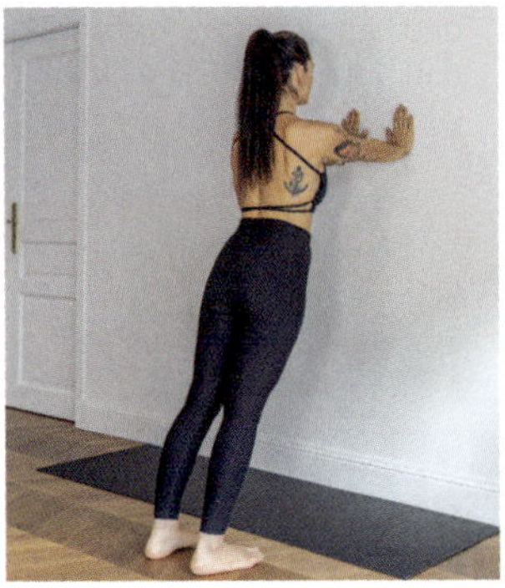
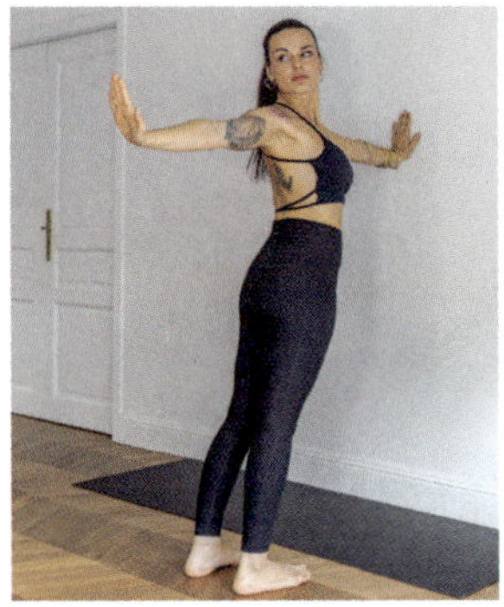
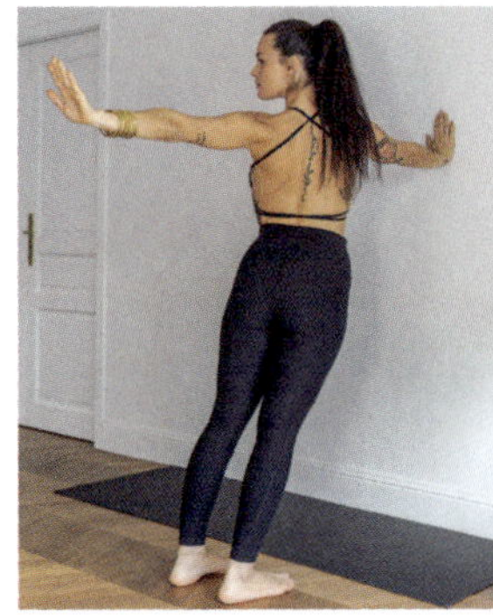

1. Legen Sie die Hände schulterbreit an die Wand und strecken Sie die Arme durch.

2. Führen Sie den rechten Arm nach hinten und folgen Sie ihm mit dem Blick.

3. Bringen Sie wieder beide Hände an die Wand und wiederholen Sie die Übung mit dem anderen Arm.

4. Spannen Sie während der Übung die Muskeln an und wechseln Sie die Seiten ab.

SCHULTER ANTIPPEN

40 Sek. oder 25 bis 30 Wdh.

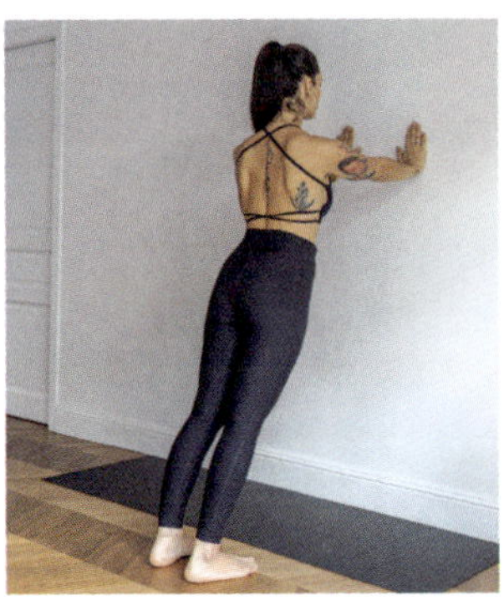
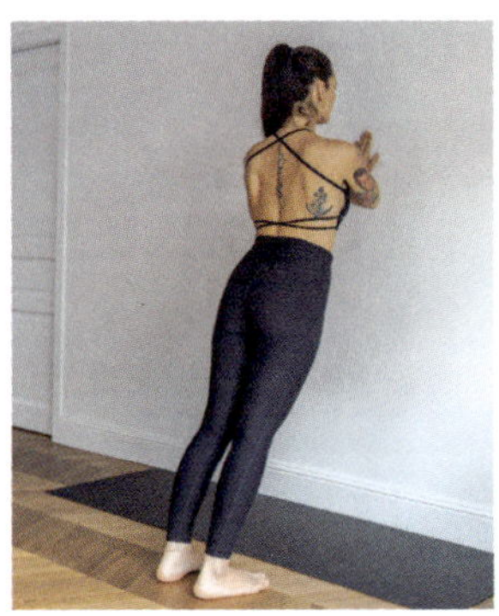
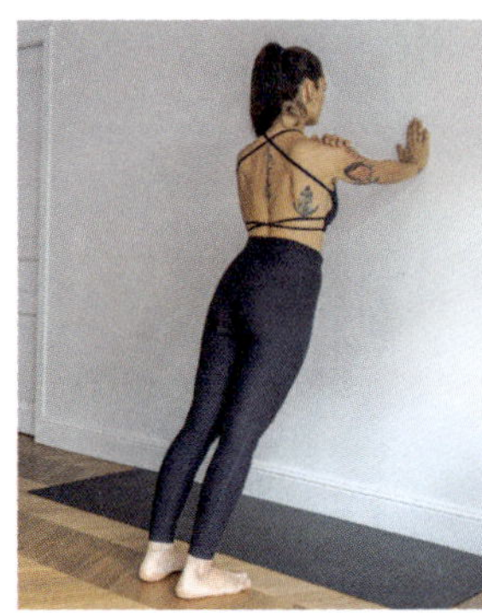

1. Stellen Sie sich aufrecht mit dem Gesicht zur Wand und gehen Sie einen Schritt zurück (um die Breite einer Sportmatte), sodass das Gewicht vorn liegt.

2. Legen Sie die Hände auf Kinnhöhe an die Wand, stellen Sie die Füße nebeneinander und achten Sie auf das neutrale Becken (gerade Linie). Atmen Sie konzentriert.

3. Halten Sie die Spannung und tippen Sie mit der rechten Hand auf die linke Schulter. Nehmen Sie die Hand wieder zurück und führen Sie diese Bewegung im Wechsel aus.

WANDSITZ + ENGELSFLÜGEL

40 Sek. oder 15 Wdh.

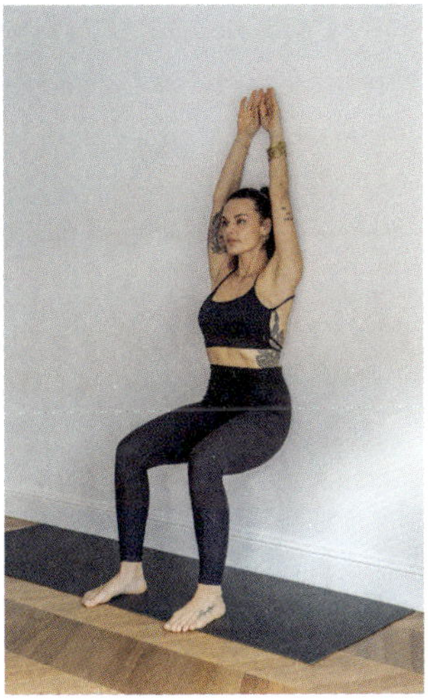

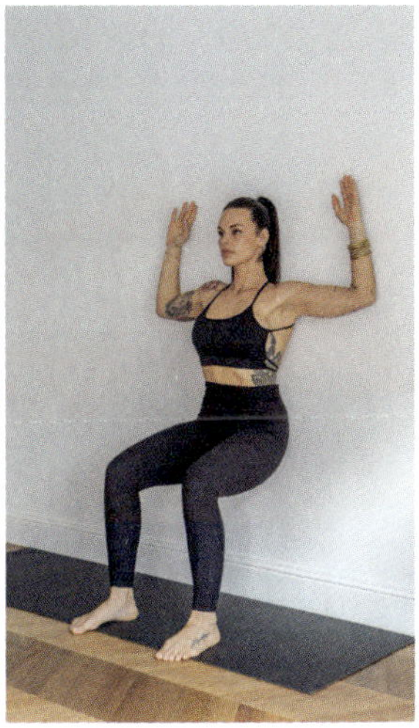

1. Stellen Sie sich mit dem Rücken an die Wand, die Füße zusammen, atmen Sie ein und heben Sie die Arme über den Kopf, der Rücken bleibt gerade.

2. Ziehen Sie mit der Ausatmung die Arme auf Schulterhöhe nach unten. Stellen Sie sich zugleich auf die Zehenspitzen.

3. Atmen Sie ein, führen Sie wieder die Arme über den Kopf und senken Sie die Füße ab.

WANDSITZ MIT ARMÖFFNUNG

40 Sek. oder 10 bis 12 Wdh.

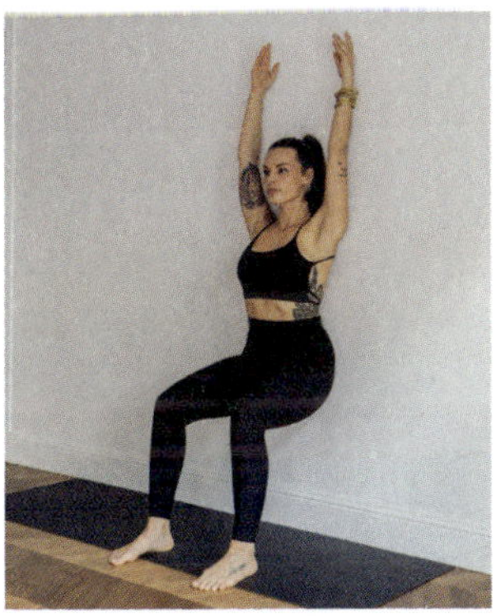

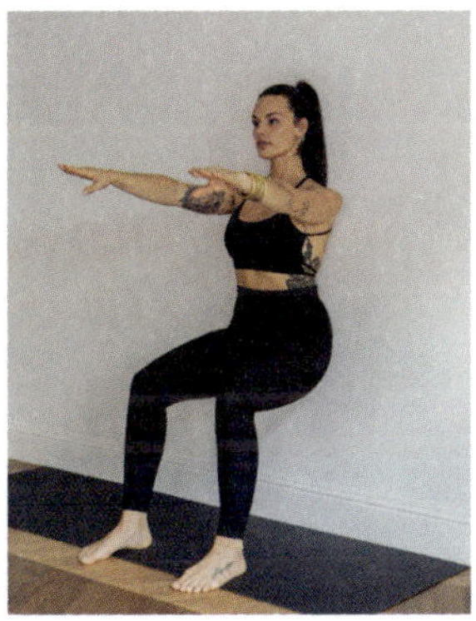

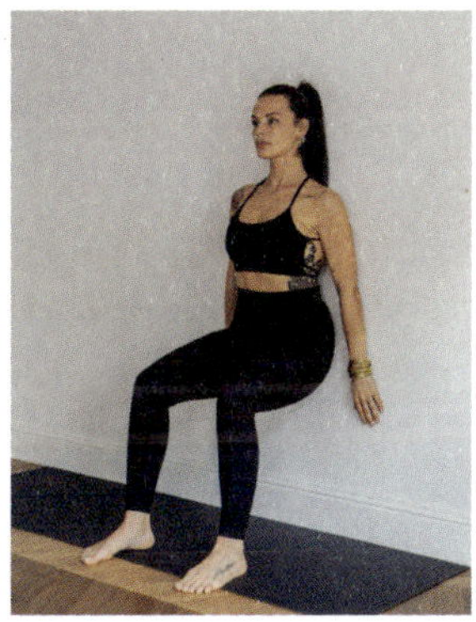

1. Drücken Sie Kopf, Lendenwirbel und Schultern an die Wand und blicken Sie geradeaus.

2. Gleiten Sie mit dem Körper nach unten, bis die Knie über den Knöcheln im 90°-Winkel gebeugt sind.

3. Spannen Sie mit der Ausatmung die Bauchmuskeln an und halten Sie diese Position.

4. Heben Sie beim Einatmen die Arme zur Decke, dabei bleiben die Schultern unten. Führen Sie beim Ausatmen die Arme nach vorn und wieder nach unten, dabei bleibt der Oberkörper an der Wand.

5. Wiederholen Sie die Bewegung.

BRÜCKE MIT 1 ANGEWINKELTEN BEIN / RECHTS

40 Sek. oder 15 Wdh.

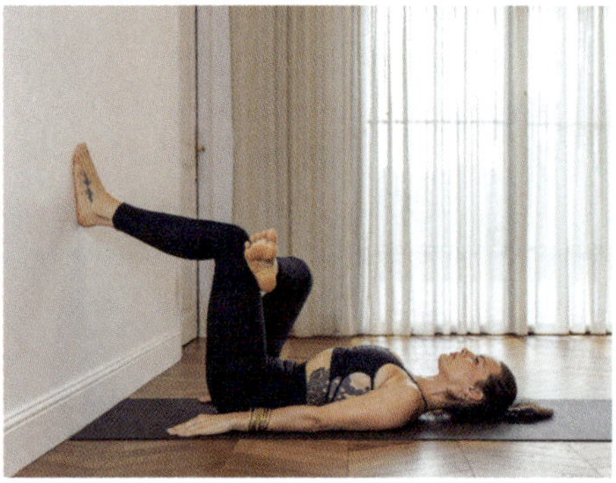

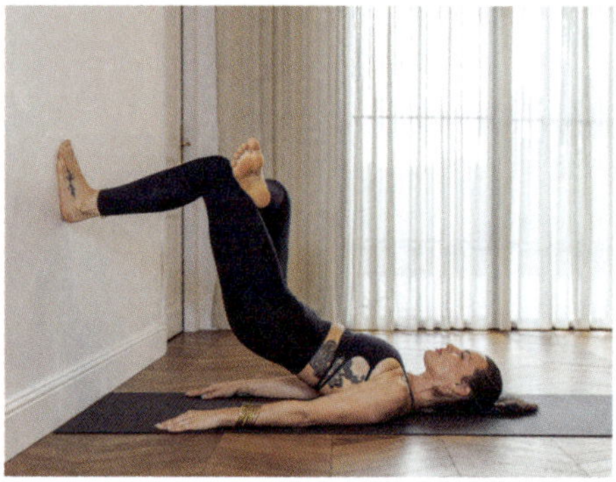

1. Legen Sie sich auf den Boden, legen Sie den linken Fuß an die Wand und den rechten auf das linke Knie.

2. Atmen Sie ein und spannen Sie den Beckenboden an.

3. Atmen Sie aus, ziehen Sie den Bauchnabel ein und heben Sie die Hüfte in einer kontrollierten Bewegung an.

4. Gehen Sie langsam in die Ausgangsposition zurück und wiederholen Sie die Übung.

BRÜCKE MIT 1 ANGEWINKELTEN BEIN / LINKS

40 Sek. oder 15 Wdh.

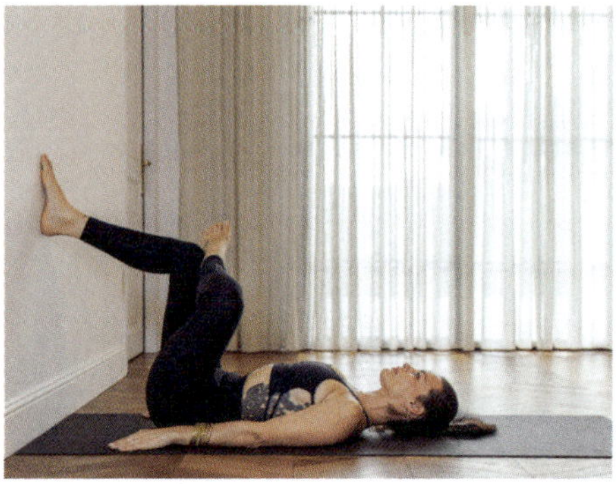

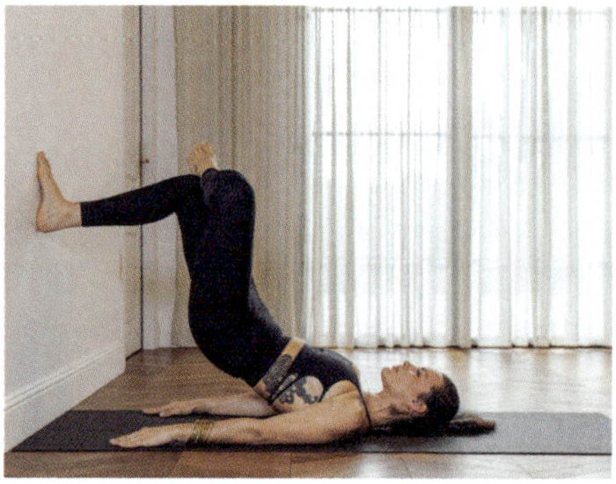

1. Legen Sie sich auf den Boden, legen Sie den rechten Fuß an die Wand und den linken auf das rechte Knie.

2. Atmen Sie ein und spannen Sie den Beckenboden an.

3. Atmen Sie aus, ziehen Sie den Bauchnabel ein und heben Sie die Hüfte in einer kontrollierten Bewegung an.

4. Bringen Sie sie langsam wieder in die Ausgangsposition und wiederholen Sie die Übung.

BRÜCKE MIT 1 GESTRECKTEN BEIN / RECHTS

40 Sek. oder 15 Wdh.

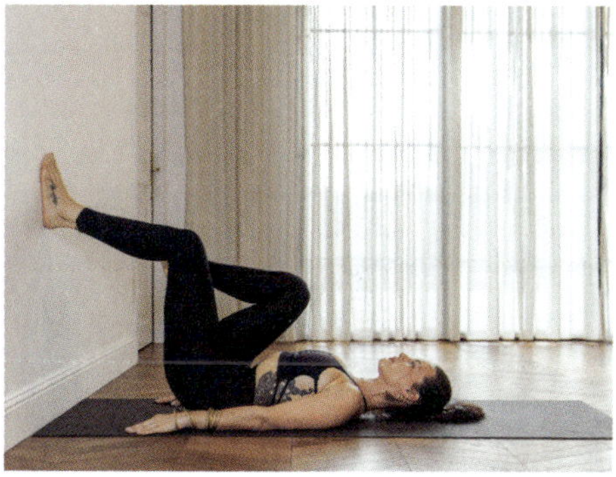

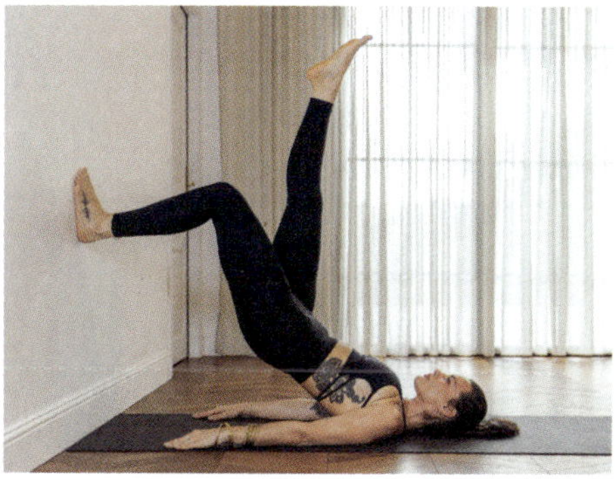

1. Legen Sie sich auf den Boden, den linken Fuß an die Wand und das Knie um 90° angewinkelt. Heben Sie das rechte Bein mit gestrecktem Fuß zur Decke.

2. Atmen Sie ein und spannen Sie den Beckenboden an.

3. Heben Sie beim Ausatmen die Hüfte an und bringen Sie das Becken in die neutrale Stellung.

4. Legen Sie das Gesäß wieder auf den Boden und wiederholen Sie die Bewegung.

BRÜCKE MIT 1 GESTRECKTEN BEIN / LINKS

40 Sek. oder 15 Wdh.

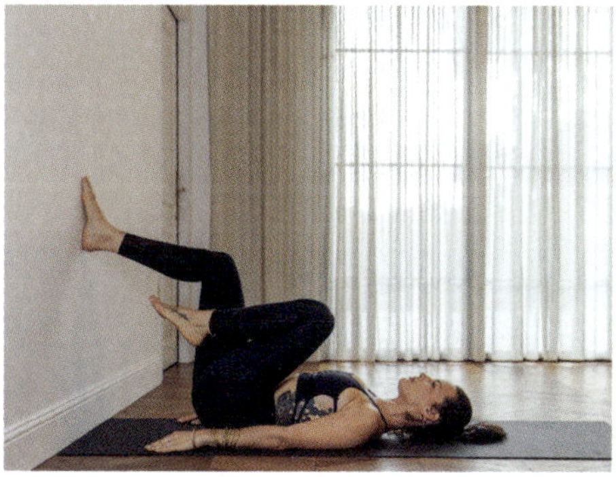

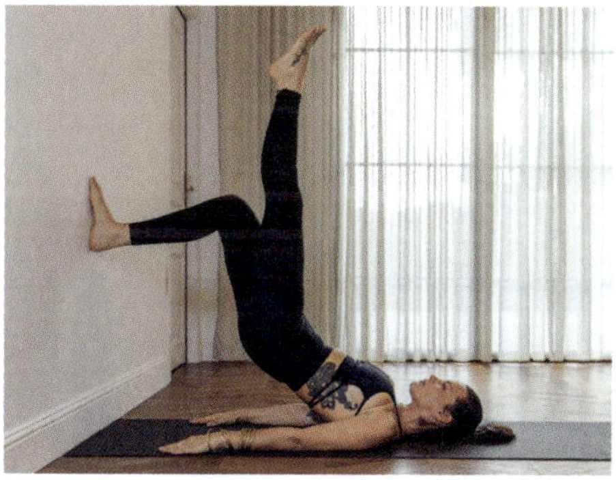

1. Legen Sie sich auf den Boden, den rechten Fuß an die Wand und das Knie um 90° angewinkelt. Heben Sie das linke Bein mit gestrecktem Fuß zur Decke.

2. Atmen Sie ein und spannen Sie den Beckenboden an.

3. Heben Sie beim Ausatmen die Hüfte an und bringen Sie das Becken in die neutrale Stellung.

4. Legen Sie das Gesäß wieder auf den Boden und wiederholen Sie die Bewegung.

BRÜCKE MIT GESTRECKTEN BEINEN UND ANGEZOGENEM KNIE

40 Sek. oder 15 Wdh.

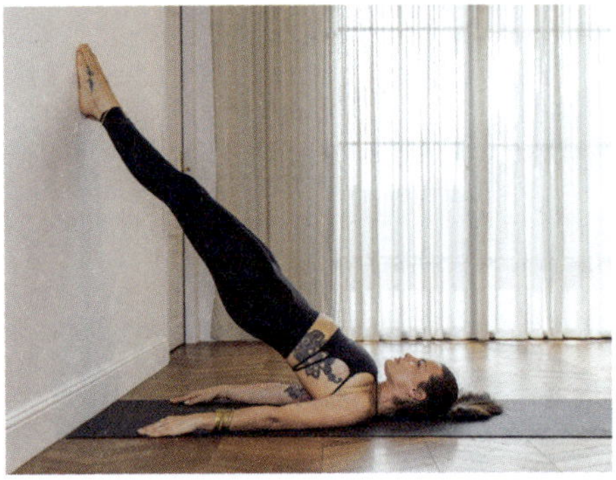

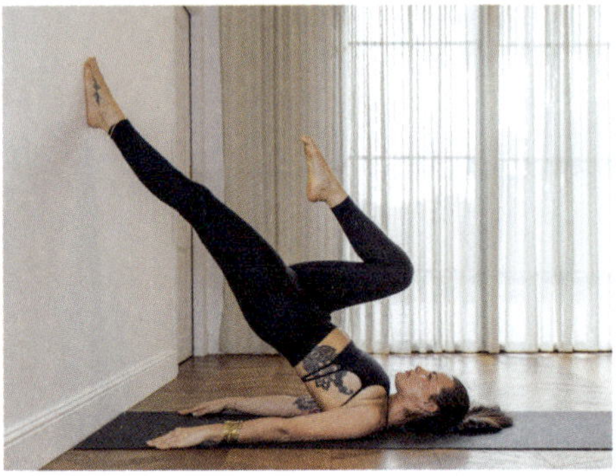

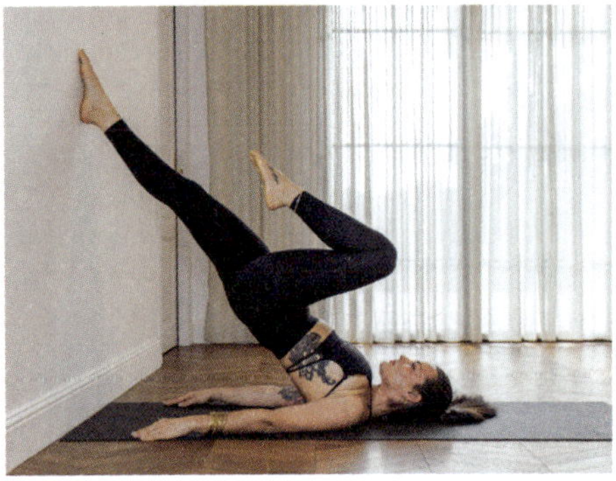

1. Legen Sie sich auf den Boden, das Becken ist neutral, die Beine gestreckt und die Hüfte angehoben.

2. Atmen Sie ein und spannen Sie den Beckenboden an. Der Hals sollte locker und entspannt sein.

3. Atmen Sie aus, ziehen Sie den Bauchnabel ein und ziehen Sie das rechte Knie zur Brust, das Becken bleibt dabei oben und zeigt zur Decke (ohne ins Hohlkreuz zu fallen).

4. Wiederholen Sie das mit dem anderen Bein und wechseln Sie fortlaufend ab.

24. ÜBUNGSEINHEIT

WAND-SQUAT

40 Sek. oder 15 Wdh.

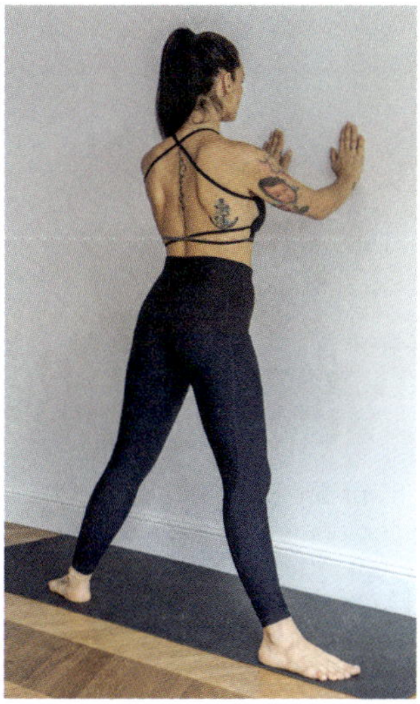

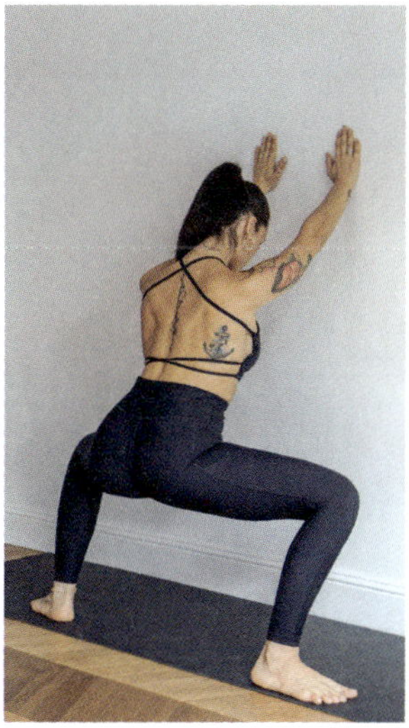

1. Stellen Sie sich aufrecht mit dem Gesicht zur Wand, die Arme sind gebeugt, die Hände liegen auf Schulterhöhe an der Wand.

2. Spreizen Sie die Beine breit (die Füße zeigen nach außen).

3. Führen Sie mit der Einatmung langsam einen Squat aus, bis die Knie im 90°-Winkel sind. Dabei strecken sich die Arme, der Rücken bleibt gerade.

4. Kommen Sie mit der Ausatmung wieder in die aufrechte Position und wiederholen Sie die Bewegung.

FERSEN ANHEBEN IN SQUAT-POSITION

40 Sek. oder 20 Wdh.

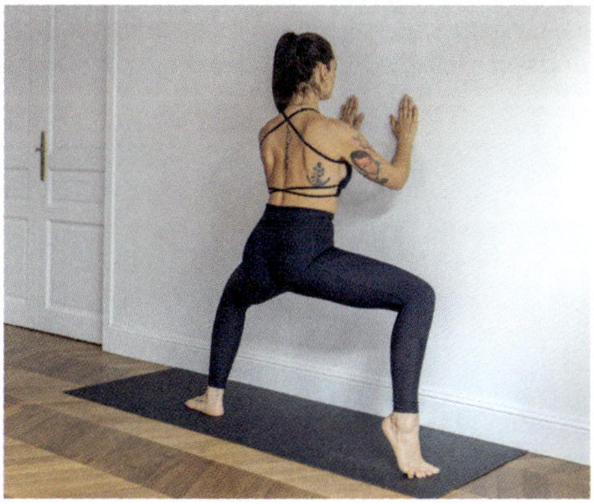

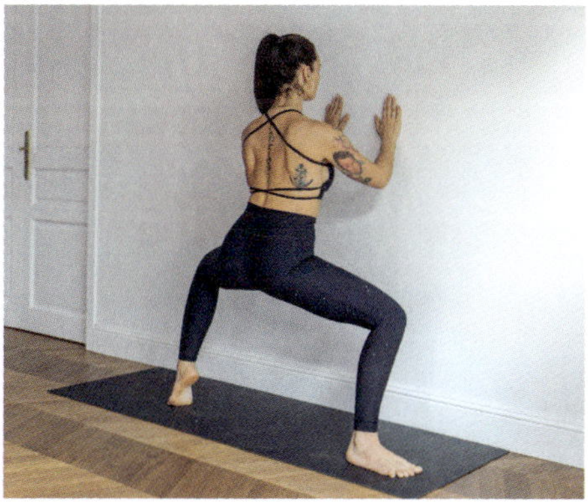

1. Stehen Sie aufrecht, mit dem Gesicht zur Wand, spreizen Sie die Beine, die Füße zeigen dabei nach außen.

2. Beugen Sie die Beine bis zu einem 90°-Winkel, das Becken darf nicht nach hinten kippen.

3. Die Arme sind gebeugt, die Hände liegen auf Höhe des Gesichts an der Wand.

4. Der Rücken bleibt gerade. Heben Sie die rechte Ferse an und stellen Sie sie wieder ab. Wiederholen Sie das mit der linken Ferse und dann mit beiden im Wechsel.

WANDSITZ + BEUGUNG NACH VORN

40 Sek. oder 15 Wdh.

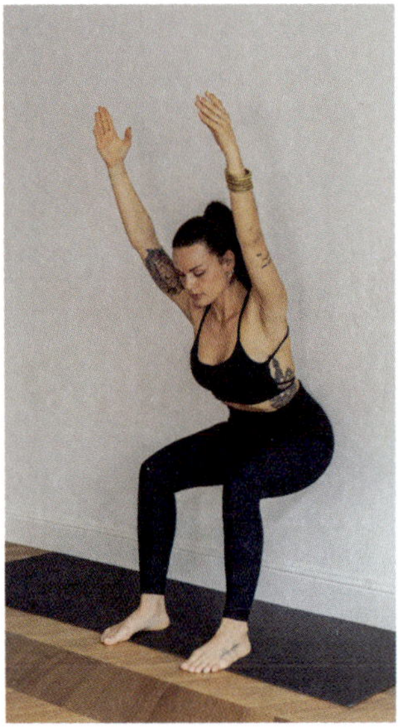

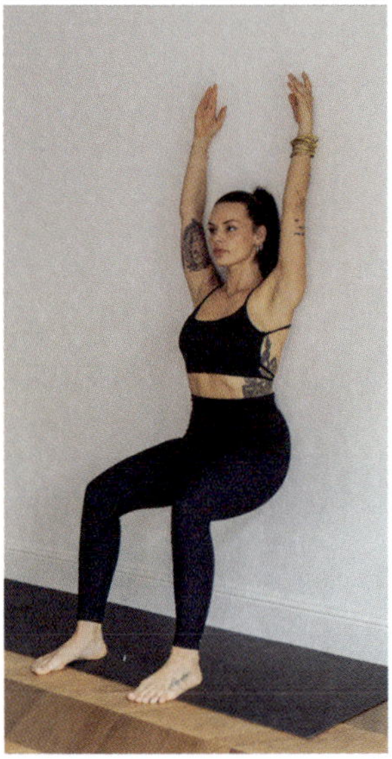

1. Drücken Sie Kopf, Lendenwirbel und Schultern an die Wand und blicken Sie geradeaus.
2. Gleiten Sie mit dem Körper nach unten, bis die Knie über den Knöcheln im 90°-Winkel gebeugt sind. Die Beine stehen dabei beckenbreit.
3. Strecken Sie die Arme nach oben, atmen Sie ein, beugen Sie den Oberkörper vor, aber lassen Sie das Gesäß an der Wand und den Rücken gerade.
4. Bringen Sie mit der Ausatmung den Rücken wieder zur Wand, wiederholen Sie die Bewegung.

WANDSITZ

40 Sek. oder 15 Wdh.

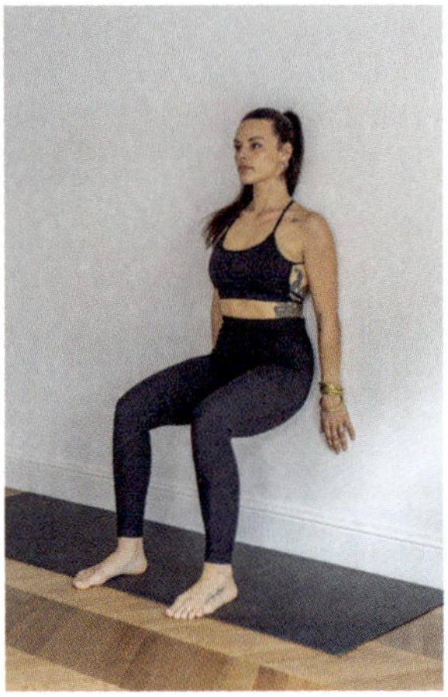

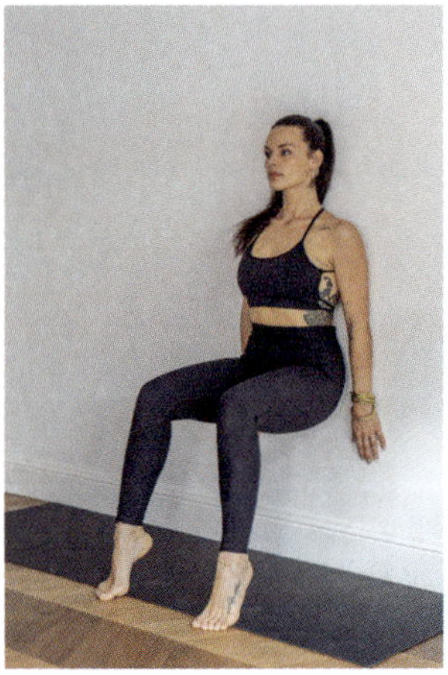

1. Drücken Sie Kopf, Lendenwirbel und Schultern an die Wand und blicken Sie geradeaus.
2. Gleiten Sie mit dem Körper nach unten, bis die Knie über den Knöcheln im 90°-Winkel gebeugt sind. Die Beine stehen dabei beckenbreit auseinander. Atmen Sie ein.
3. Heben Sie mit der Ausatmung die Fersen an und stellen Sie sich auf die Zehenspitzen. Führen Sie zugleich die Arme von unten nach vorn.
4. Atmen Sie ein, führen Sie die Arme wieder an die Wand und senken Sie die Füße ab. Wiederholen Sie das dann.

BAUCHMUSKELN IM SITZEN

40 Sek. oder 20 Wdh.

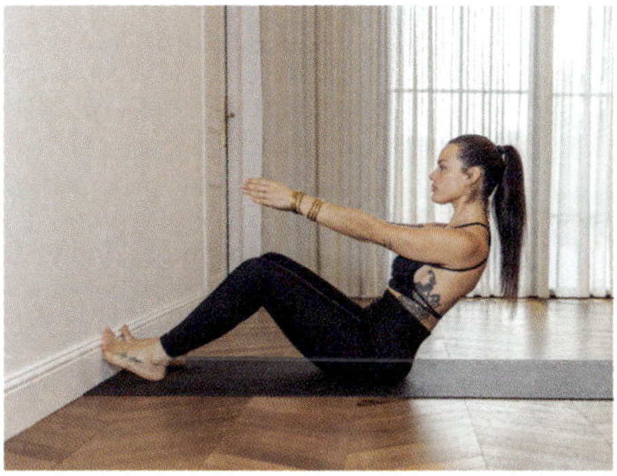

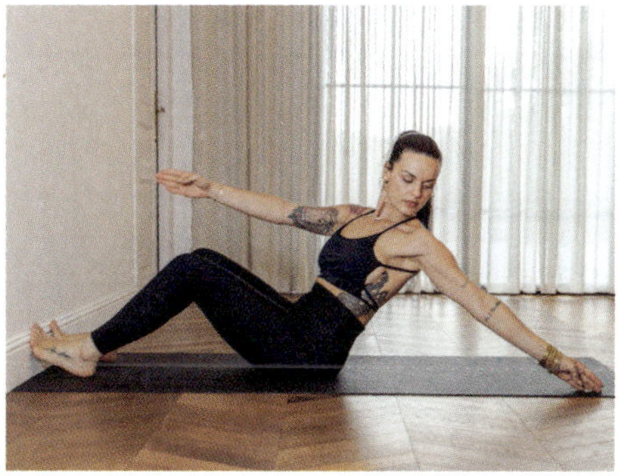

1. Setzen Sie sich mit dem Gesicht Richtung Wand, die Beine sind leicht angezogen und die Fußspitzen an der Wand.

2. Strecken Sie die Arme nach vorn und spannen Sie den Oberkörper an, indem Sie ihn nach hinten schieben.

3. Halten Sie diese Position und öffnen Sie den linken Arm nach hinten. Bringen Sie ihn dann nach vorn und wiederholen Sie das mit der anderen Seite.

Tipp: Wenn Sie Ihren Arm nach hinten öffnen, denken Sie an die vordere Hand, dann verstärkt sich die Bauchspannung. Machen Sie den Test, indem Sie an Ihre hintere Hand denken, Sie werden den Unterschied spüren.

BAUCHMUSKELN IM SITZEN 2

40 Sek. oder 20 Wdh.

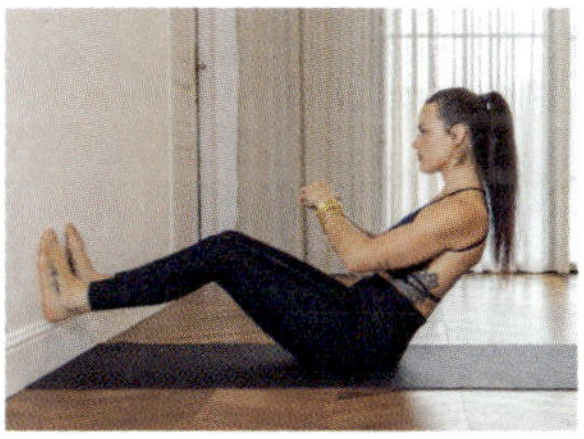

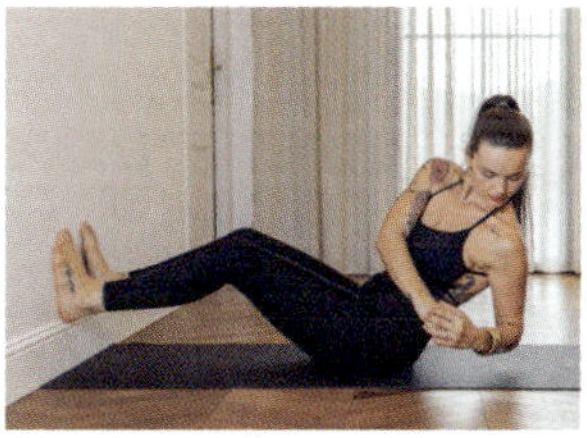

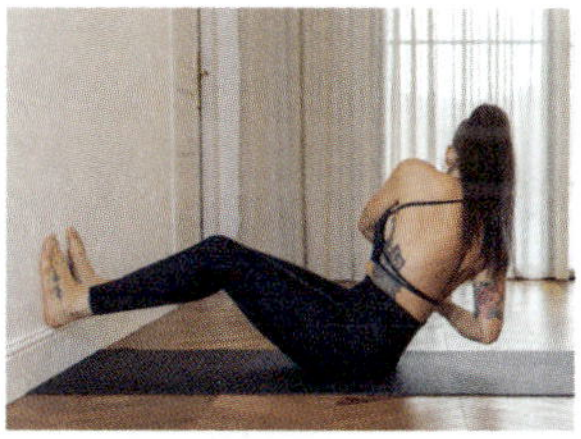

1. Setzen Sie sich mit dem Gesicht zur Wand, die Beine sind leicht angewinkelt und die Füße stehen über den Fußleisten.

2. Strecken Sie die Hände vor, mit gebeugten Armen, und spannen Sie den Oberkörper an, indem Sie ihn nach hinten schieben.

3. Führen Sie Viertelkreise um den Oberkörper aus, indem Sie die gefalteten Hände nach links und dann nach rechts nach hinten kippen.

4. Atmen Sie konzentriert.

BRÜCKE + ARME IN DER MITTE

40 Sek. oder 15 Wdh.

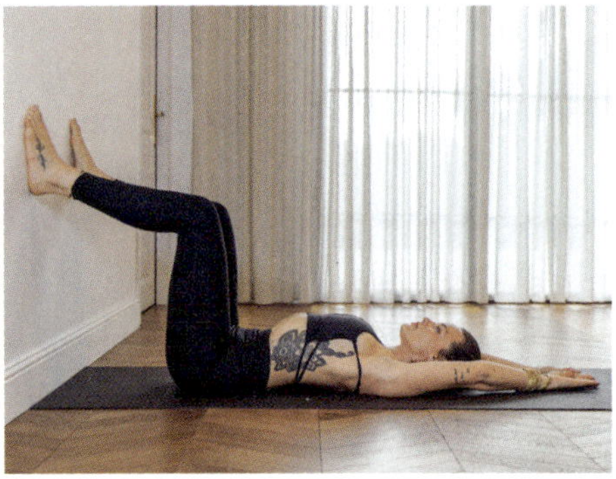

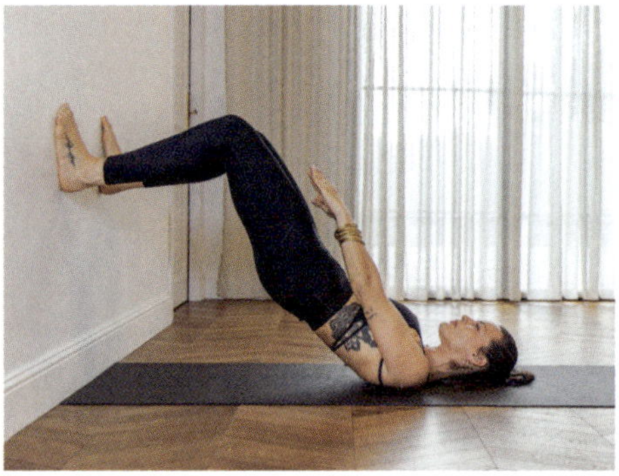

1. Legen Sie sich auf den Boden, mit den Füßen an der Wand. Beugen Sie die Knie im 90°-Winkel, dabei liegen die Füße etwas über den Knien. Achten Sie auf das neutrale Becken.

2. Nehmen Sie die Arme über den Kopf, atmen Sie ein und spannen Sie den Beckenboden an.

3. Atmen Sie aus und heben Sie die Hüfte kontrolliert an, führen Sie dabei die Arme zwischen die Beine.

4. Gehen Sie langsam in die Ausgangsposition zurück und wiederholen Sie die Bewegung.

ANGEHOBENE MUSCHEL

40 Sek. oder 15 Wdh.

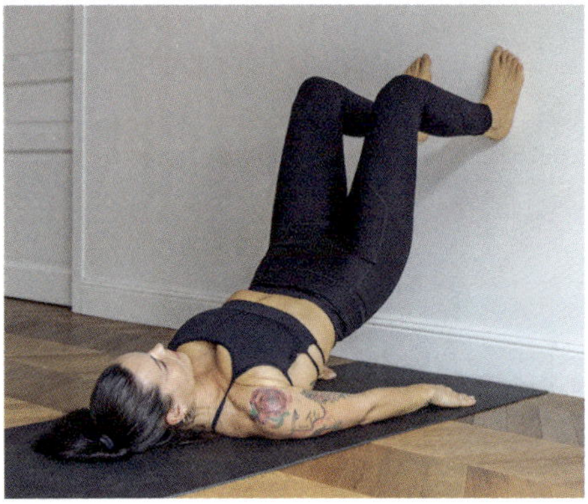

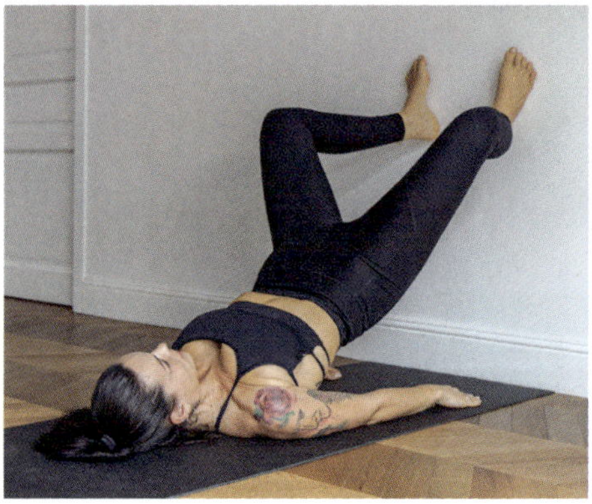

1. Legen Sie sich auf den Boden, mit den Füßen an der Wand. Beugen Sie die Knie im 90°-Winkel, dabei liegen die Füße etwas über den Knien. Achten Sie auf das neutrale Becken.

2. Atmen Sie ein und spannen Sie den Beckenboden an.

3. Heben Sie beim Ausatmen die Hüfte an. Halten Sie die Position und öffnen Sie die Knie nach außen. Schließen und öffnen Sie die Knie im Wechsel, ohne dabei den Körper auf dem Boden zu bewegen.

BRÜCKE + MUSCHEL

40 Sek. oder 20 Wdh.

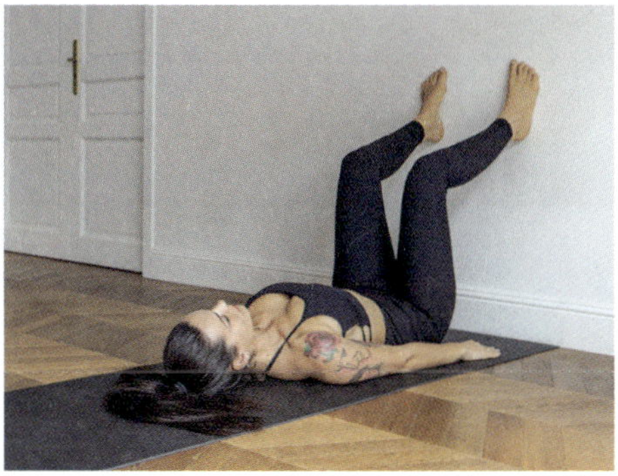

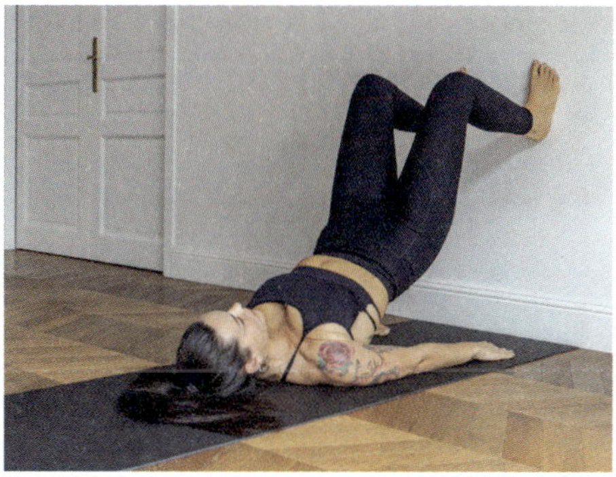

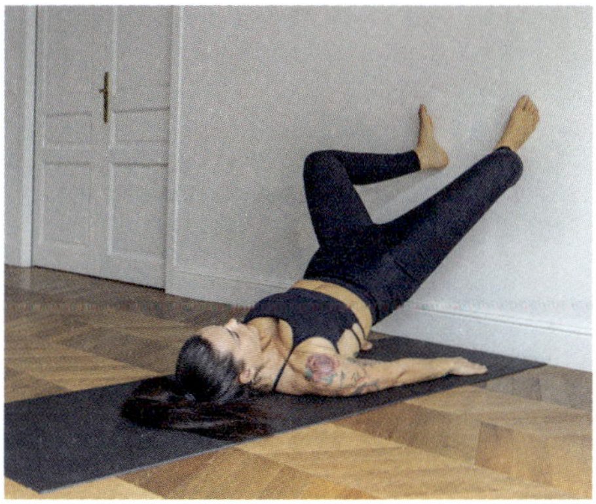

1. Legen Sie sich auf den Boden, mit den Füßen an der Wand. Beugen Sie die Knie im 90°-Winkel, dabei liegen die Füße etwas über den Knien. Achten Sie auf das neutrale Becken.

2. Atmen Sie ein und spannen Sie den Beckenboden an. Heben Sie beim Ausatmen die Hüfte an.

3. Halten Sie die Position und öffnen Sie die Knie nach außen. Schließen Sie sie wieder und kommen Sie in die Ausgangsposition, halten Sie die Spannung beim Absenken.

4. Wiederholen Sie die Bewegung.

25. ÜBUNGSEINHEIT

BAUCHMUSKELN IM SITZEN

40 Sek. oder 20 Wdh.

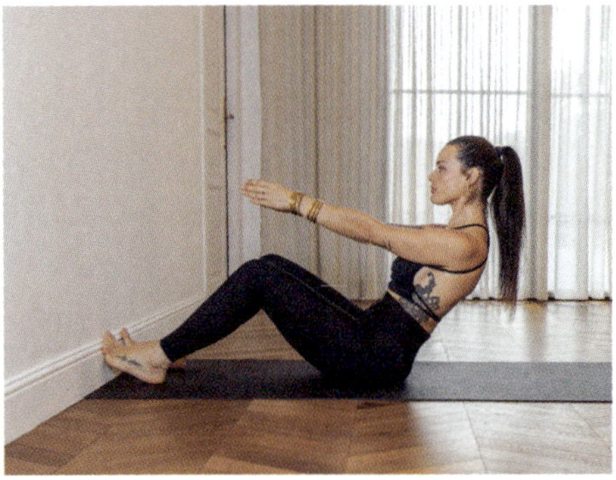

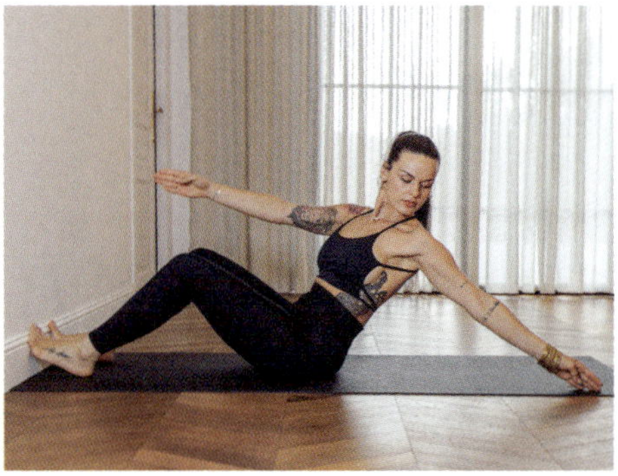

1. Setzen Sie sich mit dem Gesicht Richtung Wand, die Beine sind leicht angezogen und die Fußspitzen an der Wand.

2. Strecken Sie die Arme nach vorn und spannen Sie den Oberkörper an, indem Sie ihn nach hinten schieben.

3. Halten Sie diese Position und öffnen Sie den rechten Arm nach hinten. Bringen Sie ihn dann nach vorn und wiederholen Sie das mit der anderen Seite.

Tipp: Wenn Sie Ihren Arm nach hinten öffnen, denken Sie an die vordere Hand, dann verstärkt sich die Bauchspannung. Machen Sie den Test, indem Sie an Ihre hintere Hand denken, Sie werden den Unterschied spüren.

BAUCHMUSKELN IM SITZEN 2

40 Sek. oder 20 Wdh.

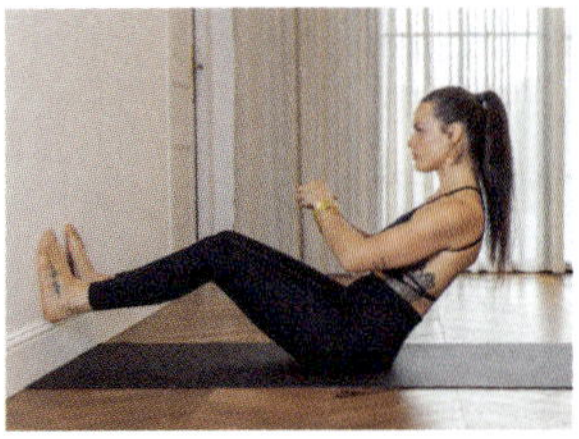

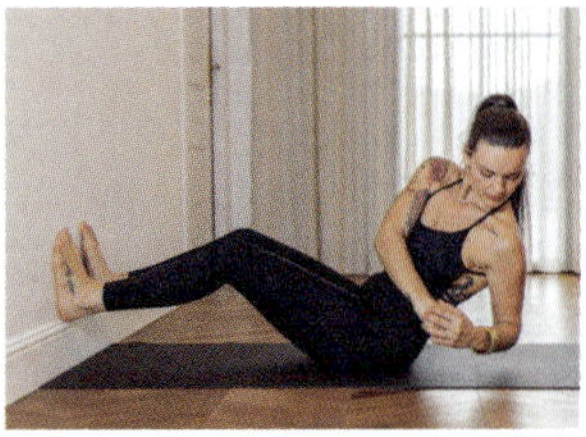

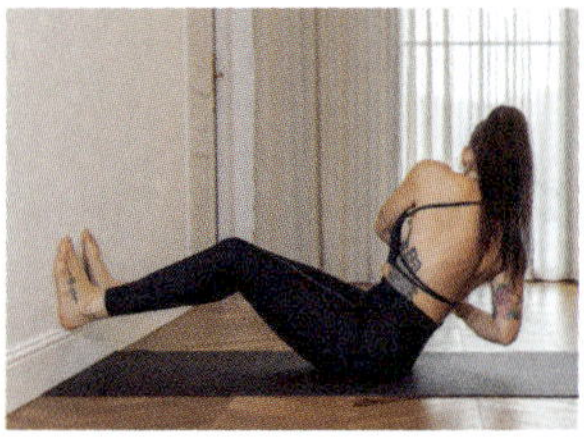

1. Setzen Sie sich mit dem Gesicht zur Wand, die Beine sind leicht angewinkelt und die Füße stehen über den Fußleisten.

2. Strecken Sie die Hände vor, mit gebeugten Armen, und spannen Sie den Oberkörper an, indem Sie ihn nach hinten schieben.

3. Führen Sie Viertelkreise um den Oberkörper aus, indem Sie die gefalteten Hände nach links und dann nach rechts nach hinten kippen.

4. Atmen Sie konzentriert.

UNTERARMSTÜTZ

40 Sek. oder 15 Wdh.

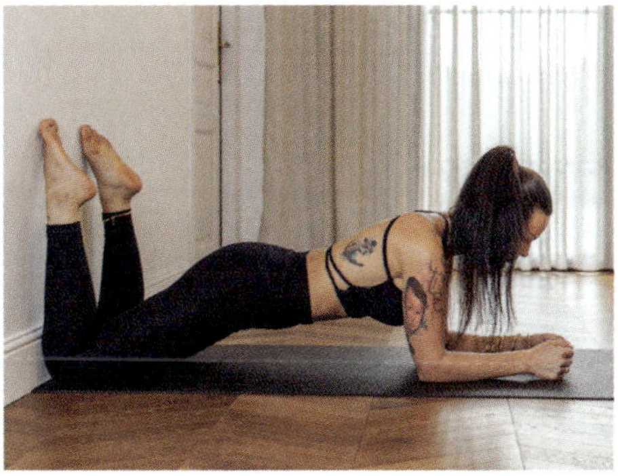

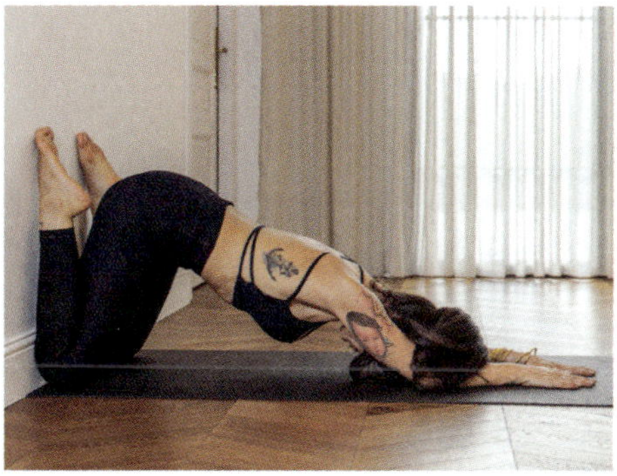

1. Stützen Sie sich auf die Unterarme und die Knie und legen Sie die Unterschenkel an die Wand.

2. Schieben Sie mit der Einatmung das Gesäß Richtung Wand. Die Arme und der Rücken sind dabei gestreckt.

3. Atmen Sie aus (denken Sie daran, den Bauchnabel einzuziehen) und kommen Sie wieder in den Unterarmstütz.

4. Wiederholen Sie die Bewegung.

PYRAMIDE IM STÜTZ

40 Sek. oder 15 Wdh.

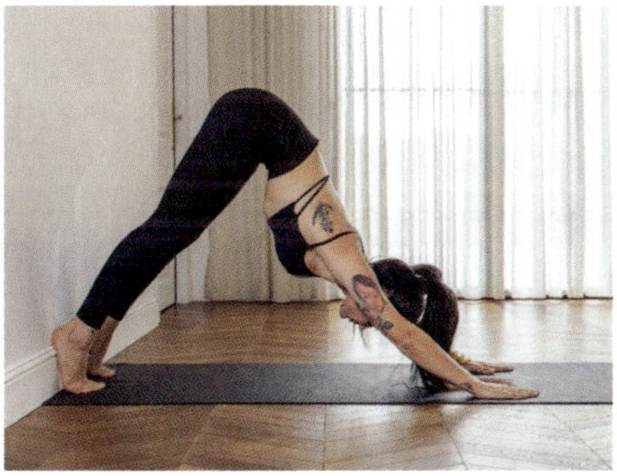

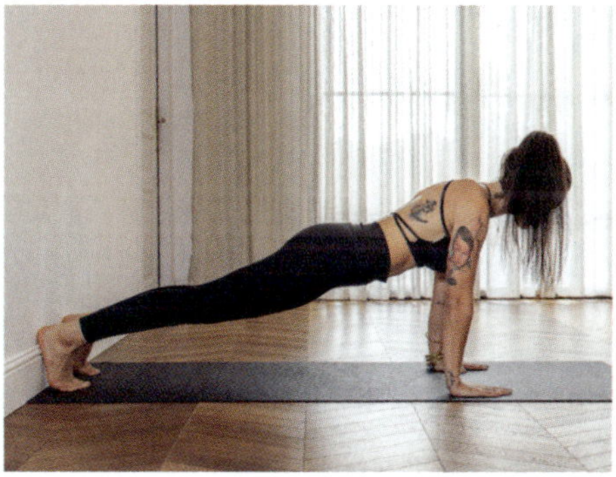

1. Stellen Sie sich auf die Zehenspitzen, mit den Fersen an der Wand, und nehmen Sie mit dem Gesäß Richtung Wand die Yoga-Stellung Herabschauender Hund ein.

2. Dabei liegen die Hände flach auf dem Boden, das Gesäß zeigt nach oben und der Rücken ist gerade. Atmen Sie ein.

3. Kippen Sie beim Ausatmen das Becken in Richtung Boden und kommen Sie in das Brett, mit den Schultern über den Handgelenken und neutralem Becken. Ziehen Sie den Bauchnabel ein.

4. Atmen Sie ein und gehen Sie wieder in die Hunde-Stellung. Wiederholen Sie die Bewegung.

BRÜCKE + MUSCHEL

40 Sek. oder 20 Wdh.

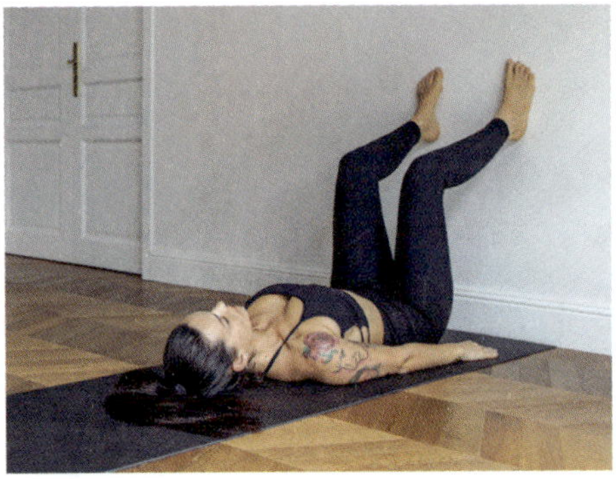

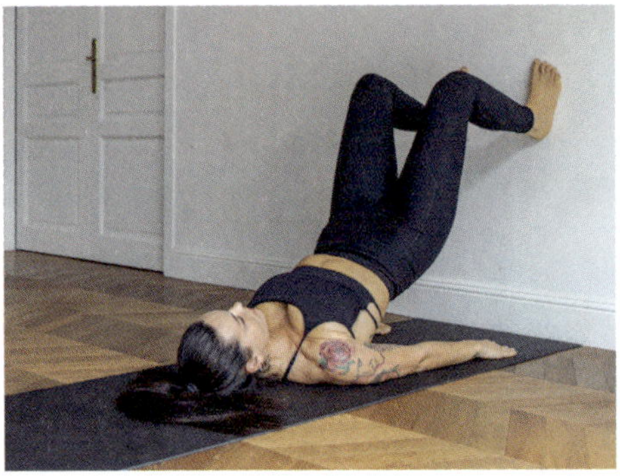

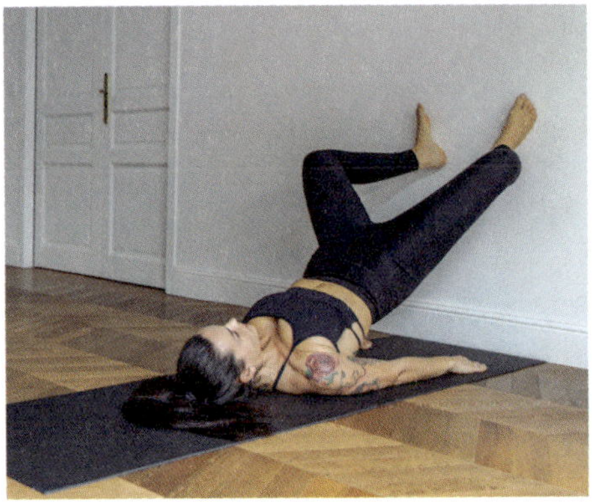

1. Legen Sie sich auf den Boden, mit den Füßen an der Wand. Beugen Sie die Knie im 90°-Winkel, dabei liegen die Füße etwas über den Knien. Achten Sie auf das neutrale Becken.

2. Atmen Sie ein und spannen Sie den Beckenboden an. Heben Sie beim Ausatmen die Hüfte an.

3. Halten Sie die Position und öffnen Sie die Knie nach außen. Schließen Sie sie wieder und kommen Sie in die Ausgangsposition, halten Sie die Spannung beim Absenken.

4. Wiederholen Sie die Bewegung.

HOHE BRÜCKE MIT BEINSCHLAG / RECHTS

40 Sek. oder 15 Wdh.

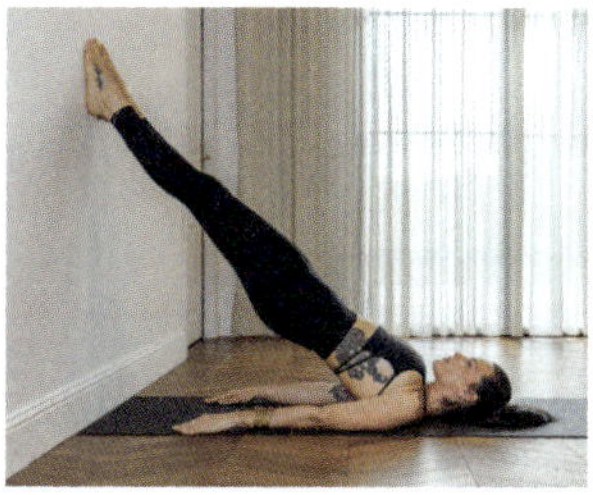

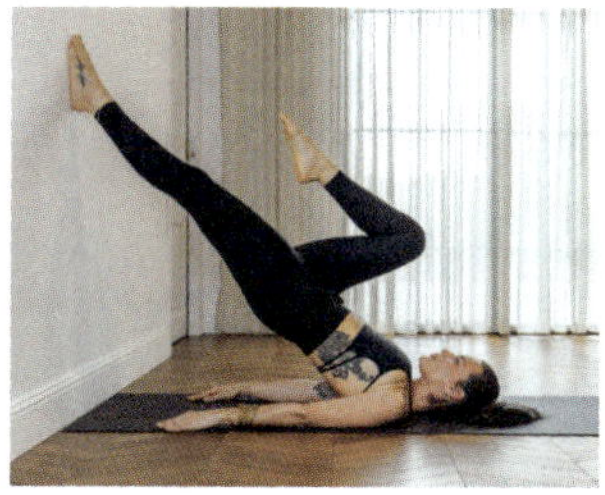

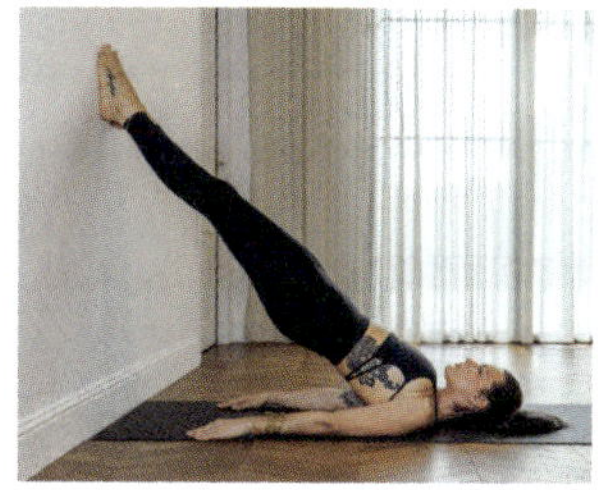

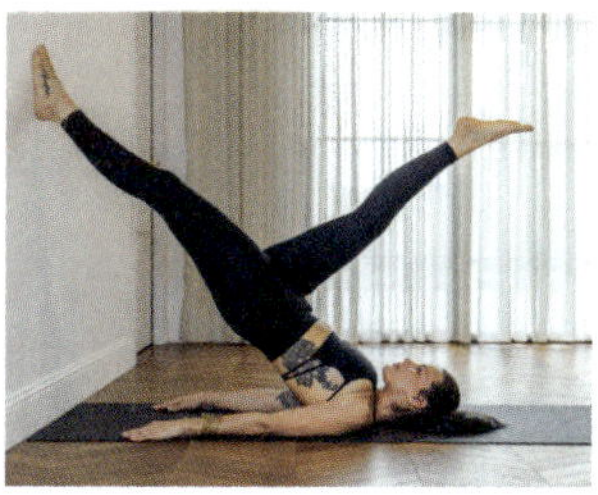

1. Legen Sie sich auf den Boden, das Becken ist neutral, die Beine gestreckt und die Hüfte angehoben. Einatmen, den Beckenboden anspannen, Hals sollte locker entspannt sein..

2. Atmen Sie aus, ziehen Sie den Bauchnabel ein und ziehen Sie das rechte Knie zur Brust, das Becken bleibt dabei oben und zeigt zur Decke (ohne ins Hohlkreuz zu fallen).

3. Setzen Sie den rechten Fuß wieder an der Wand ab und führen Sie mit demselben gestreckten Bein einen Beinschlag nach hinten aus.

4. Wiederholen Sie die Folge „Knie anziehen / zurück / Beinschlag / zurück".

HOHE BRÜCKE MIT BEINSCHLAG / LINKS

40 Sek. oder 15 Wdh.

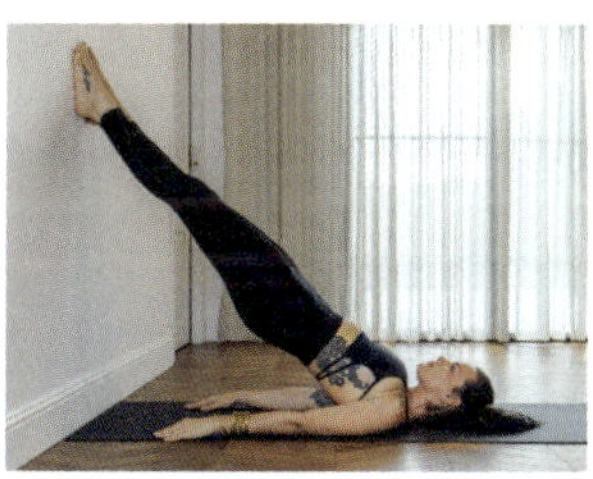

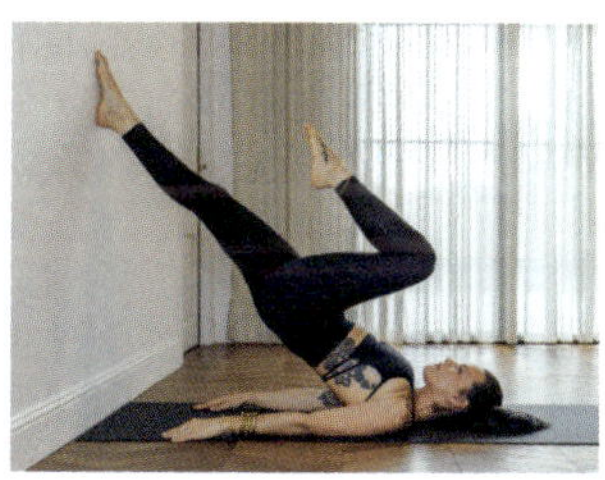

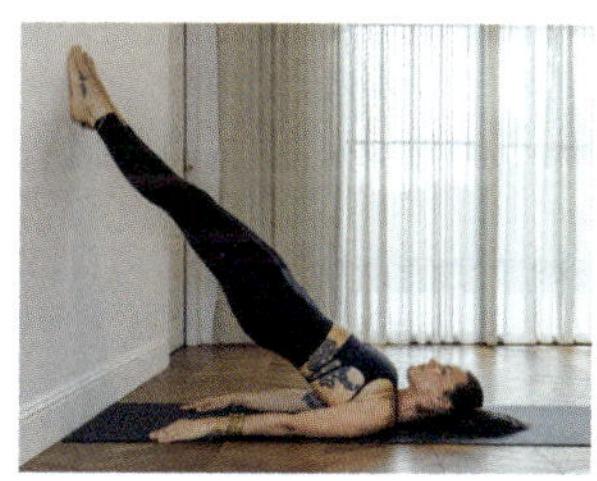

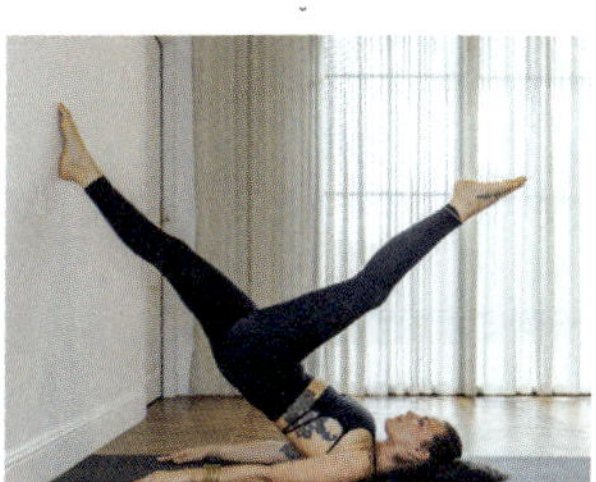

1. Legen Sie sich auf den Boden, das Becken ist neutral, die Beine gestreckt und die Hüfte angehoben. Einatmen, den Beckenboden anspannen, Hals sollte locker entspannt sein.

2. Atmen Sie aus, ziehen Sie den Bauchnabel ein und ziehen Sie das linke Knie zur Brust, das Becken bleibt dabei oben und zeigt zur Decke (ohne ins Hohlkreuz zu fallen).

3. Setzen Sie den linken Fuß wieder an der Wand ab und führen Sie mit demselben gestreckten Bein einen Beinschlag nach hinten aus.

4. Wiederholen Sie die Folge „Knie anziehen / zurück / Beinschlag / zurück".

BEIN UM 45° NACH RECHTS ABWINKELN

40 Sek. oder 15 Wdh.

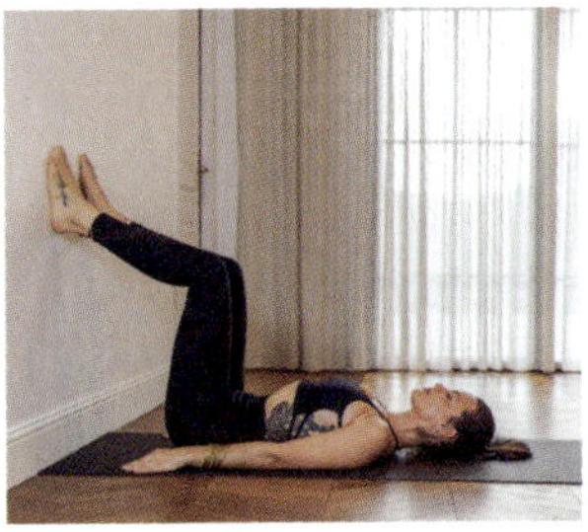
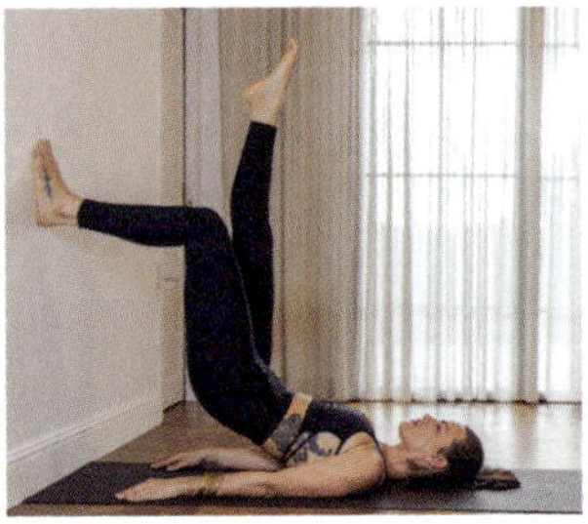
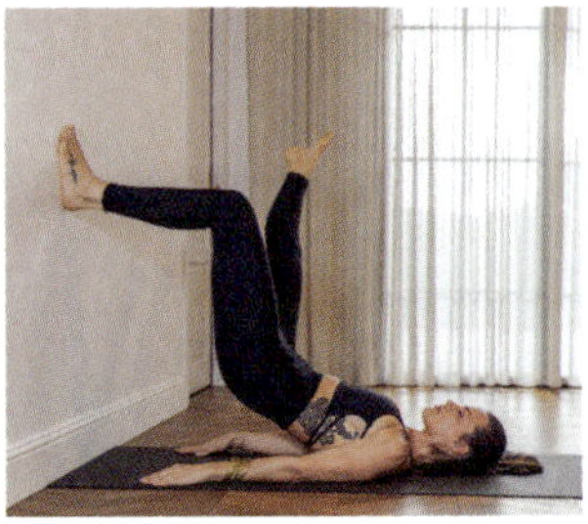

1. Legen Sie sich auf den Rücken, mit neutralem Becken, den Füßen an der Wand und den Knien im 90°-Winkel gebeugt.

2. Heben Sie mit der Ausatmung die Hüfte an, halten Sie die Position und strecken Sie das rechte Bein mit gestrecktem Fuß zur Decke.

3. Halten Sie diese Position und öffnen Sie das rechte Bein im 45°-Winkel, ohne dass der Körper zur Seite kippt.

4. Führen Sie das Bein wieder zur Mitte und wiederholen Sie die Bewegung.

BEIN UM 45° NACH LINKS ABWINKELN

40 Sek. oder 15 Wdh.

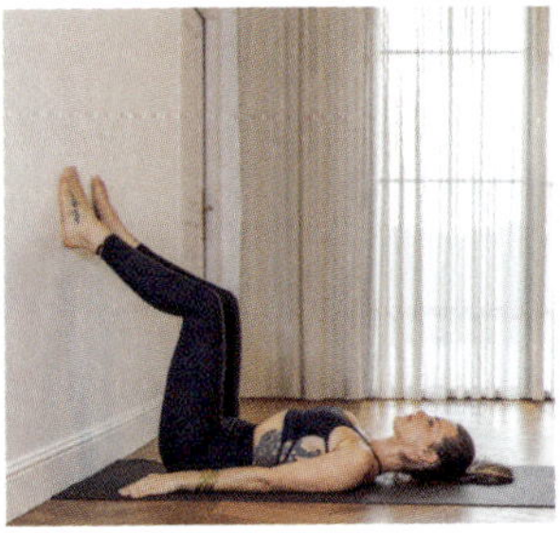
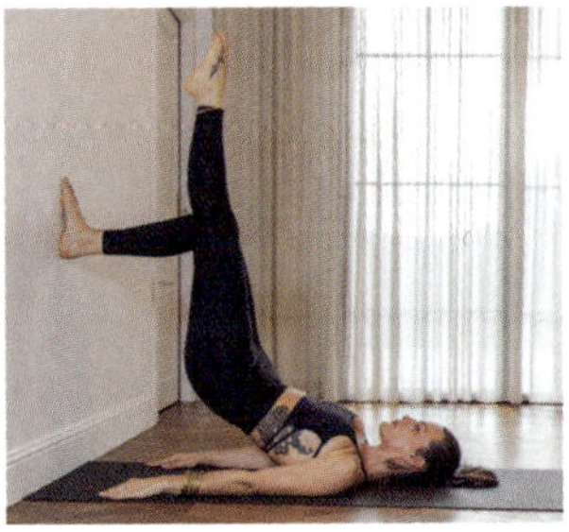
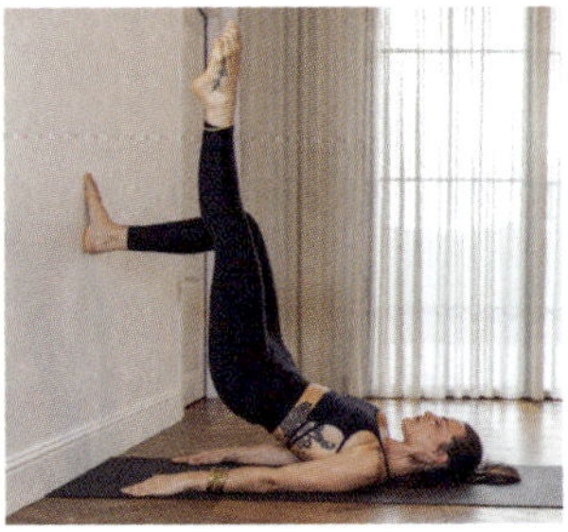

1. Legen Sie sich auf den Rücken, mit neutralem Becken, den Füßen an der Wand und den Knien im 90°-Winkel gebeugt.

2. Heben Sie mit der Ausatmung die Hüfte an, halten Sie die Position und strecken Sie das linke Bein mit gestrecktem Fuß zur Decke.

3. Halten Sie diese Position und öffnen Sie das linke Bein im 45°-Winkel, ohne dass der Körper zur Seite kippt.

4. Führen Sie das Bein wieder zur Mitte und wiederholen Sie die Bewegung.

26. ÜBUNGSEINHEIT

NACH UNTEN PENDELN

40 Sek. oder 15 Wdh.

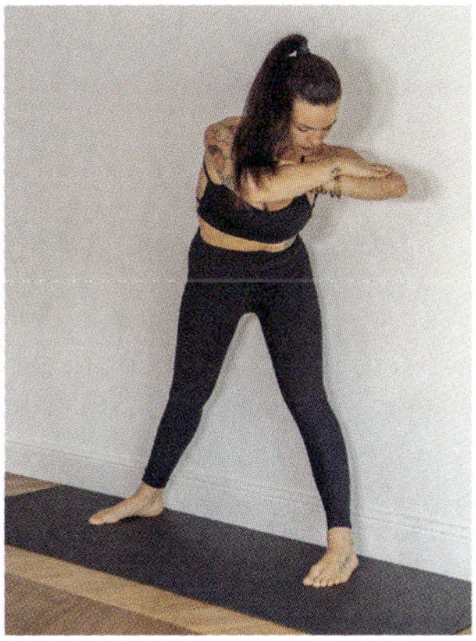

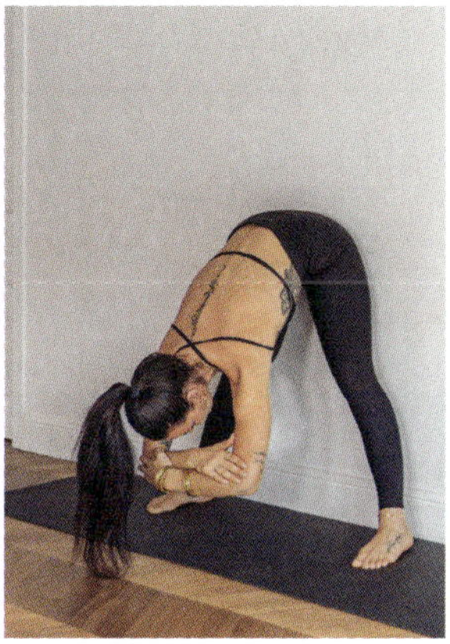

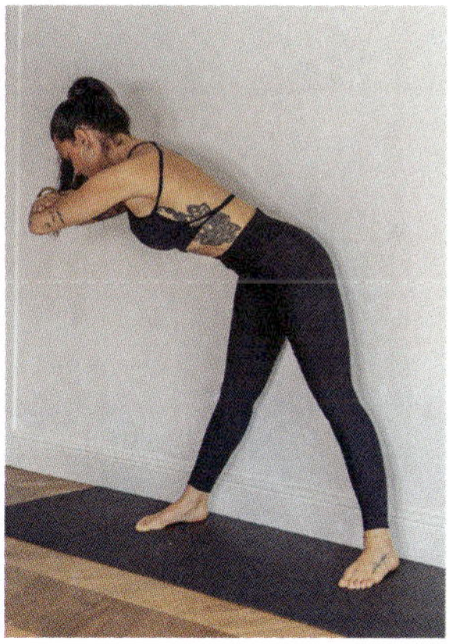

1. Stellen Sie sich aufrecht mit gespreizten Beinen an die Wand und stützen Sie sich mit dem Gesäß ab.

2. Pendeln Sie mit verschränkten Armen, geradem Rücken und angespannten Bauchmuskeln mit dem Oberkörper über die Beine.

3. Halten Sie jeweils über den Füßen kurz an. Wiederholen Sie die Bewegung.

KNIE IM STAND HOCHZIEHEN

40 Sek. oder 15 Wdh.

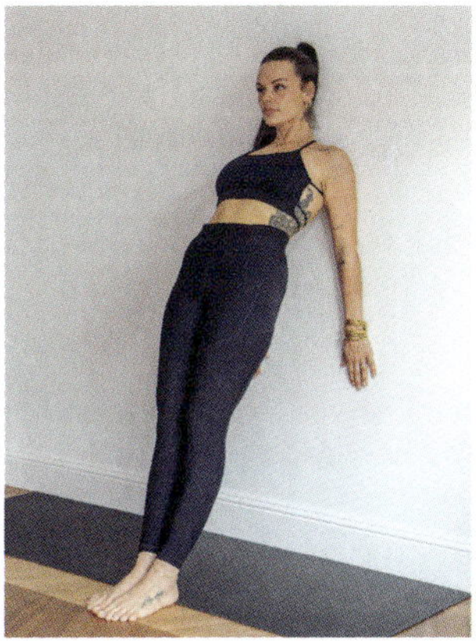

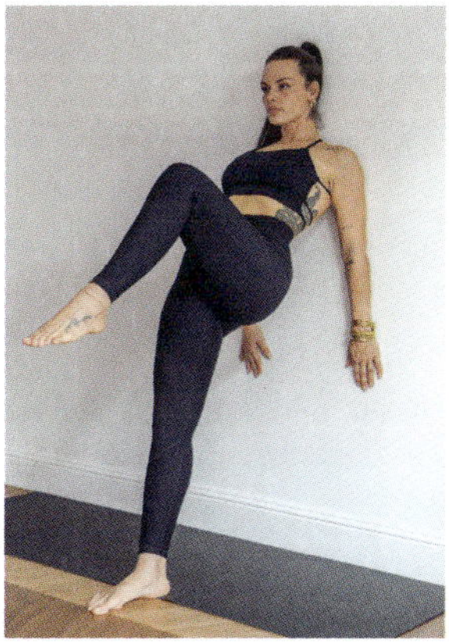

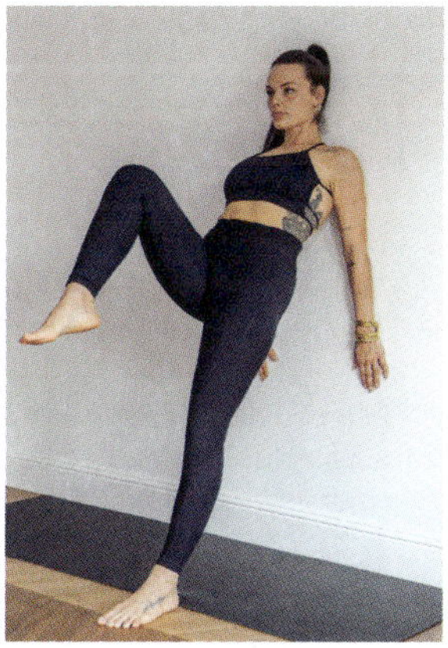

1. Lehnen Sie sich mit dem oberen Rücken an die Wand, die Beine sind vorgestreckt, sodass sie schräg, aber sicher stehen.

2. Die Arme und Hände liegen an der Wand. Spannen Sie die Muskeln an und heben Sie das rechte Knie.

3. Stellen Sie das Bein wieder ab und heben Sie das linke Knie. Wiederholen Sie das im Wechsel.

OBERKÖRPERDREHUNG

40 Sek. oder 15 Wdh.

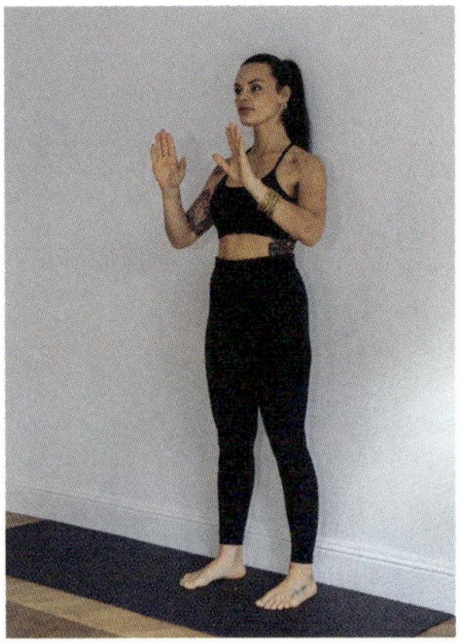

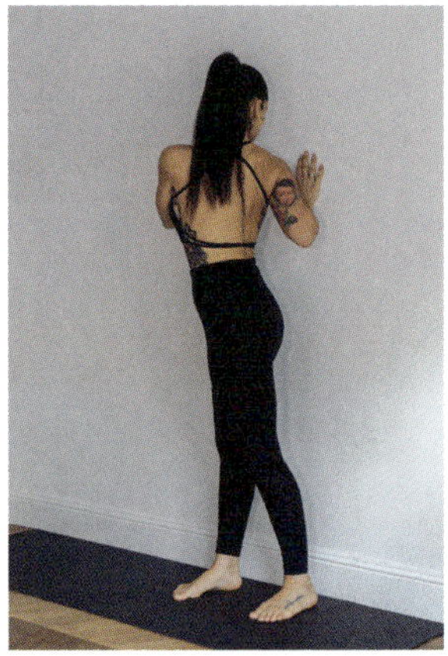

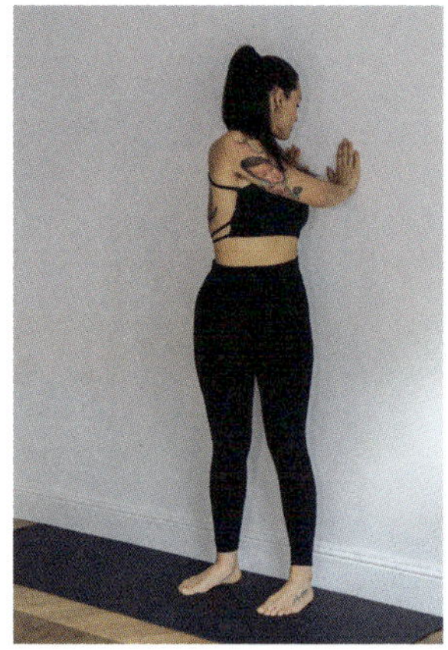

1. Stellen Sie sich mit kleinem Abstand mit dem Rücken an die Wand.

2. Beugen Sie die Arme, die Handflächen zeigen nach vorn. Drehen Sie Ihren Oberkörper nach rechts und legen Sie die Hände hinter sich an die Wand.

3. Drücken Sie den Körper ab und drehen Sie sich auf die andere Seite, bleiben Sie dabei kurz in der Mitte stehen.

4. Wiederholen Sie das, achten Sie dabei auf kontrollierte Atmung und Körperspannung.

WANDSITZ MIT ARMÖFFNUNG

40 Sek. oder 10 bis 12 Wdh.

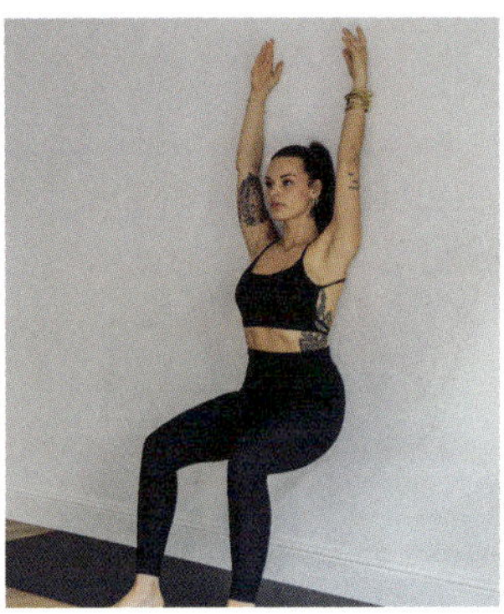

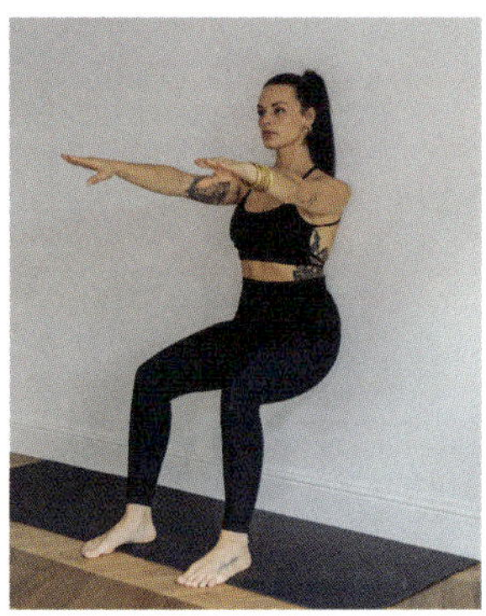

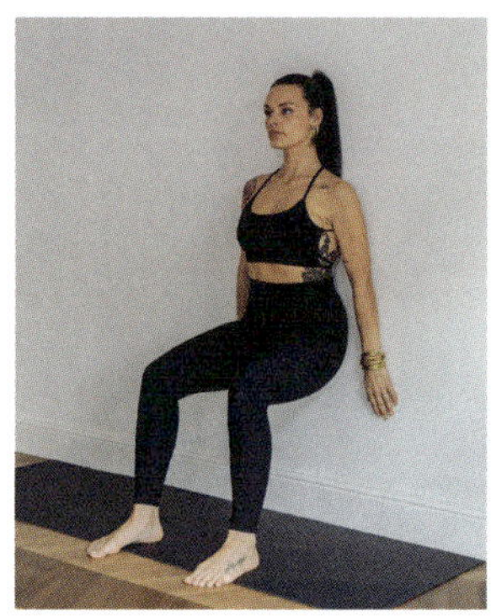

1. Drücken Sie Kopf, Lendenwirbel und Schultern an die Wand und blicken Sie geradeaus.

2. Gleiten Sie mit dem Körper nach unten, bis die Knie über den Knöcheln im 90°-Winkel gebeugt sind.

3. Spannen Sie mit der Ausatmung die Bauchmuskeln an und halten Sie diese Position.

4. Heben Sie mit der Einatmung die Arme zur Decke, dabei bleiben die Schultern unten. Führen Sie beim Ausatmen die Arme nach vorn und wieder nach unten, dabei bleibt der Oberkörper an der Wand.

5. Wiederholen Sie die Bewegung.

BRÜCKE AUF ZEHENSPITZEN

40 Sek. oder 15 Wdh.

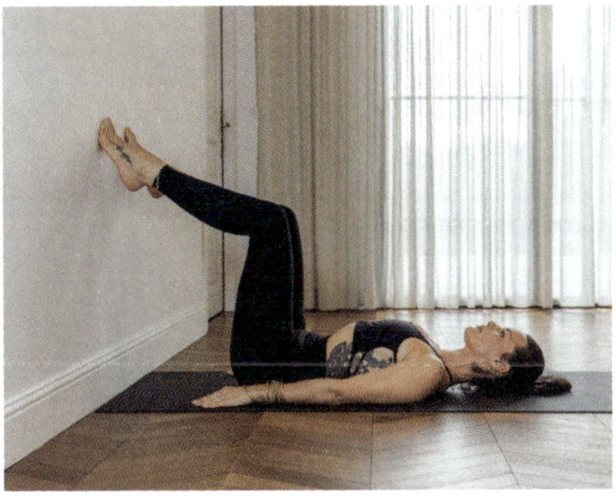

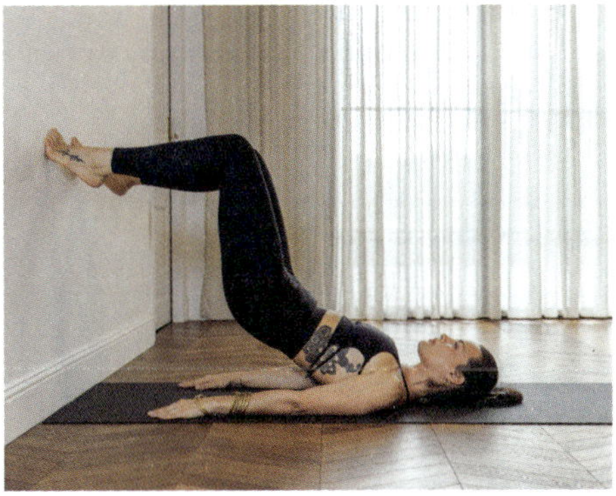

1. Legen Sie sich auf den Boden und stellen Sie die Zehenspitzen an die Wand. Beugen Sie die Knie im 90°-Winkel, dabei liegen die Füße etwas höher als die Knie. Achten Sie auf das neutrale Becken.

2. Atmen Sie ein und spannen Sie den Beckenboden an.

3. Atmen Sie aus und heben Sie die Hüfte kontrolliert an.

4. Gehen Sie langsam in die Ausgangsposition zurück und wiederholen Sie die Bewegung.

BRÜCKE MIT 1 GESTRECKTEN BEIN / RECHTS

40 Sek. oder 15 Wdh.

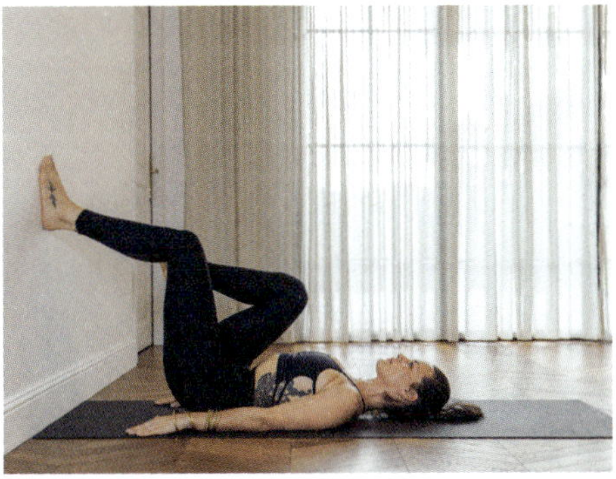

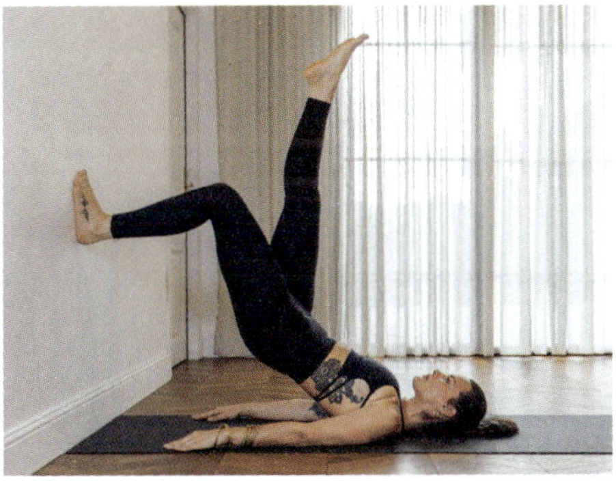

1. Legen Sie sich auf den Boden, den linken Fuß an die Wand und das Knie um 90° angewinkelt. Heben Sie das rechte Bein mit gestrecktem Fuß zur Decke.

2. Atmen Sie ein und spannen Sie den Beckenboden an.

3. Heben Sie beim Ausatmen die Hüfte an und bringen Sie das Becken in die neutrale Stellung.

4. Legen Sie das Gesäß wieder auf den Boden und wiederholen Sie die Bewegung.

BRÜCKE MIT 1 GESTRECKTEN BEIN / LINKS

40 Sek. oder 15 Wdh.

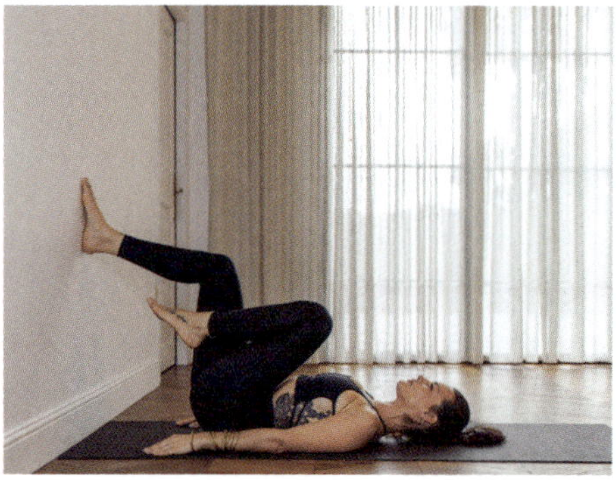

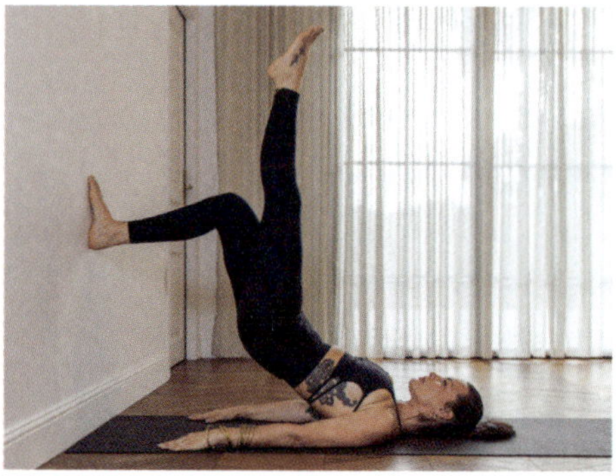

1. Legen Sie sich auf den Boden, den rechten Fuß an die Wand und das Knie um 90° angewinkelt. Heben Sie das linke Bein mit gestrecktem Fuß zur Decke.

2. Atmen Sie ein und spannen Sie den Beckenboden an.

3. Heben Sie beim Ausatmen die Hüfte an und bringen Sie das Becken in die neutrale Stellung.

4. Legen Sie das Gesäß wieder auf den Boden und wiederholen Sie die Bewegung.

BRÜCKE MIT BEINSCHLAG AUF ZEHENSPITZEN / RECHTS

40 Sek. oder 15 Wdh.

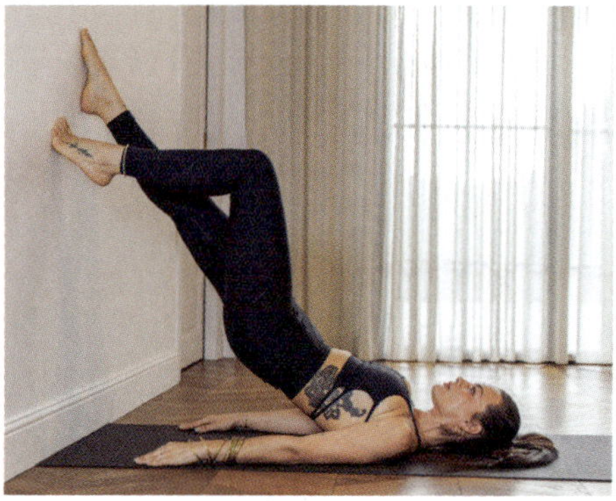

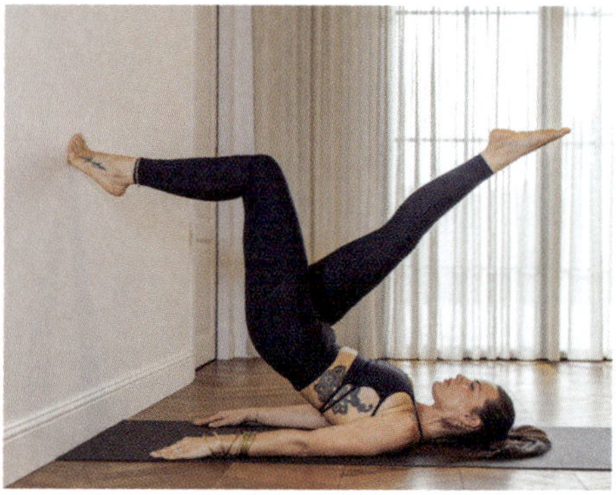

1. Legen Sie sich auf den Boden und stellen Sie die Zehenspitzen an die Wand. Beugen Sie die Knie im 90°-Winkel, dabei liegen die Füße etwas über den Knien.

2. Heben Sie die Hüfte etwas an. Das Becken bleibt neutral.

3. Halten Sie die Position und strecken Sie das rechte Bein aus, drücken Sie zugleich die Zehen an die Wand.

4. Führen Sie kleine Beinschläge aus, achten Sie dabei auf die Atmung und bewegen Sie den Körper nicht.

BRÜCKE MIT BEINSCHLAG AUF ZEHENSPITZEN / LINKS

40 Sek. oder 15 Wdh.

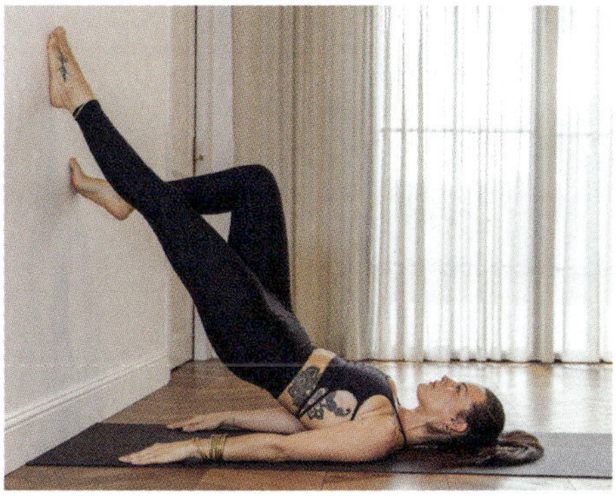

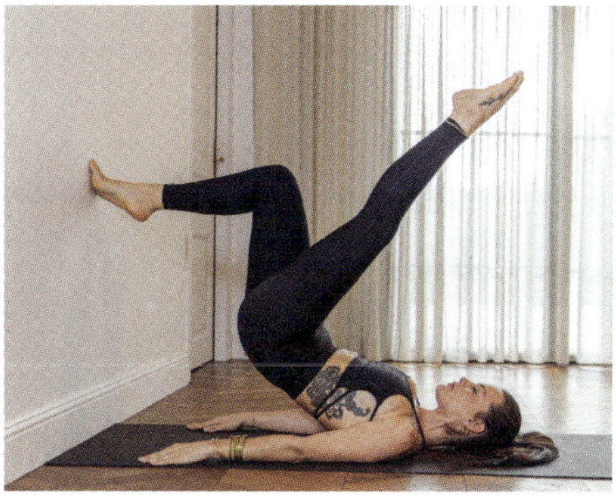

1. Legen Sie sich auf den Boden und stellen Sie die Zehenspitzen an die Wand. Beugen Sie die Knie im 90°-Winkel, dabei liegen die Füße etwas über den Knien.

2. Heben Sie die Hüfte etwas an. Das Becken bleibt neutral.

3. Halten Sie die Position und strecken Sie das linke Bein aus, drücken Sie zugleich die Zehen an die Wand.

4. Führen Sie kleine Beinschläge aus, achten Sie dabei auf die Atmung und bewegen Sie den Körper nicht.

27. ÜBUNGSEINHEIT

HANDFLÄCHEN ZUSAMMENBRINGEN

40 Sek. oder 12 bis 15 Wdh.

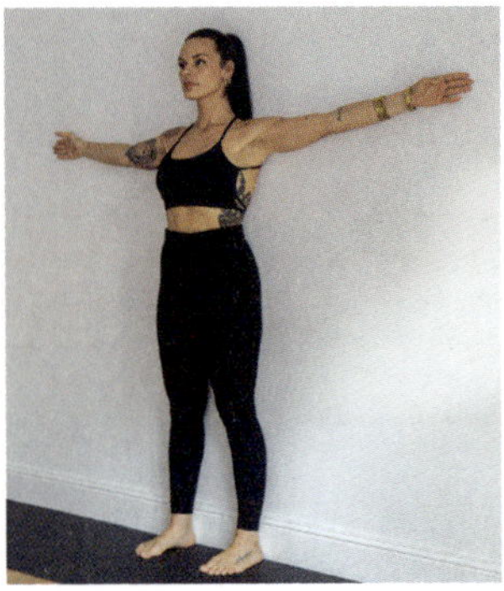
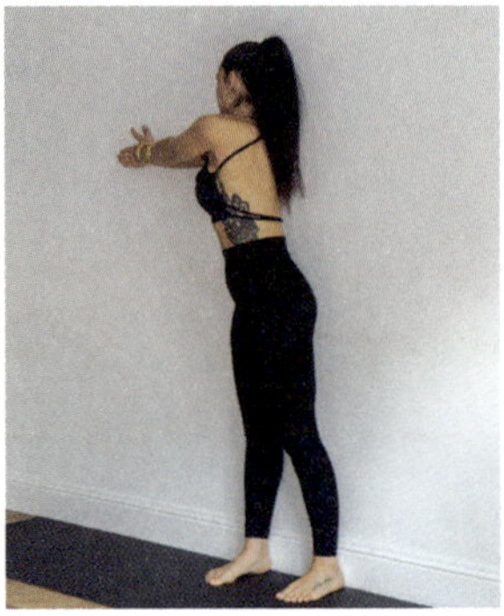
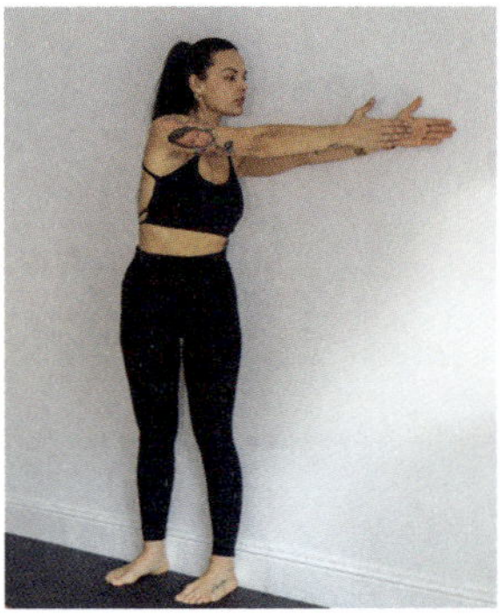

1. Stellen Sie sich aufrecht mit dem Rücken an die Wand und öffnen Sie die Arme Die Schultern sind nach unten gezogen, die untere Körperhälfte bleibt stabil.

2. Legen Sie mit gestreckten Armen eine Handfläche auf die andere, spannen Sie dabei die Bauchmuskeln an.

3. Kommen Sie wieder zur Mitte, legen Sie die Arme wieder zur Seite und wiederholen Sie das mit dem anderen Arm. Denken Sie an die Atmung und spannen Sie die Muskeln an. Der Oberkörper darf sich nur im Bauchbereich drehen.

ENGELSFLÜGEL

40 Sek. oder 15 Wdh.

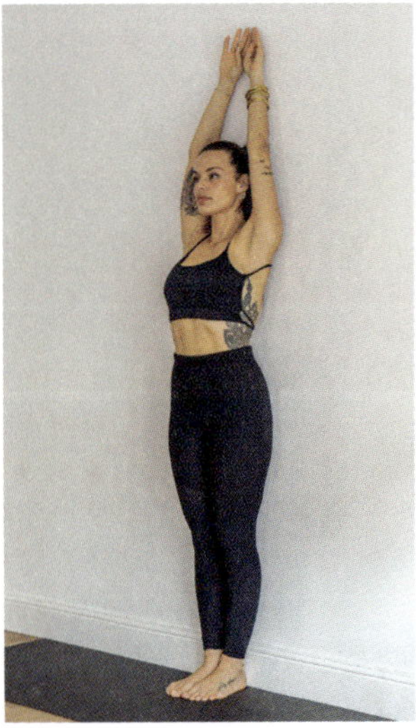
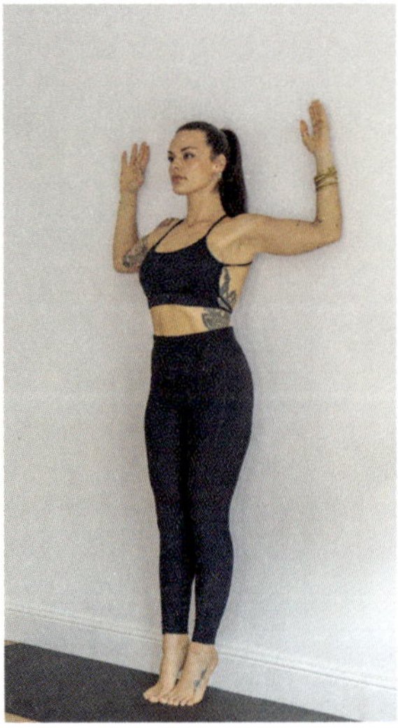

1. Stellen Sie sich mit dem Rücken an die Wand, die Füße zusammen, atmen Sie ein und heben Sie die Arme über den Kopf, der Rücken bleibt gerade.

2. Ziehen Sie mit der Ausatmung die Arme auf Schulterhöhe nach unten. Stellen Sie sich zugleich auf die Zehenspitzen.

3. Atmen Sie ein, führen Sie wieder die Arme über den Kopf und senken Sie die Füße ab.

BRÜCKE + ARME IN DER MITTE

40 Sek. oder 15 Wdh.

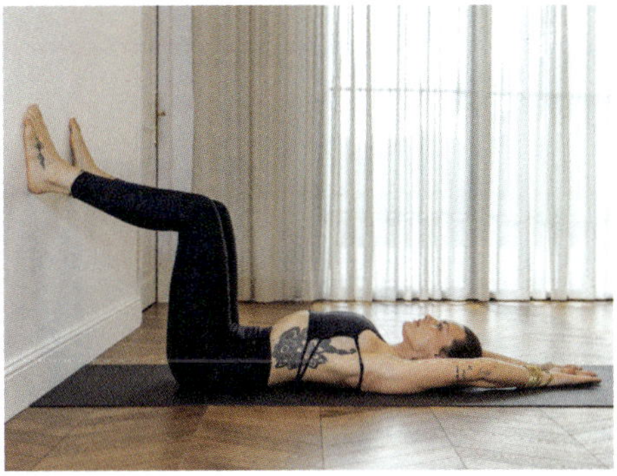

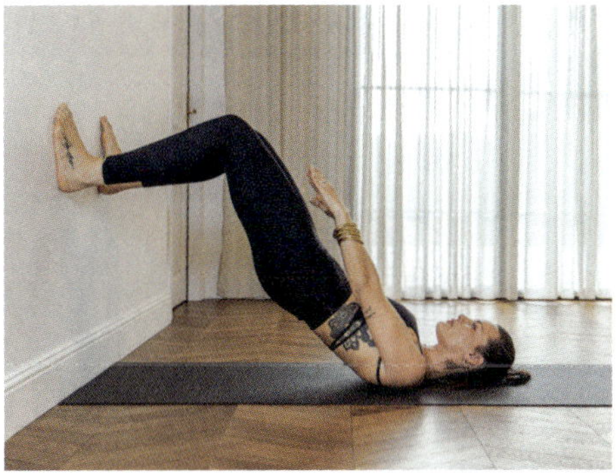

1. Legen Sie sich auf den Boden, mit den Füßen an der Wand. Beugen Sie die Knie im 90°-Winkel, dabei liegen die Füße etwas über den Knien. Achten Sie auf das neutrale Becken.

2. Nehmen Sie die Arme über den Kopf, atmen Sie ein und spannen Sie den Beckenboden an.

3. Atmen Sie aus und heben Sie die Hüfte kontrolliert an, führen Sie dabei die Arme zwischen die Beine.

4. Gehen Sie langsam in die Ausgangsposition zurück und wiederholen Sie die Bewegung.

BRÜCKE + RECHTES BEIN HERANZIEHEN

40 Sek. oder 15 Wdh.

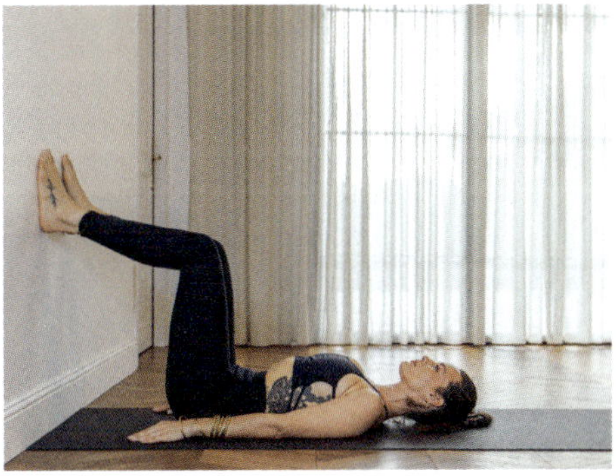

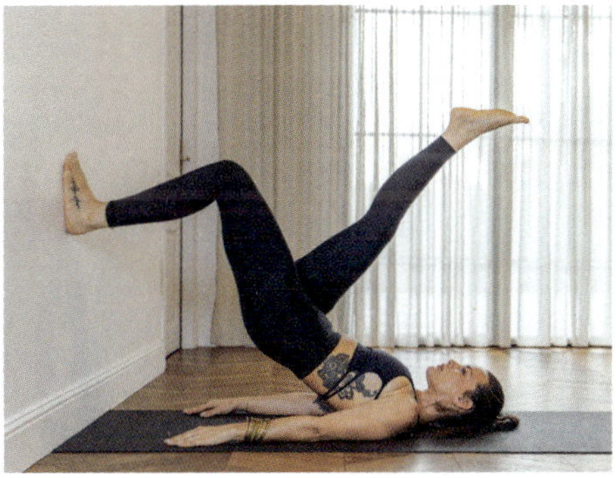

1. Legen Sie sich auf den Boden, mit den Füßen an der Wand. Beugen Sie die Knie im 90°-Winkel, dabei liegen die Füße etwas über den Knien. Achten Sie auf das neutrale Becken.

2. Atmen Sie ein und spannen Sie den Beckenboden an.

3. Heben Sie mit der Ausatmung das Becken an und ziehen Sie das rechte Bein in einer kontrollierten Bewegung zu sich. Dabei bleibt der linke Fuß an der Wand.

4. Gehen Sie langsam in die Ausgangsposition zurück und wiederholen Sie die Bewegung.

BRÜCKE + LINKES BEIN HERANZIEHEN

40 Sek. oder 15 Wdh.

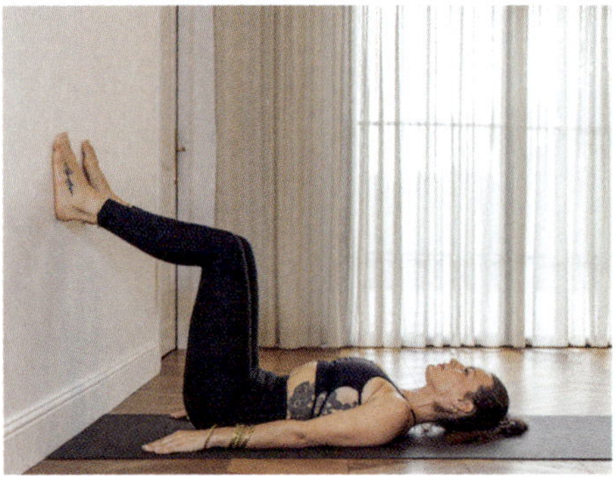

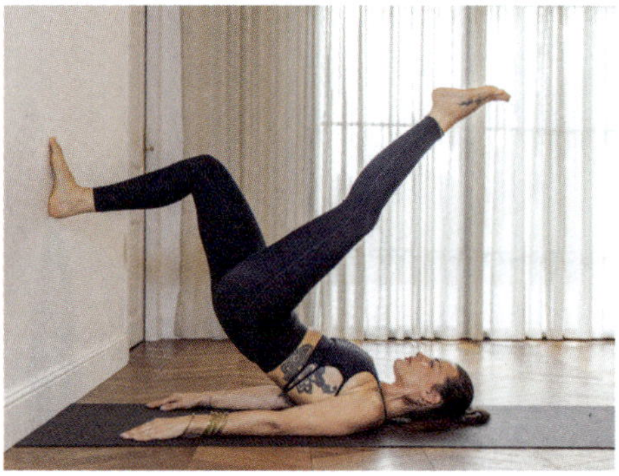

1. ALegen Sie sich auf den Boden, mit den Füßen an der Wand. Beugen Sie die Knie im 90°-Winkel, dabei liegen die Füße etwas über den Knien. Achten Sie auf das neutrale Becken.

2. Atmen Sie ein und spannen Sie den Beckenboden an.

3. Heben Sie mit der Ausatmung das Becken an und ziehen Sie das linke Bein in einer kontrollierten Bewegung zu sich. Dabei bleibt der rechte Fuß an der Wand.

4. Gehen Sie langsam in die Ausgangsposition zurück und wiederholen Sie die Bewegung.

BEIN UM 45° NACH RECHTS ABWINKELN

40 Sek. oder 15 Wdh.

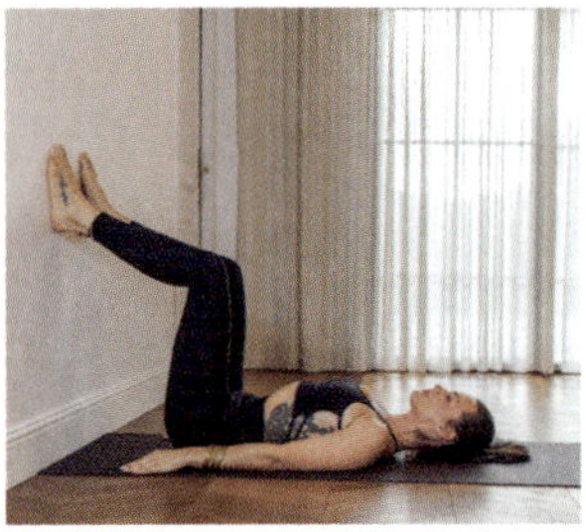

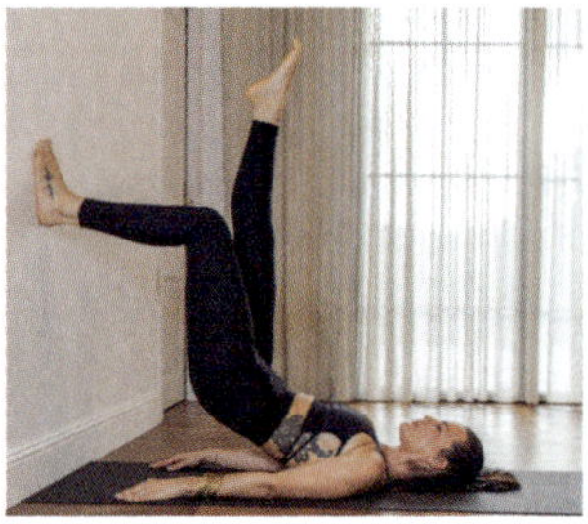

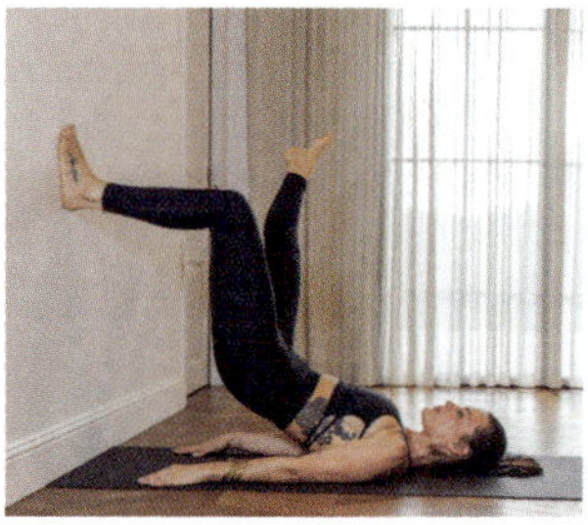

1. Legen Sie sich auf den Rücken, mit neutralem Becken, den Füßen an der Wand und den Knien im 90°-Winkel gebeugt.

2. Heben Sie beim Ausatmen die Hüfte an, halten Sie die Position und strecken Sie das rechte Bein mit gestrecktem Fuß zur Decke.

3. Halten Sie diese Position und öffnen Sie das rechte Bein im 45°-Winkel, ohne dass der Körper zur Seite kippt.

4. Führen Sie das Bein wieder zur Mitte und wiederholen Sie die Bewegung.

BEIN UM 45° NACH LINKS ABWINKELN

40 Sek. oder 15 Wdh.

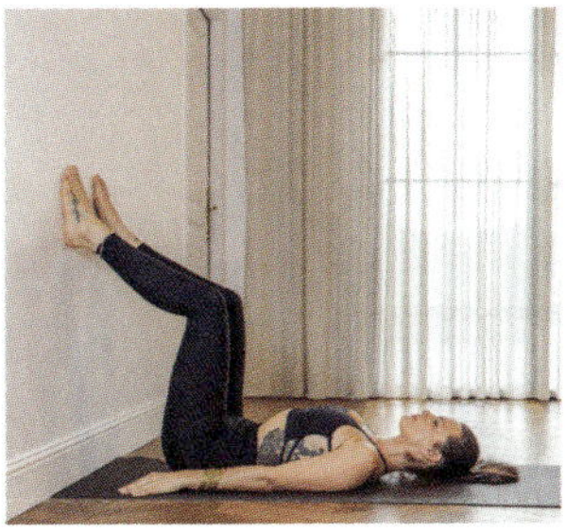
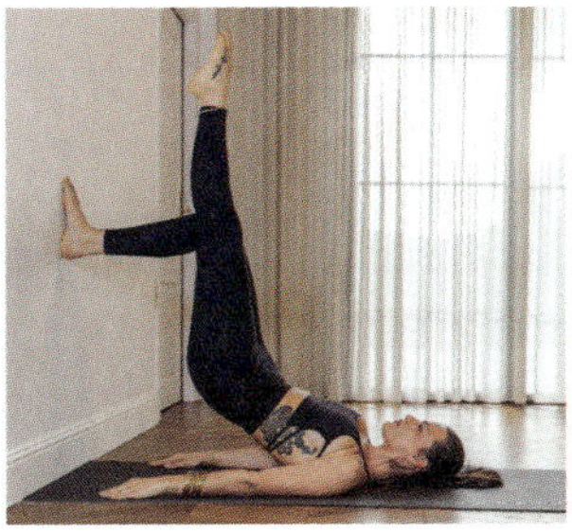
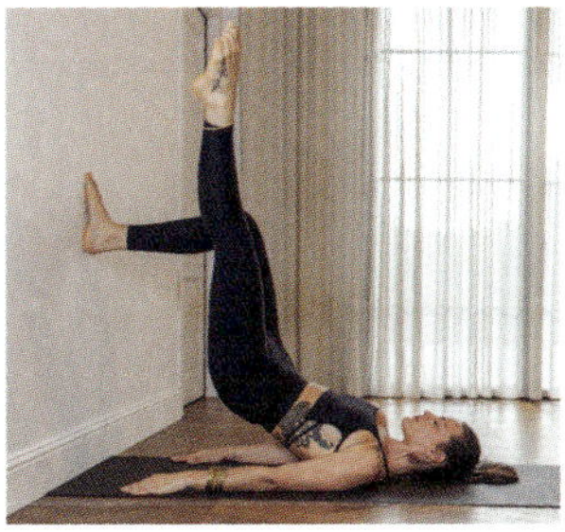

1. Legen Sie sich auf den Rücken, mit neutralem Becken, den Füßen an der Wand und den Knien im 90°-Winkel gebeugt.

2. Heben Sie mit der Ausatmung die Hüfte an, halten Sie die Position und strecken Sie das linke Bein mit gestrecktem Fuß zur Decke.

3. Halten Sie diese Position und öffnen Sie das linke Bein im 45°-Winkel, ohne dass der Körper zur Seite kippt.

4. Führen Sie das Bein wieder zur Mitte und wiederholen Sie die Bewegung.

BEINKREISEN / RECHTS

40 Sek. oder 15 Wdh.

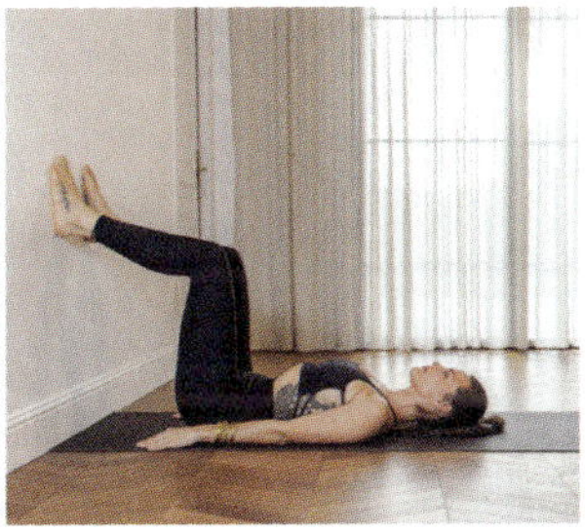
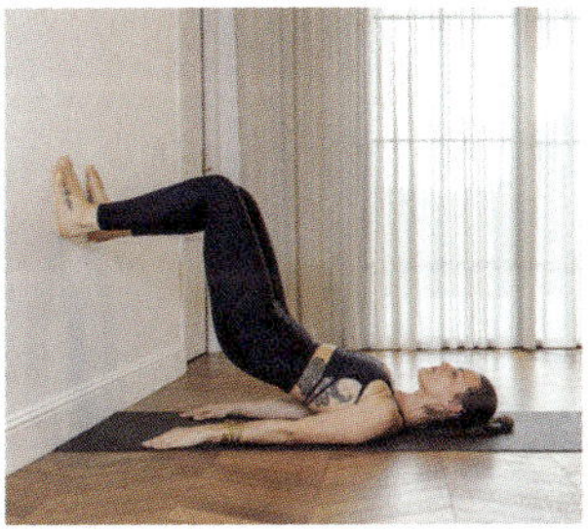
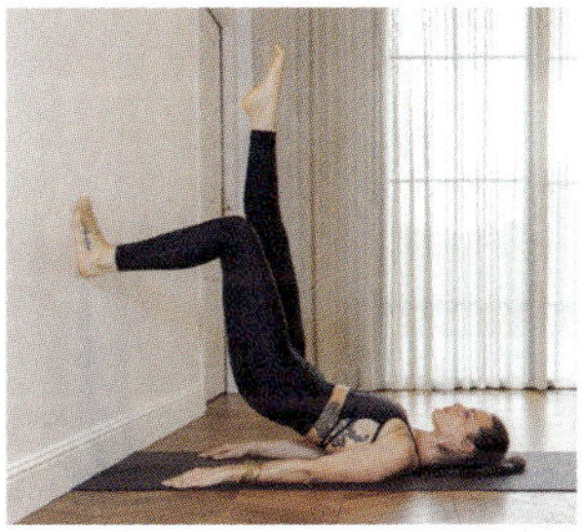

1. Legen Sie sich auf den Rücken, mit neutralem Becken, den Füßen an der Wand und den Knien im 90°-Winkel gebeugt.

2. Heben Sie mit der Ausatmung die Hüfte an, halten Sie die Position und strecken Sie das rechte Bein mit gestrecktem Fuß zur Decke.

3. Halten Sie diese Position und kreisen Sie mit dem rechten Bein in kleinen Bewegungen nach außen. Stellen Sie sich vor, mit den Zehenspitzen einen Bleistift zu halten.

4. Legen Sie am Ende die Wirbelsäule langsam Wirbel für Wirbel ab.

BEINKREISEN / LINKS

40 Sek. oder 15 Wdh.

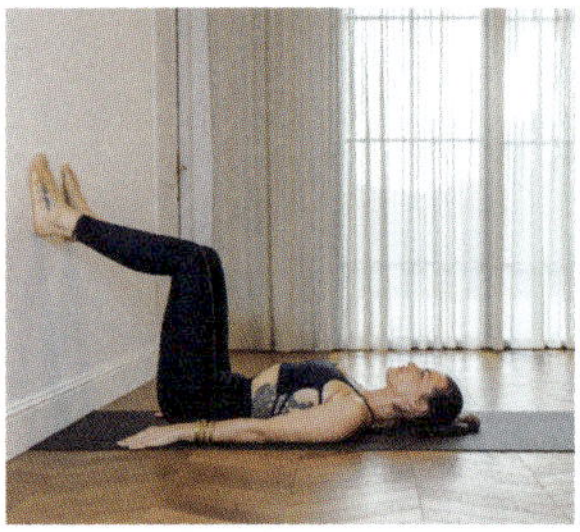

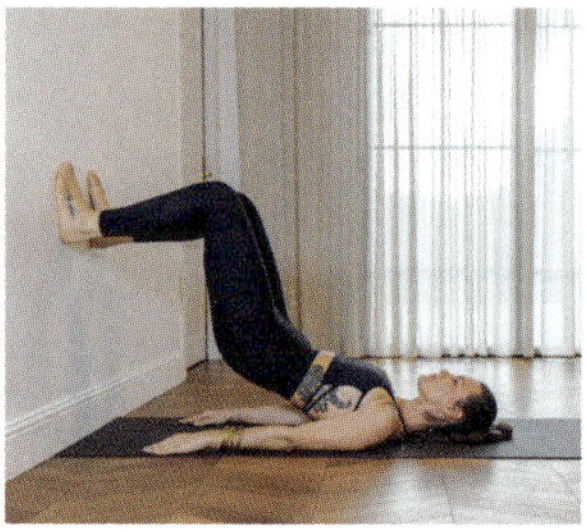

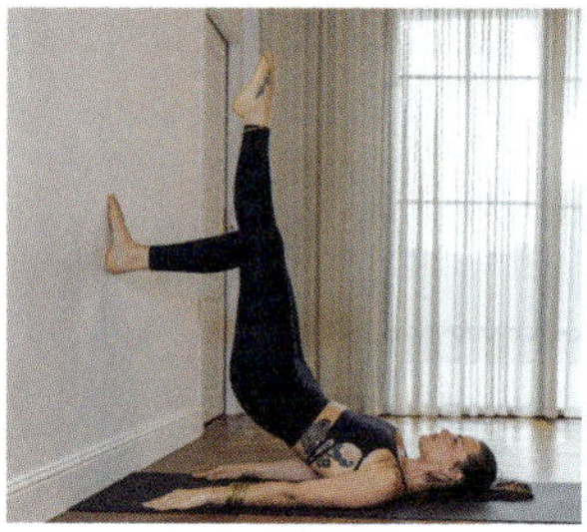

1. Legen Sie sich auf den Rücken, mit neutralem Becken, den Füßen an der Wand und den Knien im 90°-Winkel gebeugt.

2. Heben Sie beim Ausatmen die Hüfte an, halten Sie die Position und strecken Sie das linke Bein mit gestrecktem Fuß zur Decke.

3. Halten Sie diese Position und kreisen Sie mit dem linken Bein in kleinen Bewegungen nach außen. Stellen Sie sich vor, mit den Zehenspitzen einen Bleistift zu halten.

4. Legen Sie am Ende die Wirbelsäule langsam Wirbel für Wirbel ab.

28. ÜBUNGSEINHEIT

SCHULTERKREISEN

40 Sek. oder 15 Wdh.

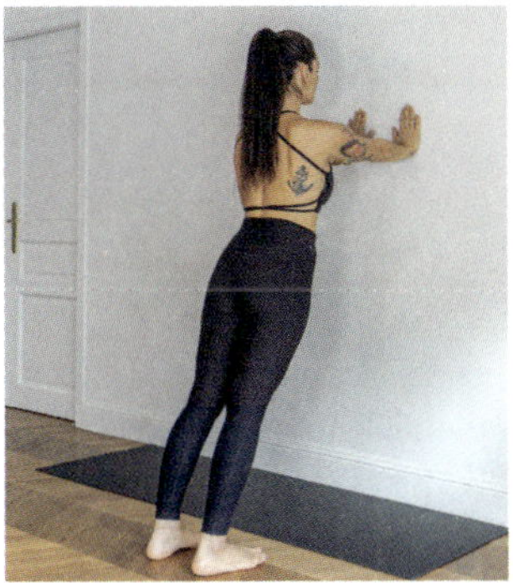
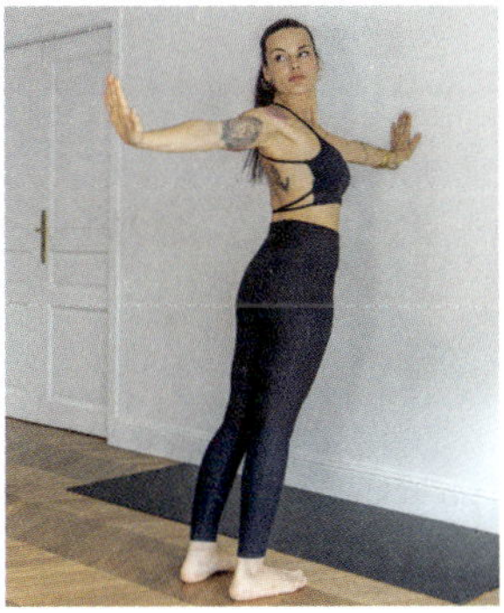
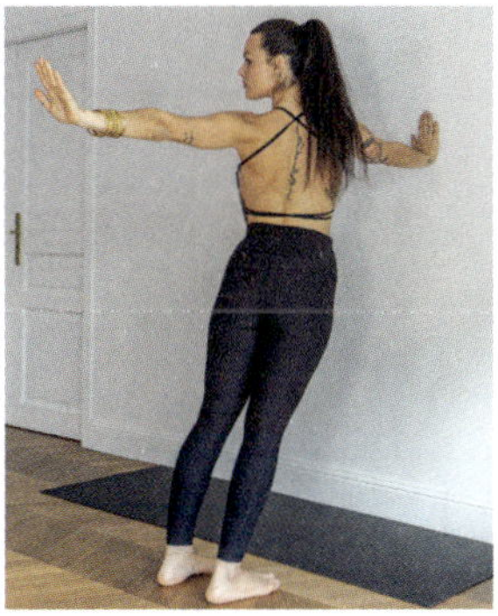

1. Legen Sie die Hände schulterbreit an die Wand und strecken Sie die Arme durch.
2. Führen Sie den rechten Arm nach hinten und folgen Sie ihm mit dem Blick.
3. Bringen Sie wieder beide Hände an die Wand und wiederholen Sie die Übung mit dem anderen Arm.
4. Spannen Sie während der Übung die Muskeln an und wechseln Sie die Seiten ab.

RUMPFKRÄFTIGUNG AUF ZEHENSPITZEN

40 Sek. oder 12 Wdh.

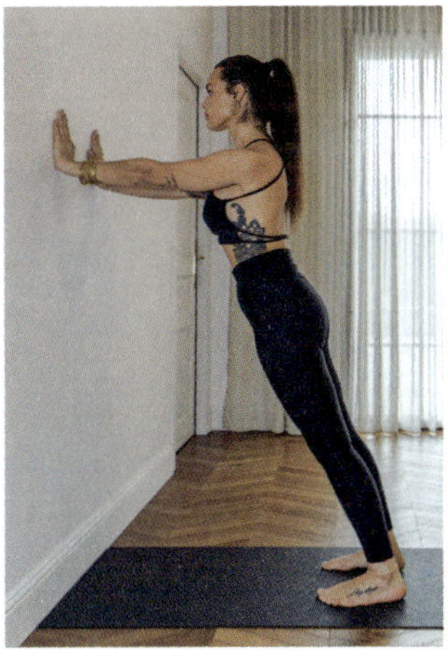
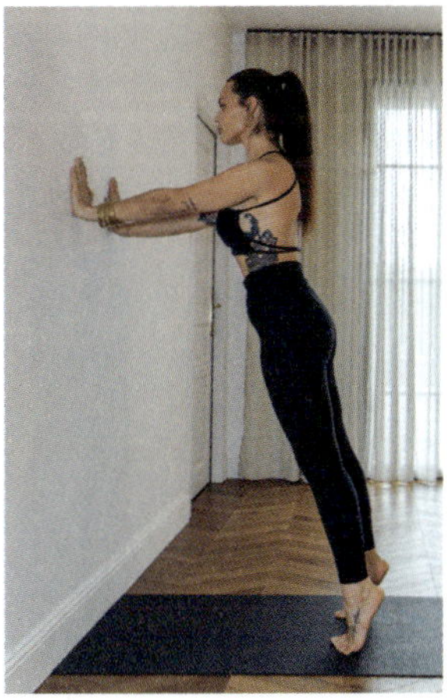

1. Stellen Sie sich mit dem Gesicht zur Wand, die Füße stehen parallel zueinander.
2. Legen Sie die Hände auf Schulterhöhe an die Wand, strecken Sie die Arme durch und treten Sie etwas zurück, sodass das Körpergewicht vorn liegt.
3. Stellen Sie sich beim Ausatmen auf die Zehenspitzen und senken Sie die Füße beim Einatmen wieder ab.

KLEINER UNTERARMSTÜTZ

40 Sek. oder 12 Wdh.

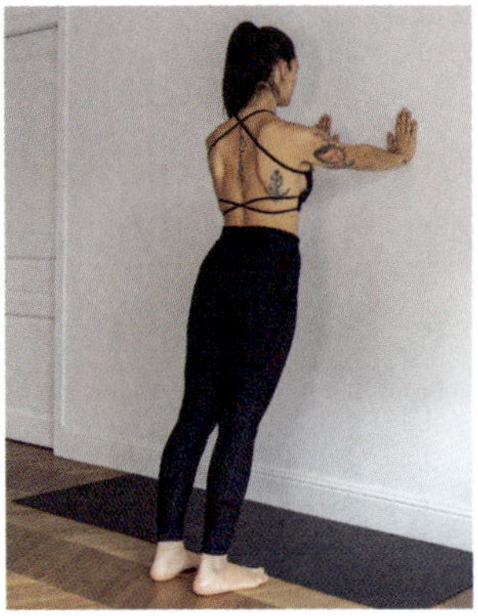

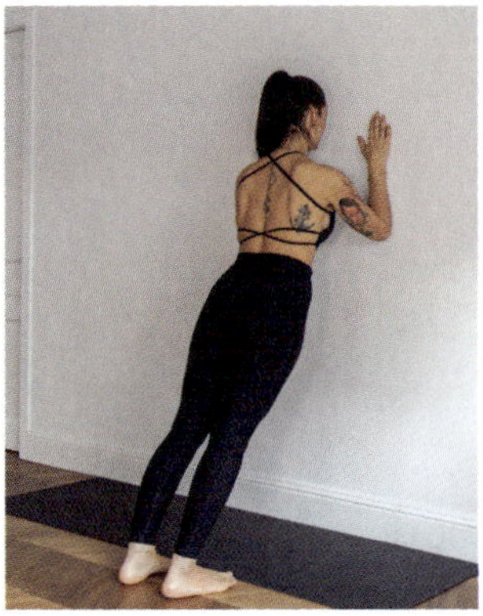

1. Stellen Sie sich mit dem Gesicht zur Wand, die Füße stehen parallel zueinander.

2. Legen Sie die Hände auf Schulterhöhe an die Wand, die Arme sind gestreckt. Treten Sie etwas zurück, damit das Körpergewicht vorn liegt.

3. Beugen Sie beim Einatmen die Ellbogen nach unten, sodass sich das Gesicht der Wand nähert. Bleiben Sie dabei in einer Linie und legen Sie die Unterarme an die Wand.

4. Drücken Sie sich mit der Ausatmung von der Wand ab und kommen Sie in die Ausgangsposition, die Arme sind wieder gestreckt.

5. Wiederholen Sie die Bewegung.

GROSSER UNTERARMSTÜTZ

40 Sek. oder 12 Wdh.

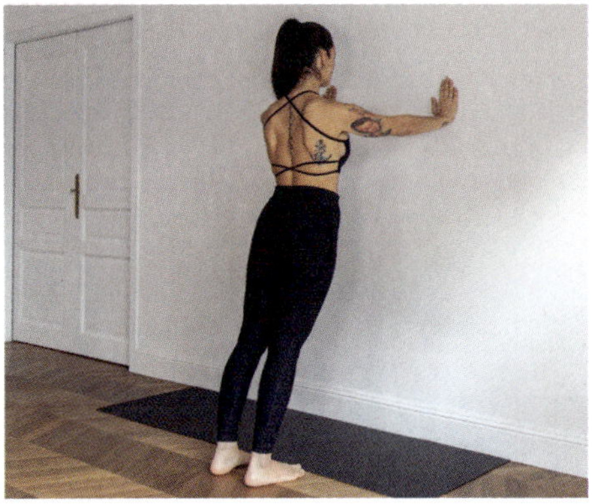

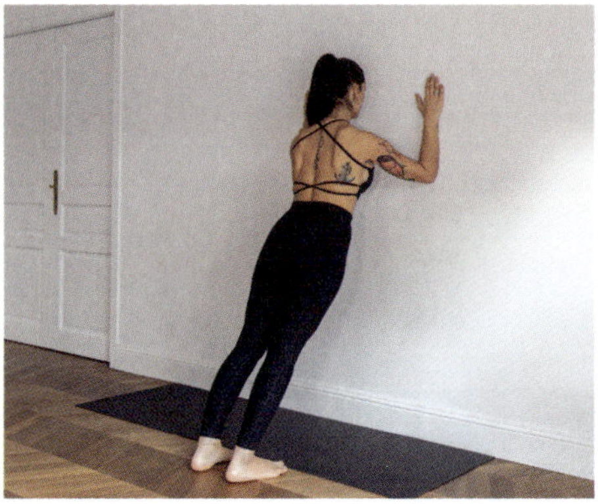

1. Stellen Sie sich mit dem Gesicht zur Wand, die Füße stehen parallel zueinander.

2. Legen Sie die Hände weiter als schulterbreit an die Wand, die Arme sind gestreckt. Treten Sie etwas zurück, damit das Körpergewicht vorn liegt.

3. Beugen Sie beim Einatmen die Ellbogen nach unten, sodass sich das Gesicht der Wand nähert. Bleiben Sie dabei in einer Linie und legen Sie die Unterarme an die Wand.

4. Drücken Sie sich mit der Ausatmung von der Wand ab und kommen Sie in die Ausgangsposition, die Arme sind wieder gestreckt.

5. Wiederholen Sie die Bewegung.

BRÜCKE + MIT DEN FÜSSEN GLEITEN

40 Sek. oder 15 Wdh.

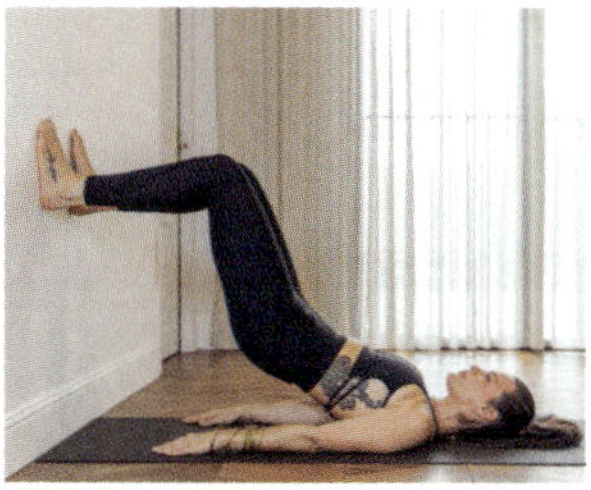
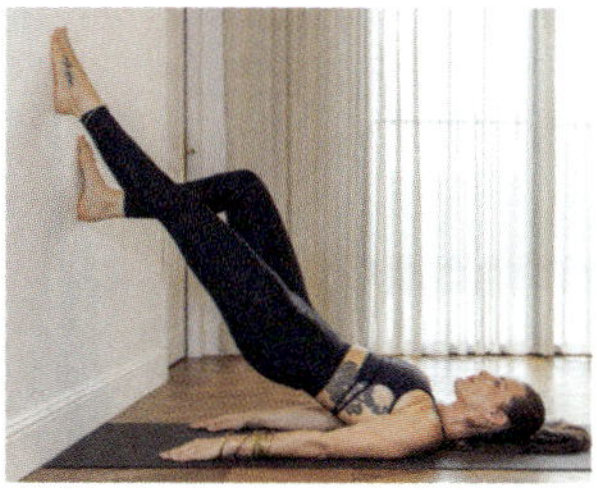
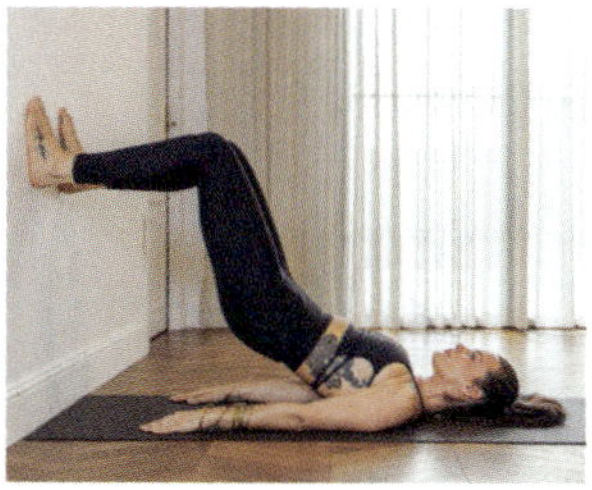
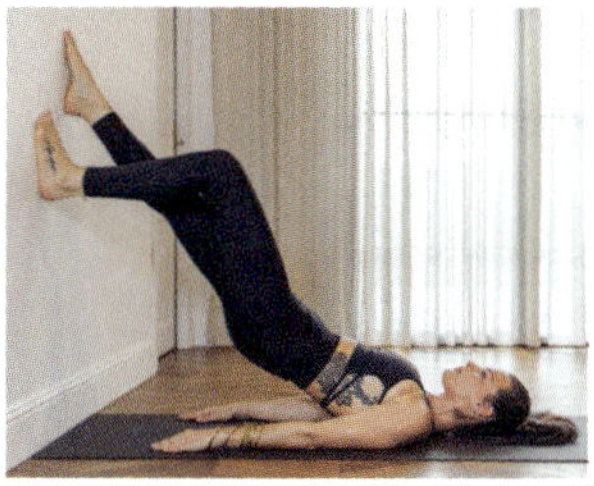

1. Legen Sie sich auf den Boden, mit den Füßen an der Wand. Beugen Sie die Knie im 90°-Winkel, dabei liegen die Füße etwas über den Knien. Achten Sie auf das neutrale Becken.

2. Atmen Sie ein und spannen Sie den Beckenboden an.

3. Heben Sie beim Ausatmen die Hüfte an. Halten Sie die Position und gleiten Sie mit dem rechten Fuß nach oben, sodass das Bein gestreckt wird. Beugen Sie wieder die Beine und wiederholen Sie das mit dem linken Bein.

4. Wiederholen Sie die Bewegung.

BRÜCKE AUF ZEHENSPITZEN

40 Sek. oder 15 Wdh.

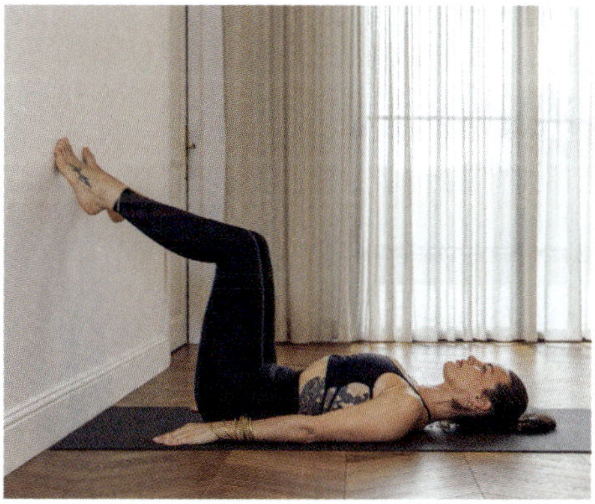
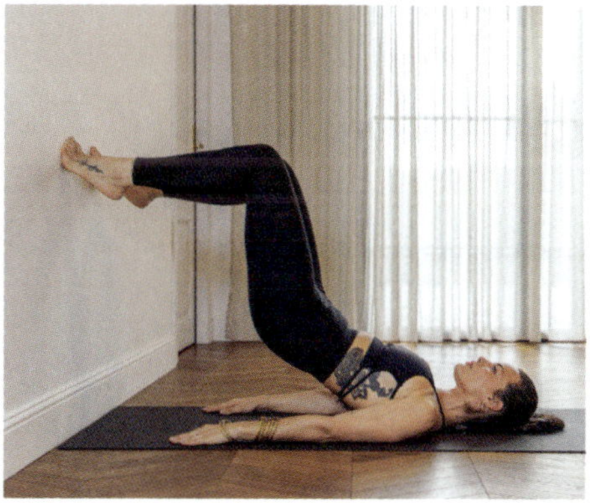

1. Legen Sie sich auf den Boden und stellen Sie die Zehenspitzen an die Wand. Beugen Sie die Knie im 90°-Winkel, dabei liegen die Füße etwas höher als die Knie. Achten Sie auf das neutrale Becken.

2. Atmen Sie ein und spannen Sie den Beckenboden an.

3. Atmen Sie aus und heben Sie die Hüfte kontrolliert an.

4. Gehen Sie langsam in die Ausgangsposition zurück und wiederholen Sie die Bewegung.

BRÜCKE MIT GESTRECKTEN BEINEN UND ANGEZOGENEM KNIE

40 Sek. oder 15 Wdh.

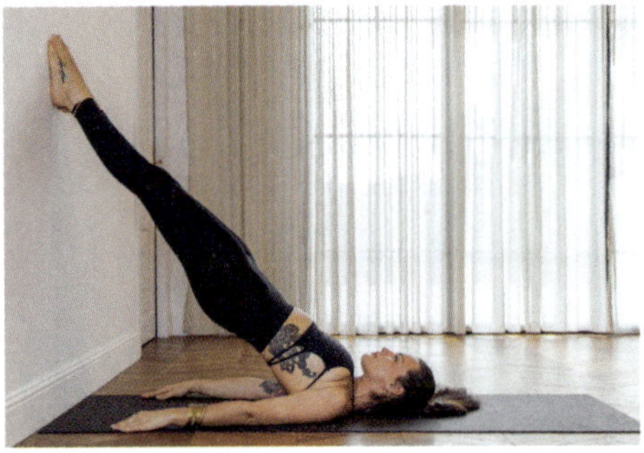

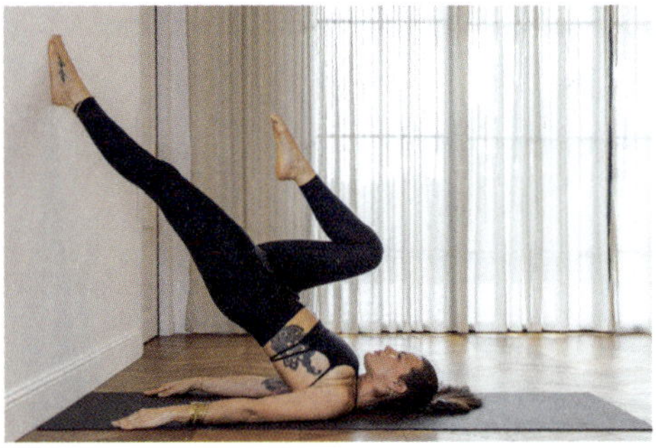

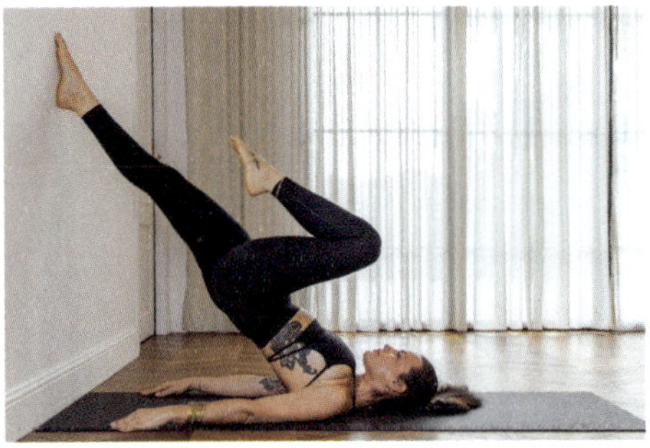

1. Legen Sie sich auf den Boden, das Becken ist neutral, die Beine gestreckt und die Hüfte angehoben.

2. Atmen Sie ein und spannen Sie den Beckenboden an. Der Hals sollte locker und entspannt sein.

3. Atmen Sie aus, ziehen Sie den Bauchnabel ein und ziehen Sie das rechte Knie zur Brust, das Becken bleibt dabei oben und zeigt zur Decke (ohne ins Hohlkreuz zu fallen).

4. Wiederholen Sie das mit dem anderen Bein und wechseln Sie fortlaufend ab.

BRÜCKE MIT 1 GESTRECKTEN BEIN / RECHTS

40 Sek. oder 15 Wdh.

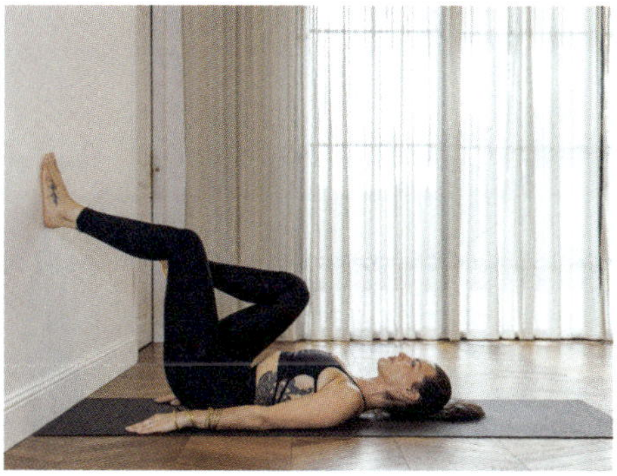

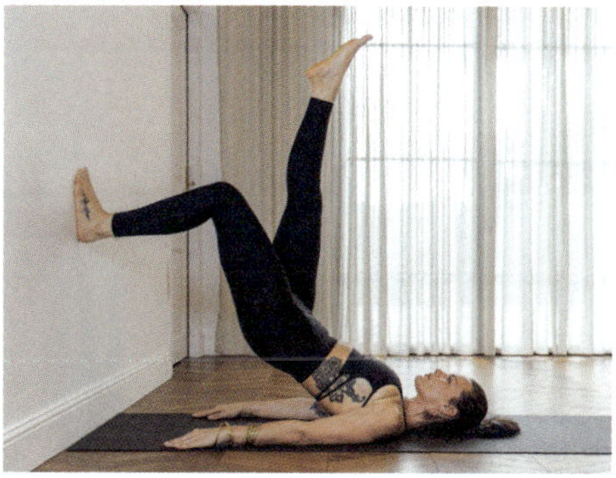

1. Legen Sie sich auf den Boden, den linken Fuß an die Wand und das Knie um 90° angewinkelt. Heben Sie das rechte Bein mit gestrecktem Fuß zur Decke.

2. Atmen Sie ein und spannen Sie den Beckenboden an.

3. Heben Sie beim Ausatmen die Hüfte an und bringen Sie das Becken in die neutrale Stellung.

4. Legen Sie das Gesäß wieder auf den Boden und wiederholen Sie die Bewegung.

BRÜCKE MIT 1 GESTRECKTEN BEIN / LINKS

40 Sek. oder 15 Wdh.

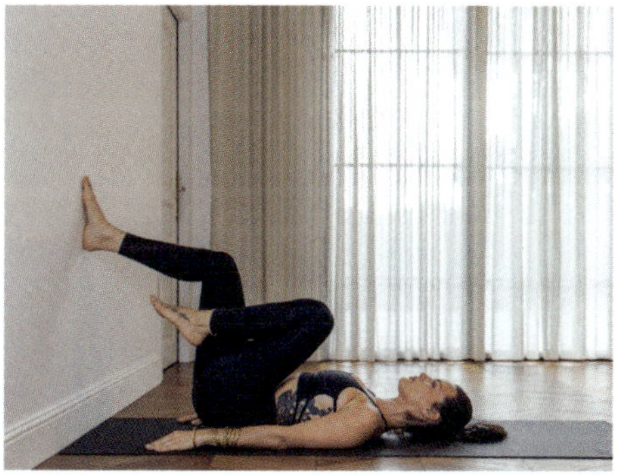

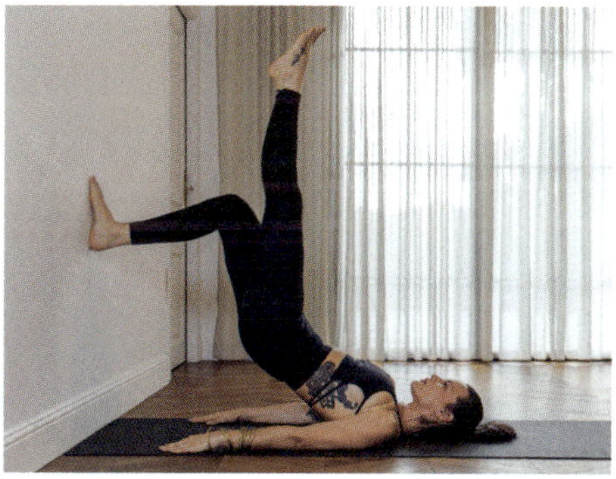

1. Legen Sie sich auf den Boden, den rechten Fuß an die Wand und das Knie um 90° angewinkelt. Heben Sie das linke Bein mit gestrecktem Fuß zur Decke.

2. Atmen Sie ein und spannen Sie den Beckenboden an.

3. Heben Sie beim Ausatmen die Hüfte an und bringen Sie das Becken in die neutrale Stellung.

4. Legen Sie das Gesäß wieder auf den Boden und wiederholen Sie die Bewegung.

1. ÜBUNGSEINHEIT DEHNEN

GESÄSSMUSKELN DEHNEN / RECHTS 30 Sek.

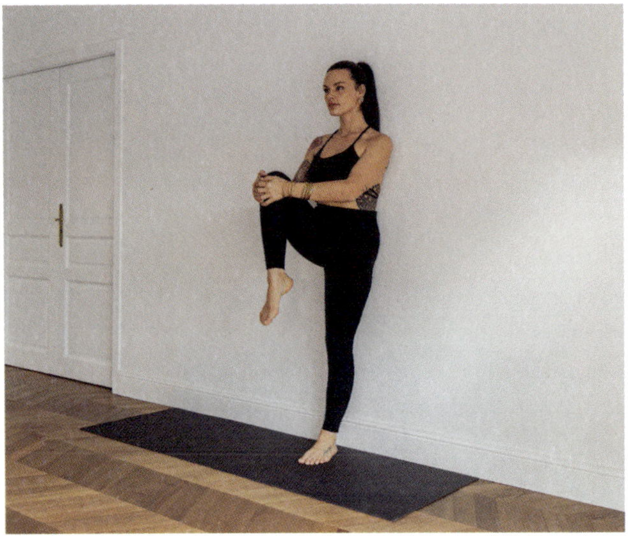

1. Stellen Sie sich mit dem Rücken an die Wand.
2. Ziehen Sie das rechte Bein angewinkelt hoch, umfassen Sie das Knie.
3. Atmen Sie konzentriert.

GESÄSSMUSKELN DEHNEN / LINKS 30 Sek.

1. Stellen Sie sich mit dem Rücken an die Wand.
2. Ziehen Sie das linke Bein angewinkelt hoch, umfassen Sie das Knie.
3. Atmen Sie konzentriert.

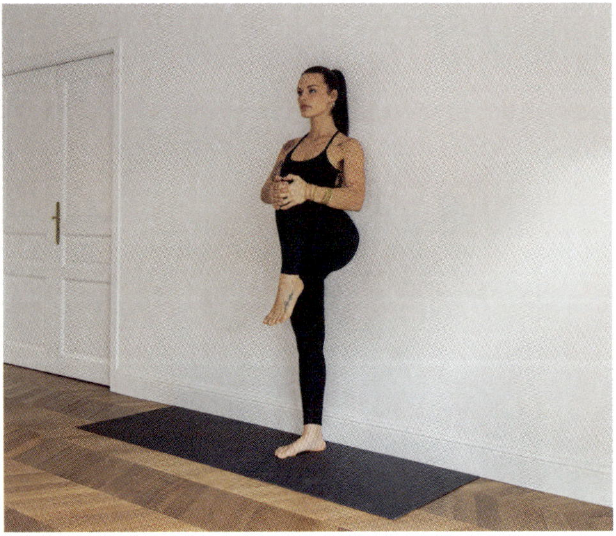

OBERSCHENKELMUSKELN DEHNEN /RECHTS 30 Sek.

1. Stellen Sie sich mit dem Gesicht zur Wand und legen Sie die linke Hand daran.

2. Beugen Sie das rechte Bein und nehmen Sie den Fuß in die rechte Hand.

3. Ziehen Sie den Fuß ans Gesäß und kippen Sie das Becken leicht nach vorn, um die Oberschenkelmuskeln zu dehnen.

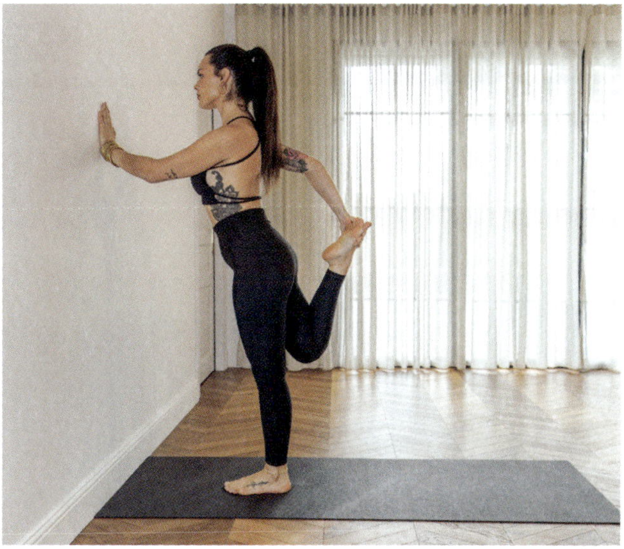

OBERSCHENKELMUSKELN DEHNEN /LINKS 30 Sek.

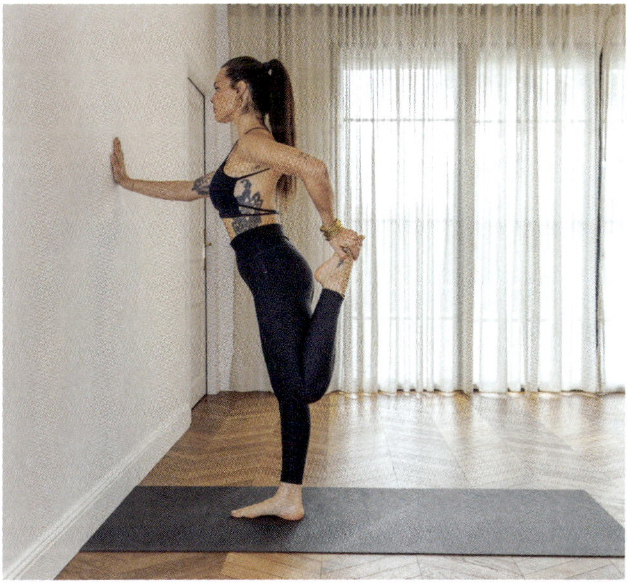

1. Stellen Sie sich mit dem Gesicht zur Wand und legen Sie die rechte Hand daran.

2. Beugen Sie das linke Bein und nehmen Sie den Fuß in die linke Hand.

3. Ziehen Sie den Fuß ans Gesäß und kippen Sie das Becken leicht nach vorn, um die Oberschenkelmuskeln zu dehnen.

2. ÜBUNGSEINHEIT DEHNEN

RÜCKENMUSKELN DEHNEN 40 Sek. oder 15 Wdh.

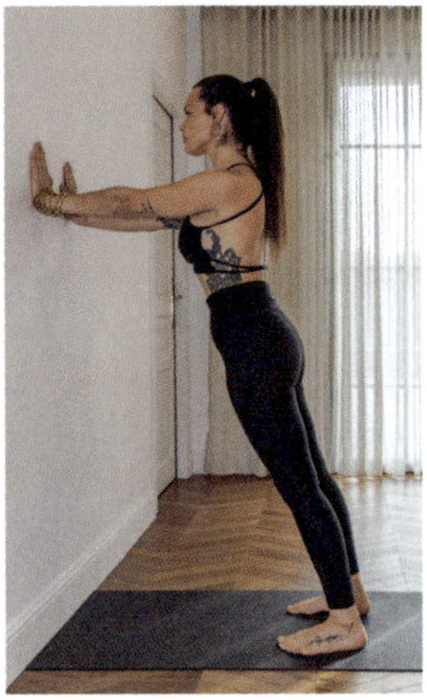

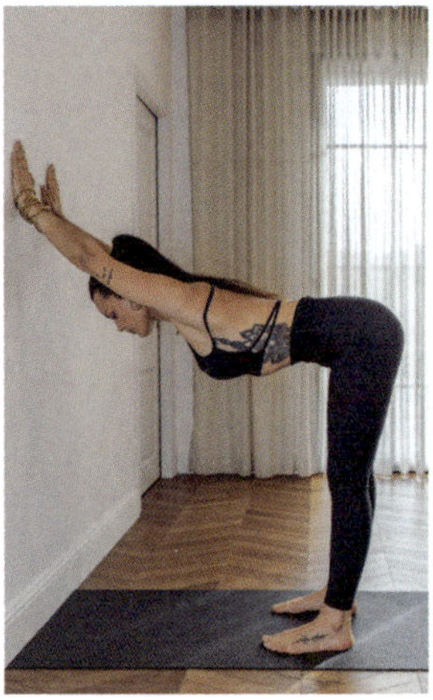

1. Stellen Sie sich aufrecht mit dem Gesicht zur Wand und gehen Sie einen Schritt zurück (um die Breite einer Sportmatte).

2. Legen Sie die Hände auf Kinnhöhe an die Wand

3. Drücken Sie mit der Einatmung die Hüfte nach hinten und beugen Sie den Oberkörper nach unten.

4. Kommen Sie beim Ausatmen in die Ausgangsposition zurück, halten Sie dabei das Becken in neutraler Position (gerade Linie vom Kopf bis zu den Fersen).

5. Wiederholen Sie die Bewegung.

RÜCKSEITIGE OBERSCHENKELMUSKELN DEHNEN / RECHTS 30 Sek.

1. Stellen Sie sich mit dem Gesicht zur Wand, das Gesäß zeigt nach hinten, der Rücken ist gerade und die Beine sind in Schrittposition, mit dem rechten Bein vorn.

2. Beugen Sie den Körper nach unten, dehnen Sie sich und atmen Sie tief.

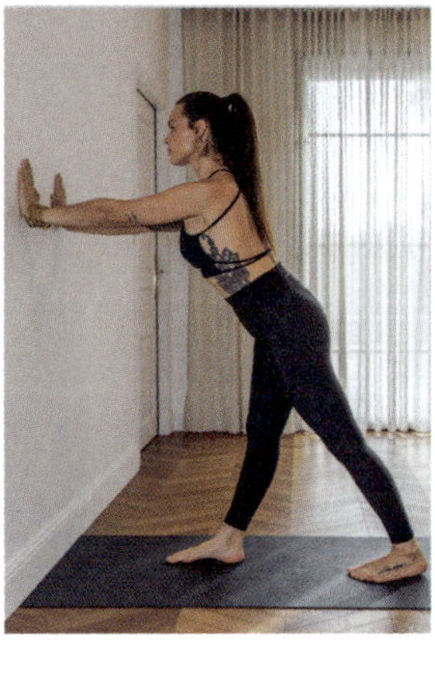

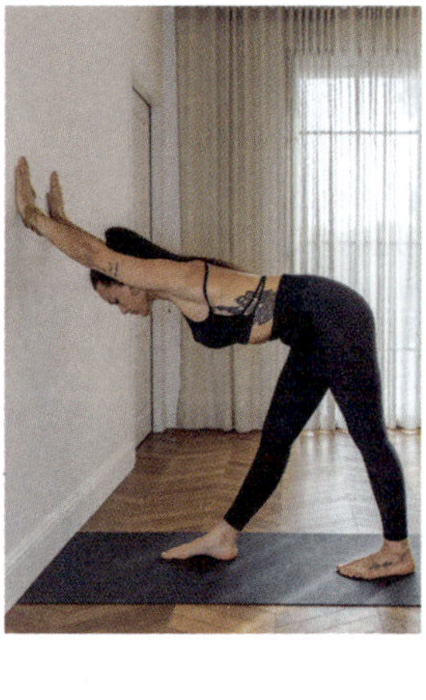

RÜCKSEITIGE OBERSCHENKELMUSKELN DEHNEN / LINKS 30 Sek.

1. Stellen Sie sich mit dem Gesicht zur Wand, das Gesäß zeigt nach hinten, der Rücken ist gerade und die Beine sind in Schrittposition, mit dem linken Bein vorn.

2. Beugen Sie den Körper nach unten, dehnen Sie sich und atmen Sie tief.

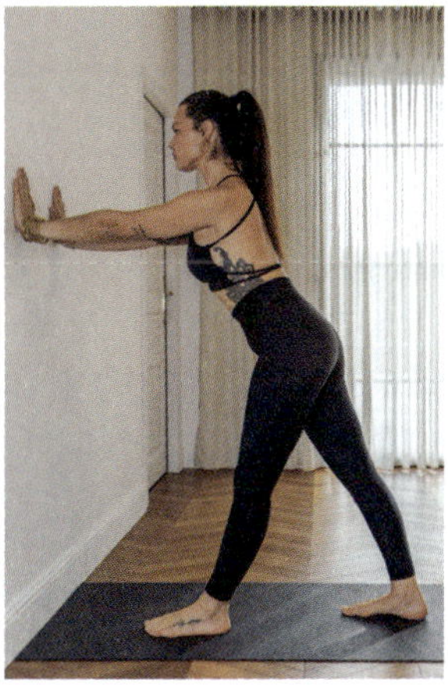

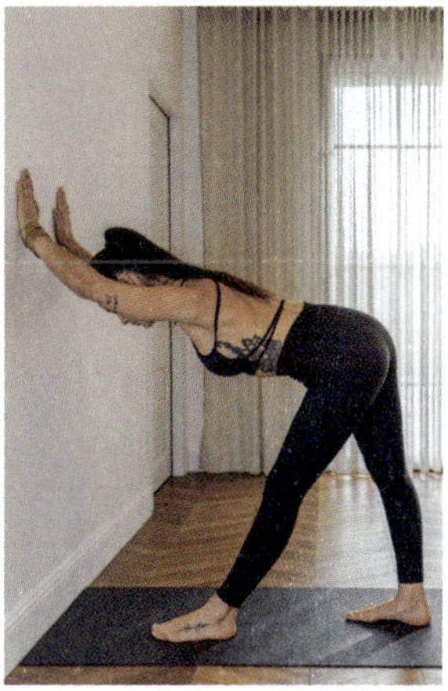

KINDSPOSE 30 Sek.

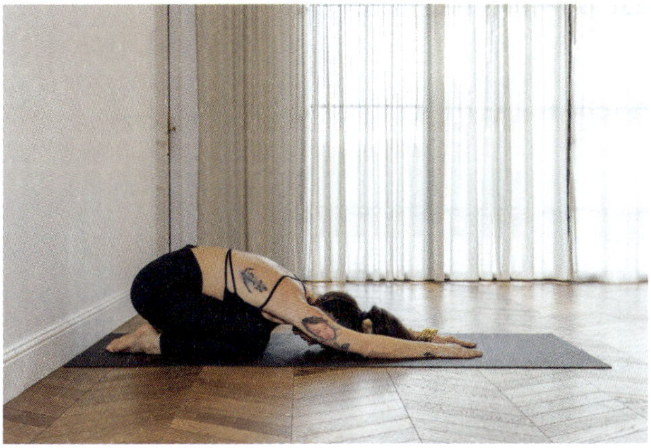

1. Setzen Sie sich auf die Fersen, legen Sie das Gesicht auf dem Boden ab und machen Sie den Rücken rund.

2. Nehmen Sie die Arme neben den Körper und/oder vor den Kopf und atmen Sie tief.

3. ÜBUNGSEINHEIT DEHNEN

OBERSCHENKEL DEHNEN MIT DEM KNIE AUF DEM BODEN / LINKS 30 Sek.

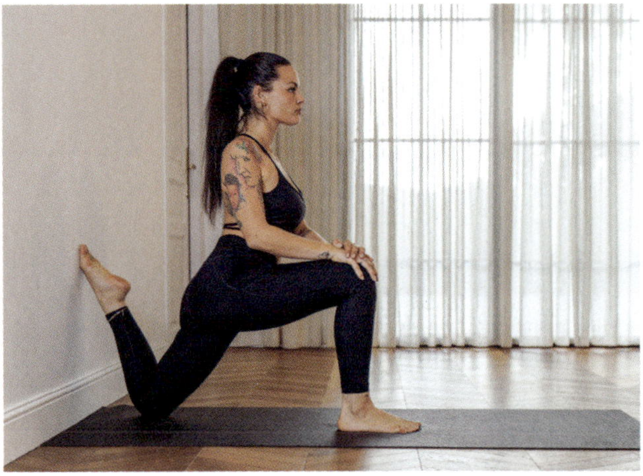

1. Stellen Sie sich mit dem Rücken zur Wand, legen Sie das linke Knie auf den Boden und den Fußrücken an die Wand.
2. Das rechte Bein ist vor dem Körper aufgestellt, die Ferse auf dem Boden.
3. Dehnen Sie sich und denken sie an die Atmung.

OBERSCHENKEL DEHNEN MIT DEM KNIE AUF DEM BODEN / RECHTS 30 Sek.

1. Stellen Sie sich mit dem Rücken zur Wand, legen Sie das rechte Knie auf den Boden und den Fußrücken an die Wand.
2. Das linke Bein ist vor dem Körper aufgestellt, die Ferse auf dem Boden.
3. Dehnen Sie sich und denken Sie an die Atmung.

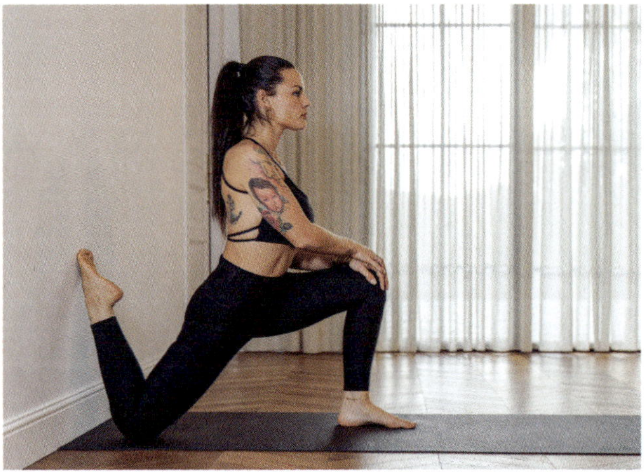

SPINE STRETCH AN DER WAND 40 Sek. oder 15 Wdh.

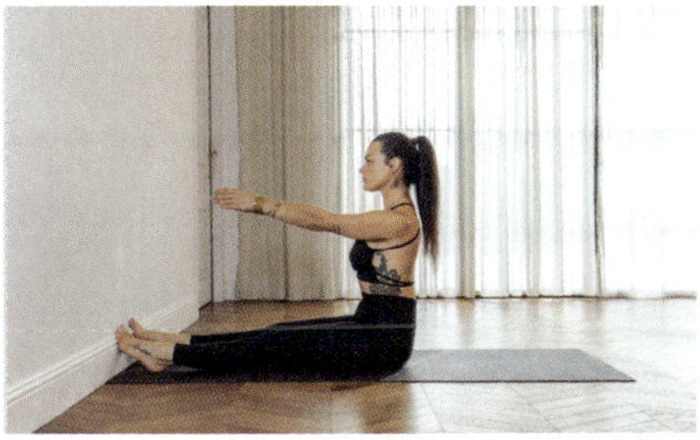

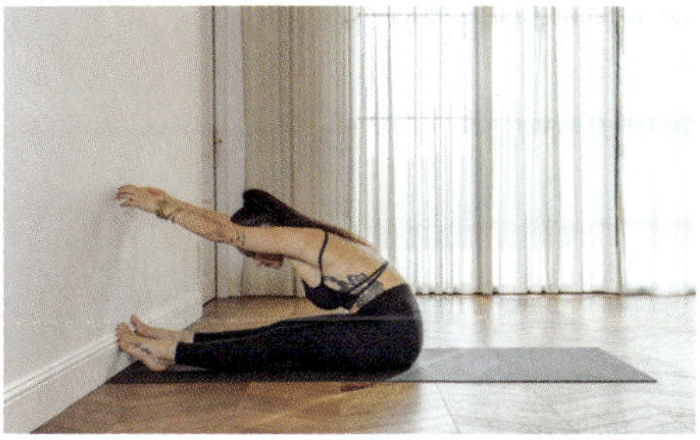

1. Setzen Sie sich mit dem Gesicht zur Wand, Beine und Arme sind gestreckt, die Fußspitzen liegen an der Wand.

2. Rollen Sie die Wirbelsäule ab, indem Sie die Arme nach vorn und den unteren Rücken nach hinten ziehen.

3. Rollen Sie sie langsam wieder auf, achten Sie dabei auf die Bauchspannung. Wiederholen Sie die Bewegung.

BEINE ZU DEN SEITEN KIPPEN 30 Sek.

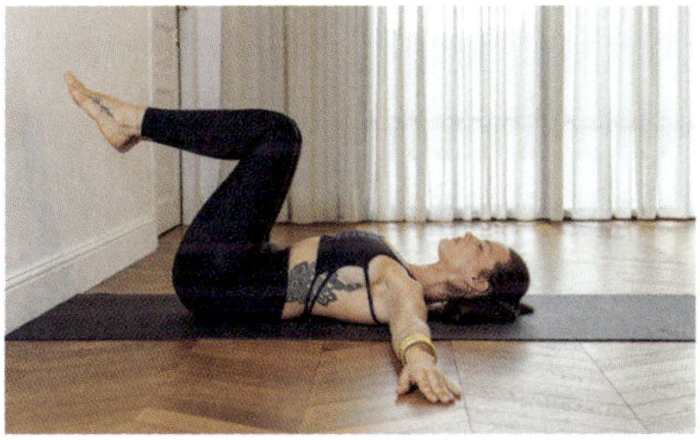

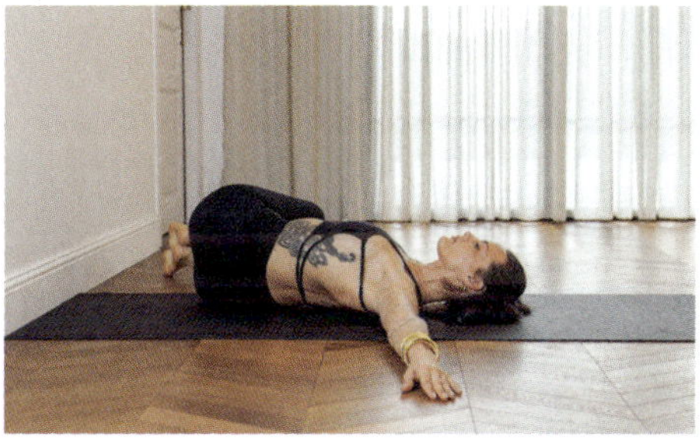

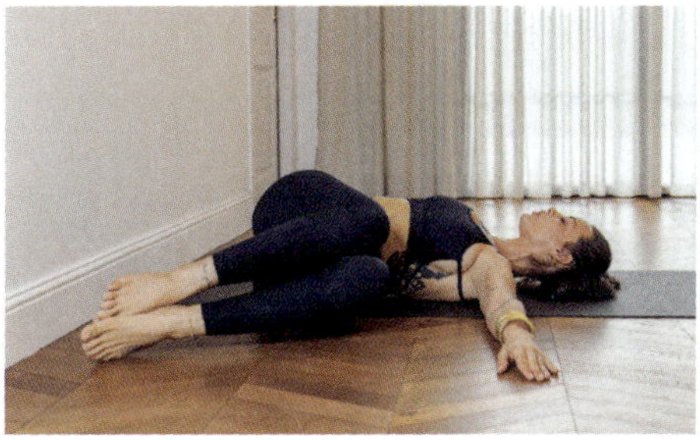

1. Legen Sie sich mit dem Rücken auf den Boden, ziehen Sie die Beine parallel zur Brust und legen Sie die Arme neben den Körper auf den Boden.

2. Kippen Sie die Beine nach links, dann nach rechts, ohne den Oberkörper zu bewegen.

3. Atmen Sie konzentriert.

4. ÜBUNGSEINHEIT DEHNEN

GESÄSSMUSKELN DEHNEN / RECHTS 30 Sek.

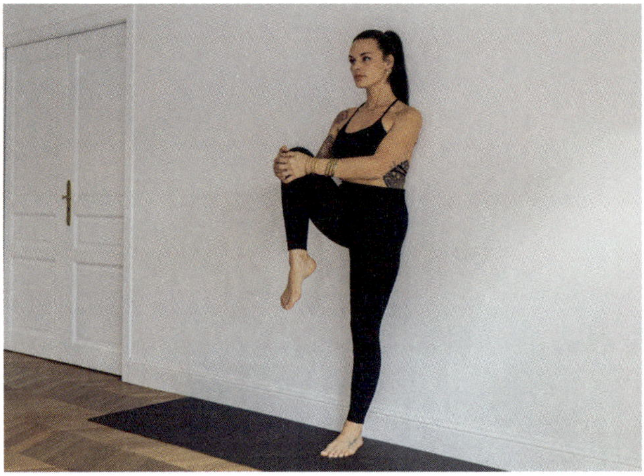

1. Stellen Sie sich mit dem Rücken an die Wand.
2. Ziehen Sie das rechte Bein angewinkelt hoch, umfassen Sie das Knie.
3. Atmen Sie konzentriert.

GESÄSSMUSKELN DEHNEN / LINKS 30 Sek.

1. Stellen Sie sich mit dem Rücken an die Wand.
2. Ziehen Sie das linke Bein angewinkelt hoch, umfassen Sie das Knie.
3. Atmen Sie konzentriert.

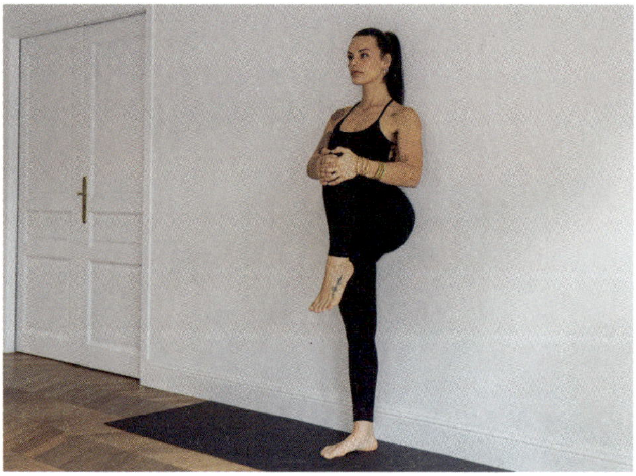

RÜCKENMUSKELN DEHNEN 40 Sek. oder 15 Wdh.

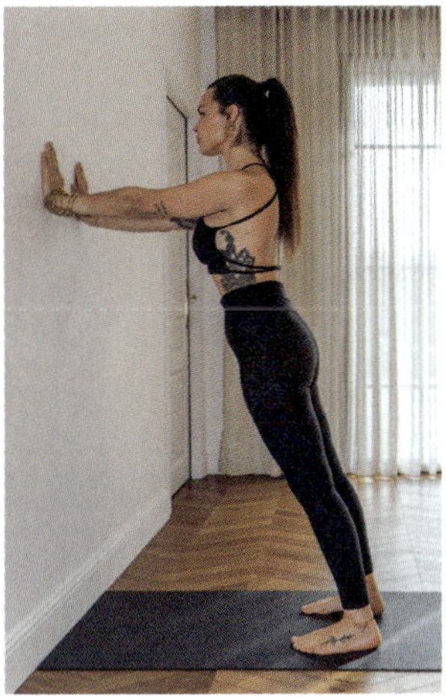

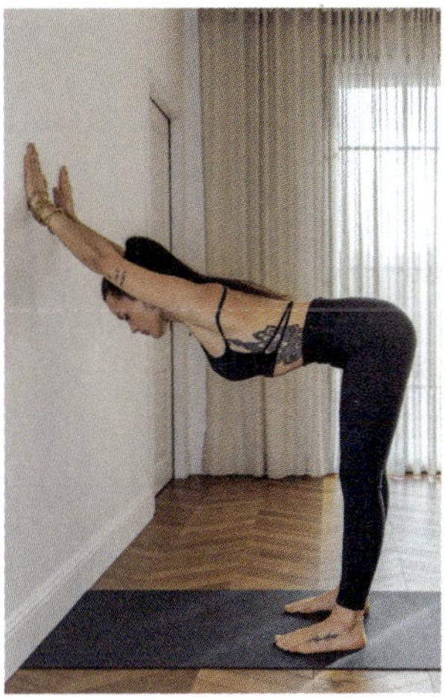

1. Stellen Sie sich aufrecht mit dem Gesicht zur Wand und gehen Sie einen Schritt zurück (um die Breite einer Sportmatte).

2. Legen Sie die Hände auf Kinnhöhe an die Wand

3. Drücken Sie mit der Einatmung die Hüfte nach hinten und beugen Sie den Oberkörper nach unten.

4. Kommen Sie beim Ausatmen in die Ausgangsposition zurück, halten Sie dabei das Becken in neutraler Position (gerade Linie vom Kopf bis zu den Fersen).

5. Wiederholen Sie die Bewegung.

KINDSPOSE 30 Sek.

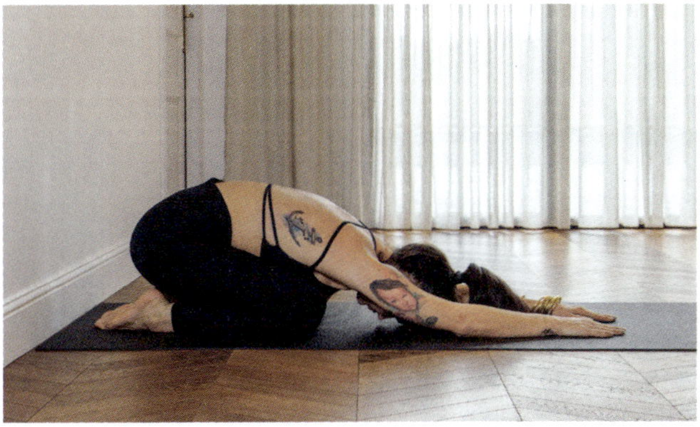

1. Setzen Sie sich auf die Fersen, legen Sie das Gesicht auf dem Boden ab und machen Sie den Rücken rund.

2. Nehmen Sie die Arme neben den Körper und/oder vor den Kopf und atmen Sie tief.

ÜBERSICHT ÜBER DIE 53 POSITIONEN
um in Form zu kommen

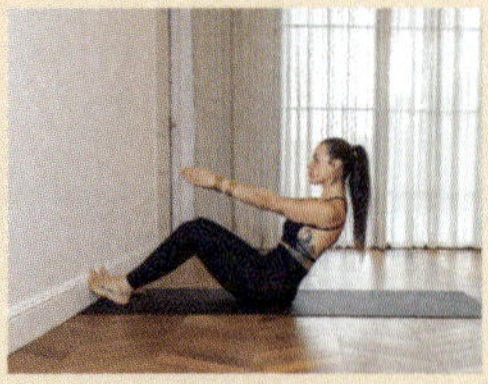

1. Position
Bauchmuskeln im Sitzen

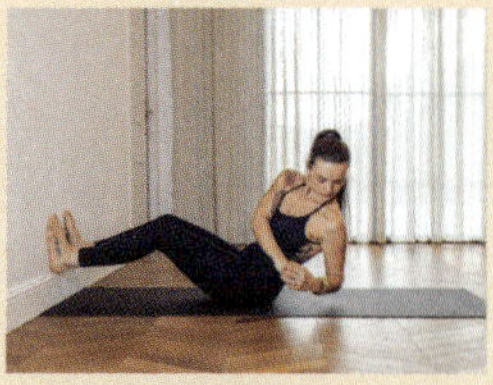

2. Position
Bauchmuskeln im Sitzen 2

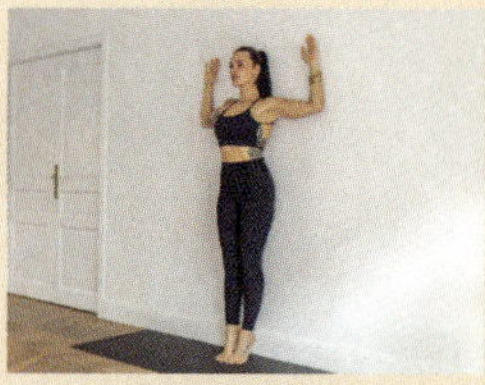

3. Position
Engelsflügel

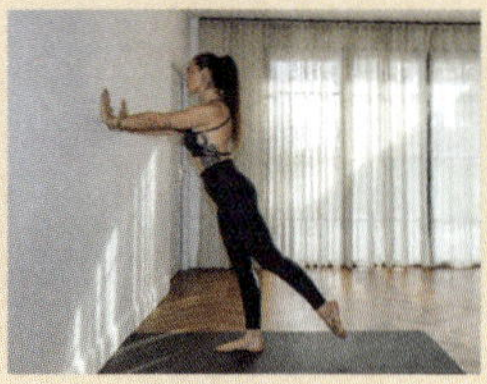

4. Position
Beinschlag nach hinten + Knie anheben

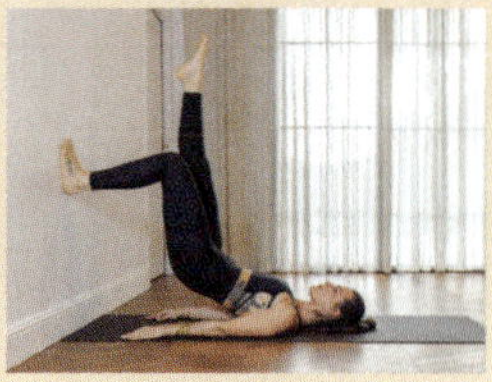

5. Position
Beinkreisen

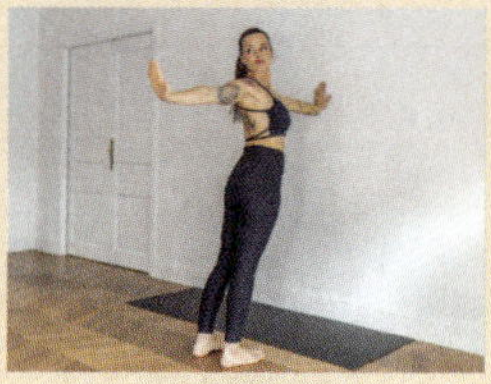

6. Position
Schulterkreisen

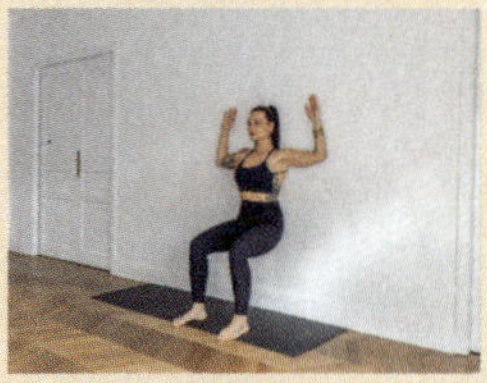

7. Position
Wandsitz + Engelsflügel

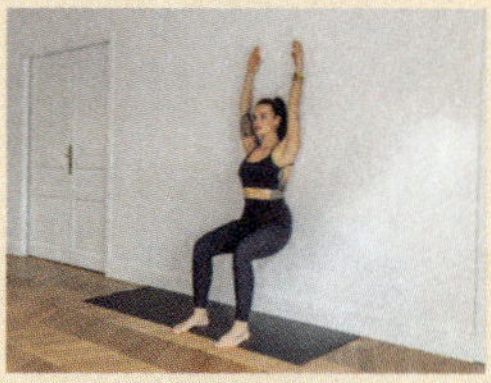

8. Position
Wandsitz + Beugung nach vorn

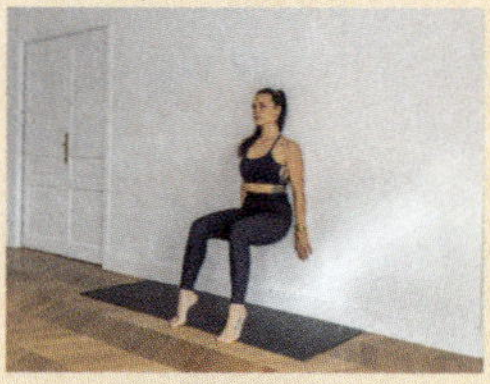

9. Position
Im Wandsitz auf die Zehenspitzen stellen

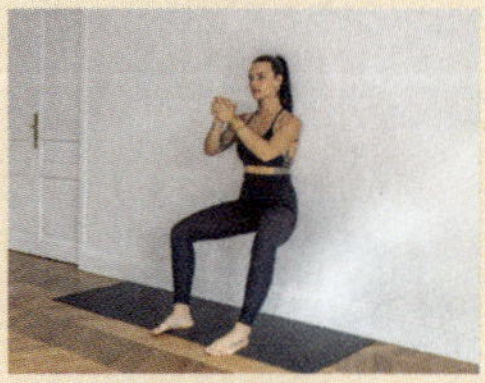

10. Position
Wandsitz + Muschel

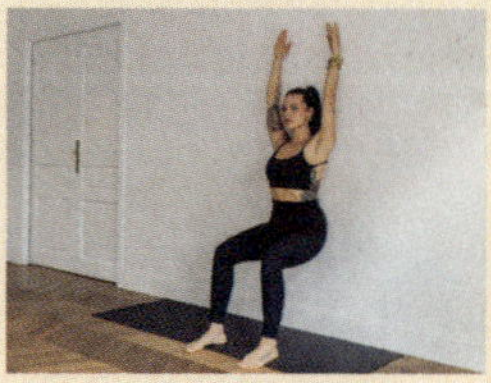

11. Position
Wandsitz mit Armöffnung

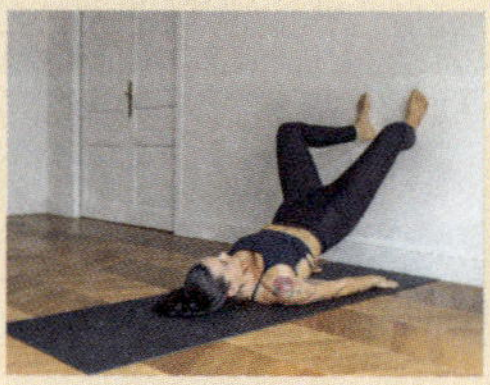

12. Position
Angehobene Muschel

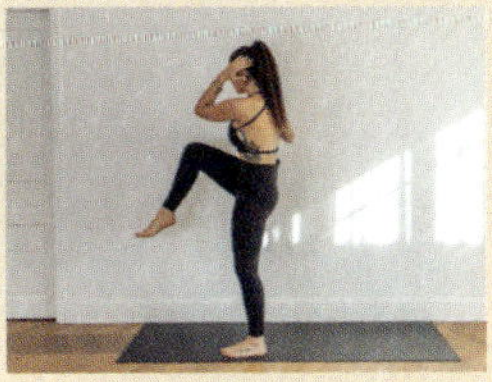

13. Position
Seitliche Crunches
im Stand

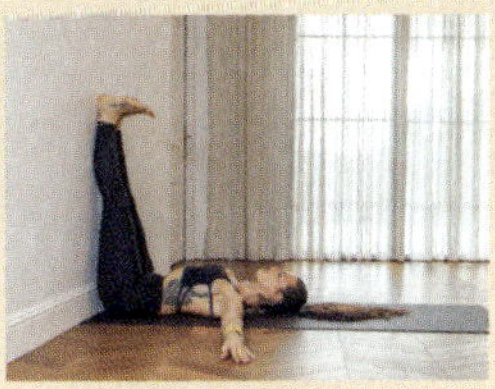

14. Position
Flex-point
in Rückenlage

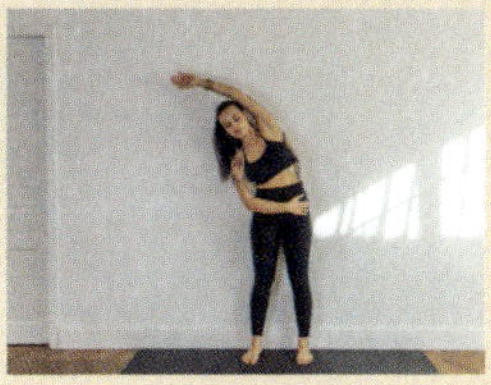

15. Position
Seitbeuge

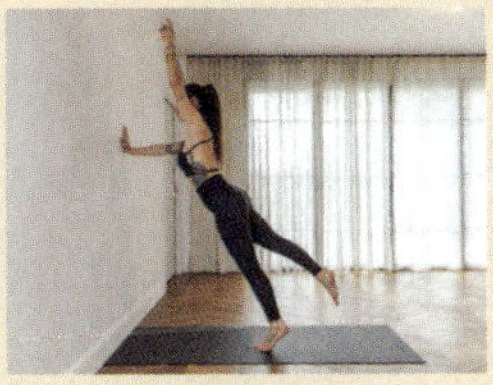

16. Position
Oberkörperspannung mit
Anheben von Bein und Arm

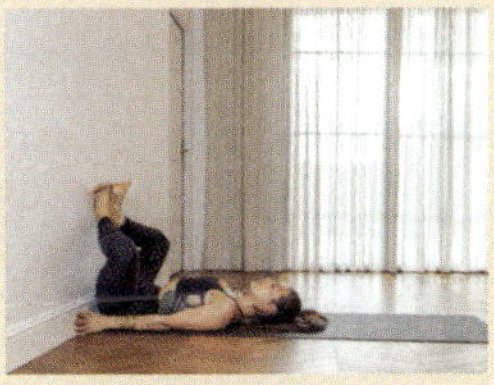

17. Position
Schmetterling

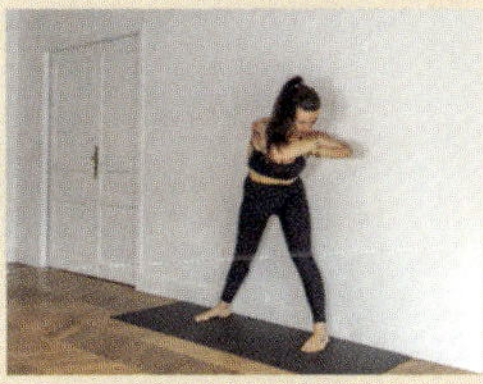

18. Position
Nach unten pendeln

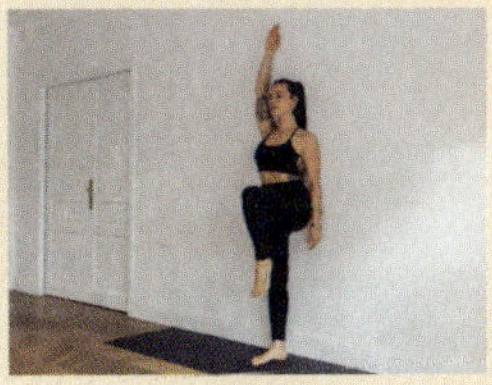

19. Position
Marschieren

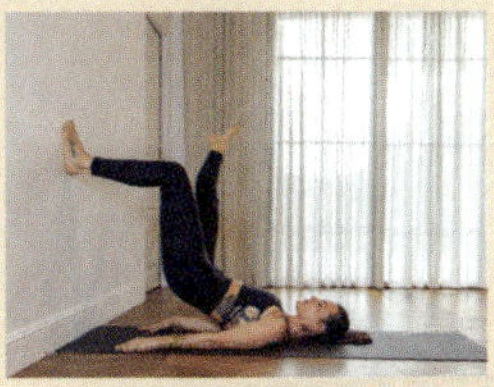

20. Position
Bein um 45° abwinkeln

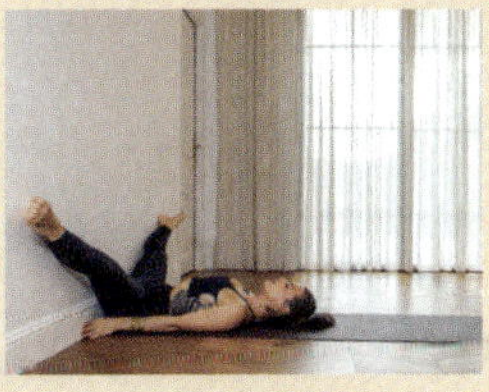

21. Position
Beine öffnen
in Rückenlage

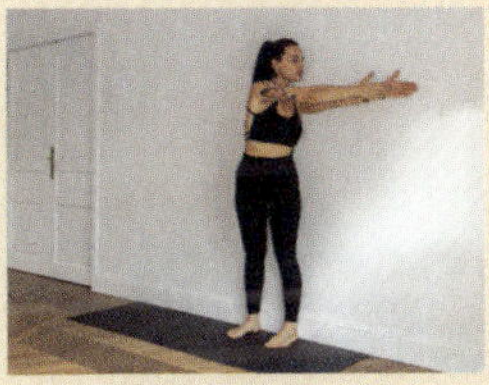

22. Position
Handflächen
zusammenbringen

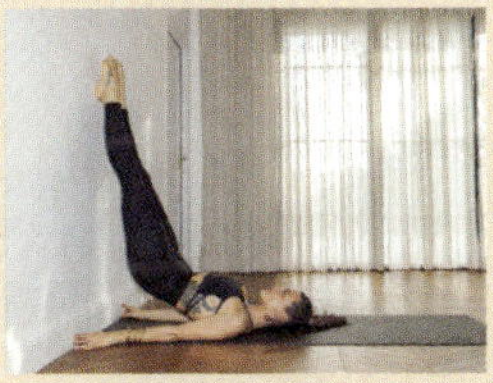

23. Position
An den Füßen
hochgezogen

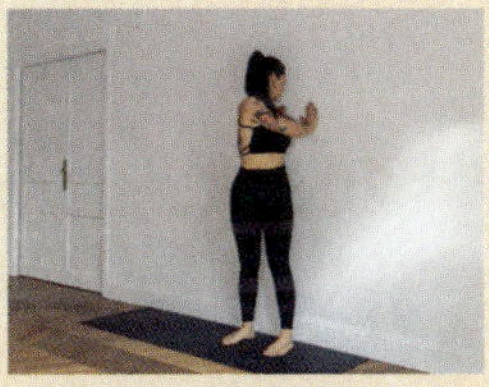

24. Position
Oberkörperdrehung

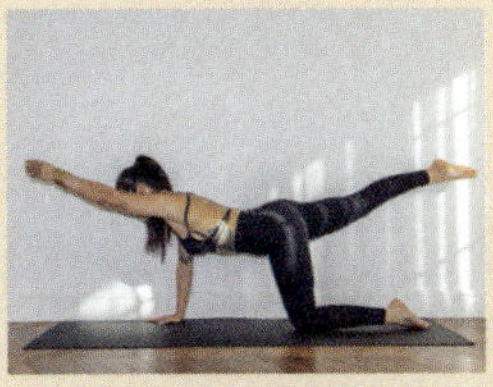

25. Position
Rumpfkräftigung
mit Beinheben

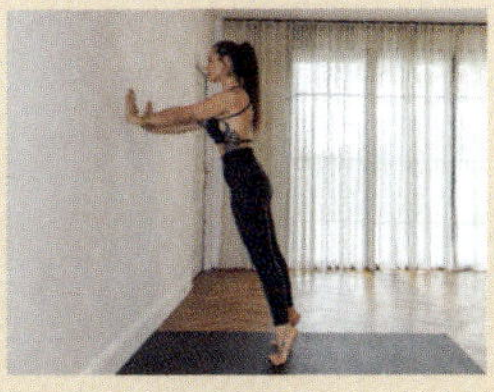

26. Position
Rumpfkräftigung
auf Zehenspitzen

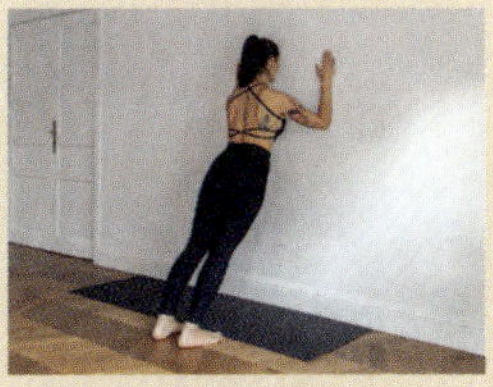

27. Position
Großer
Unterarmstütz

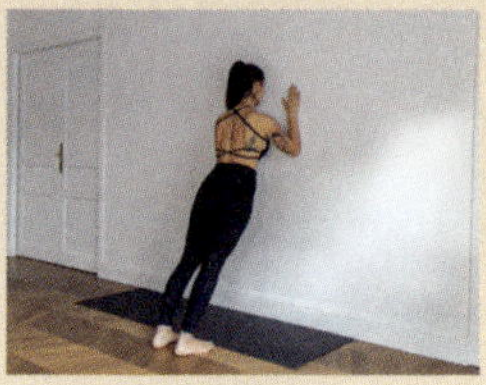

28. Position
Kleiner Unterarmstütz

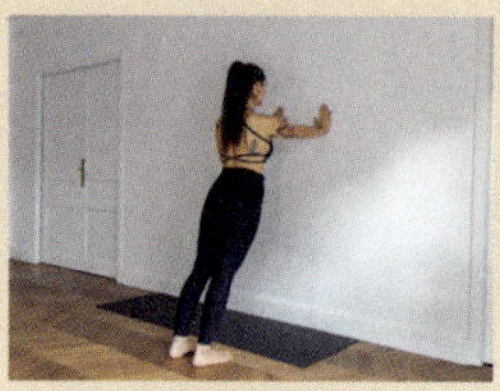

29. Position
Liegestütze an der Wand

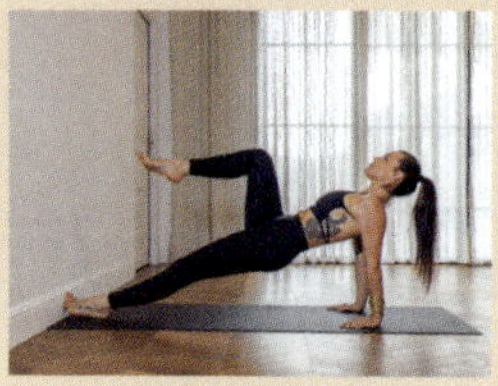

30. Position
Umgedrehter Armstütz mit Knieanheben

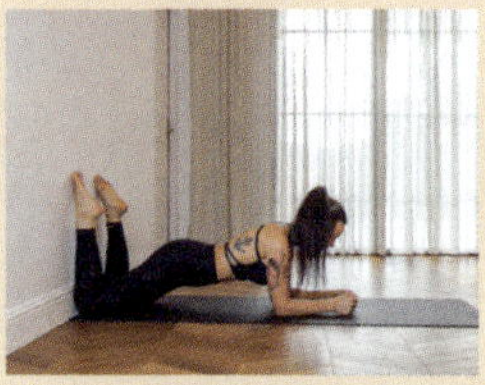

31. Position
Unterarmstütz

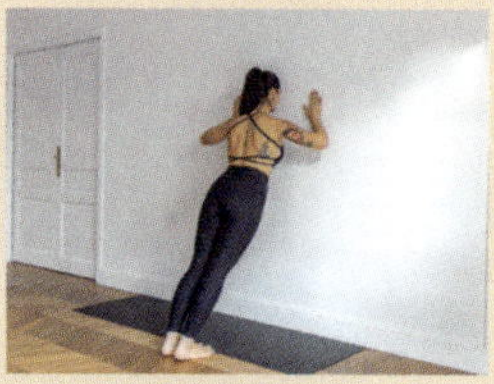

32. Position
Von der Wand abdrücken

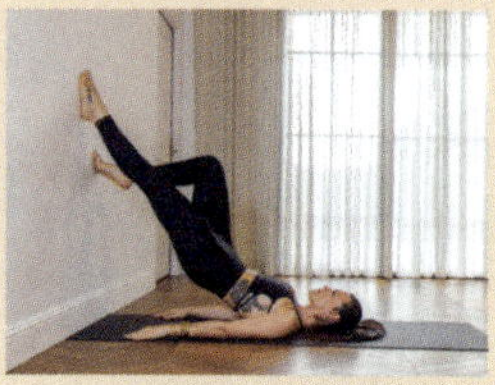

33. Position
Brücke mit Beinschlag auf Zehenspitzen

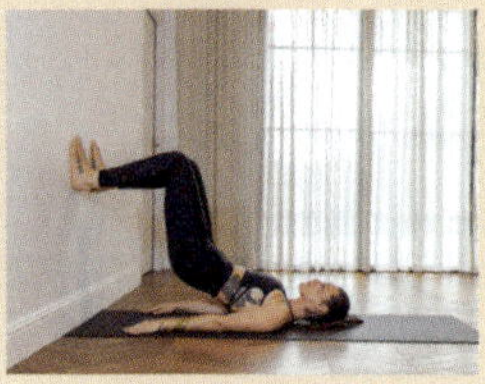

34. Position
Brücke

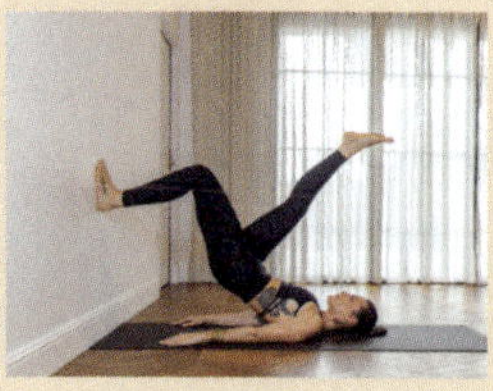

35. Position
Brücke + Bein heranziehen

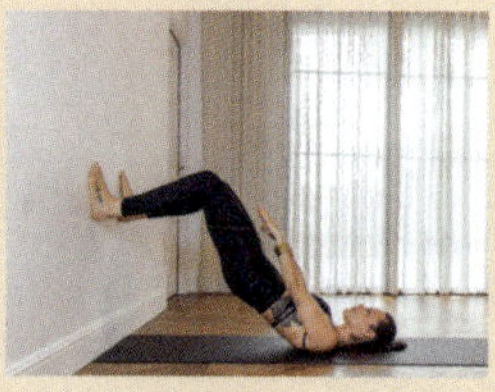

36. Position
Brücke + Arme in der Mitte

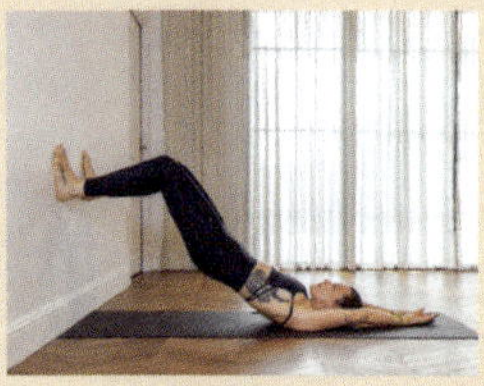

37. Position
Brücke + Armrotation

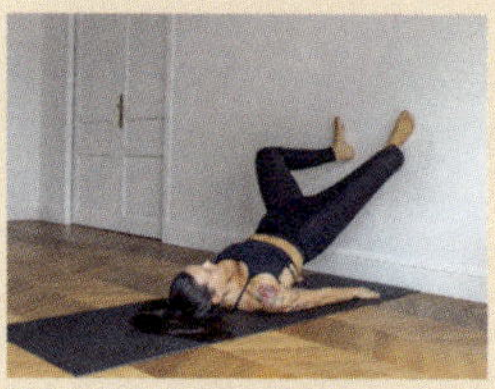

38. Position
Brücke + Muschel

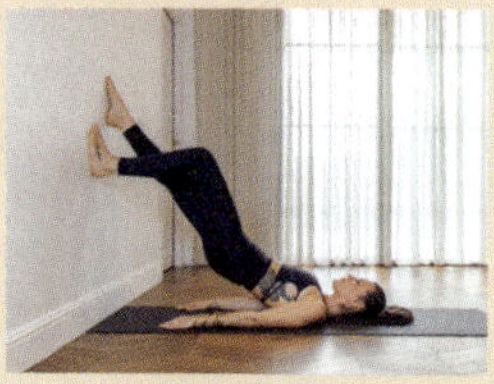

39. Position
Brücke + mit den Füßen gleiten

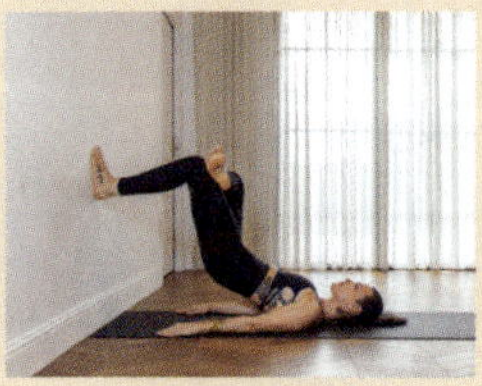

40. Position
Brücke mit 1 angewinkelten Bein

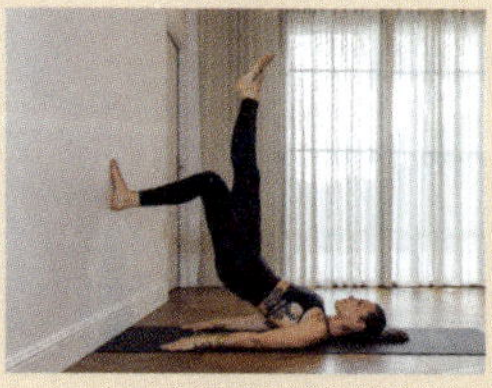

41. Position
Brücke mit 1 gestreckten Bein

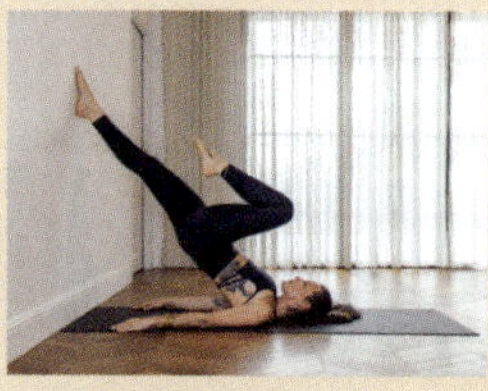

42. Position
Brücke mit gestreckten Beinen und angezogenem Knie

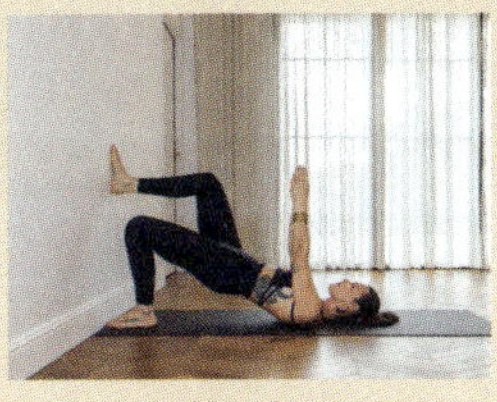

43. Position
Brücke mit gestreckten Armen

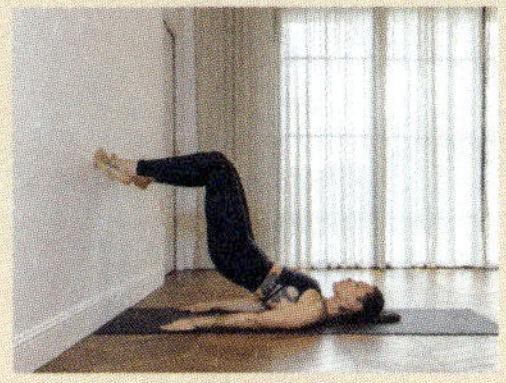

44. Position
Brücke auf Zehenspitzen

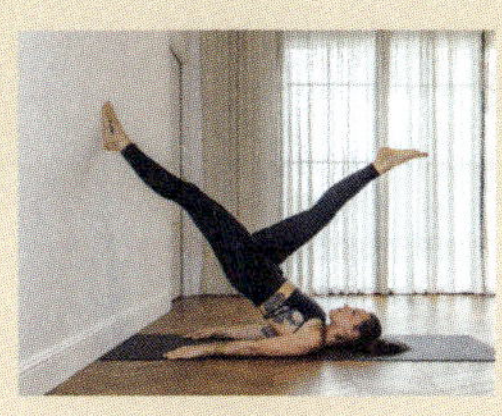

45. Position
Hohe Brücke mit Beinschlag

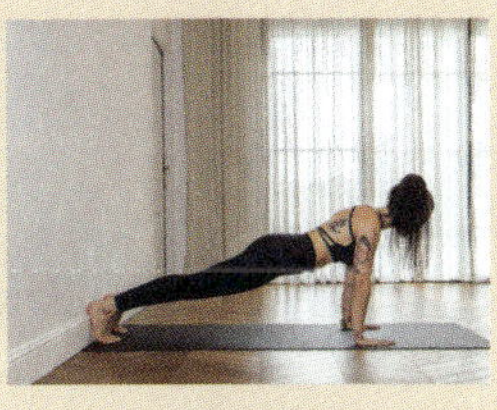

46. Position
Pyramide im Stütz

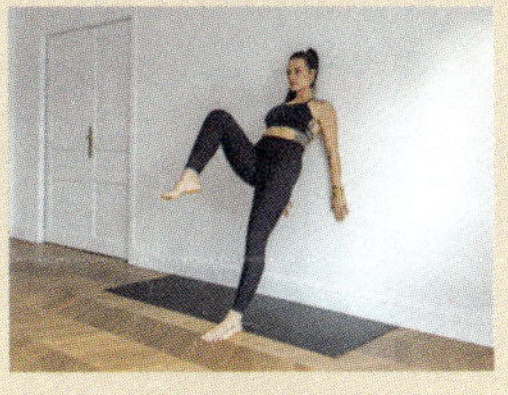

47. Position
Knie im Stand hoch ziehen

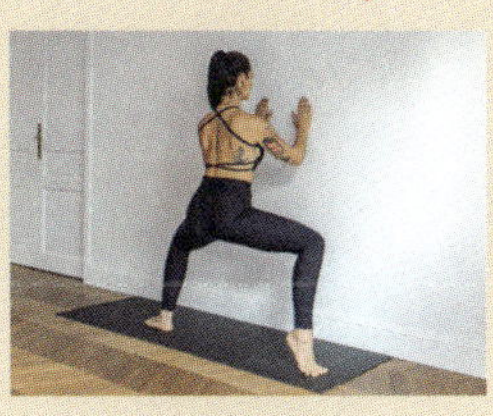

48. Position
Fersen anheben in Squat-Position

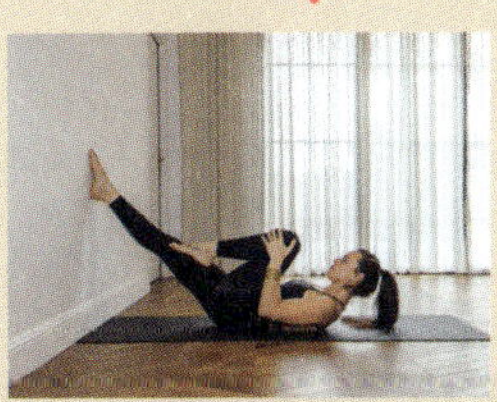

49. Position
Single Leg Stretch an der Wand

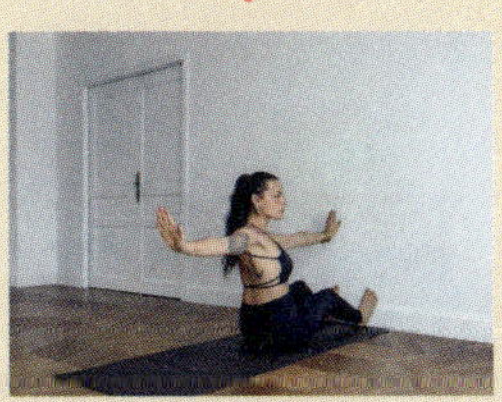

50. Position
Spine Twist an der Wand

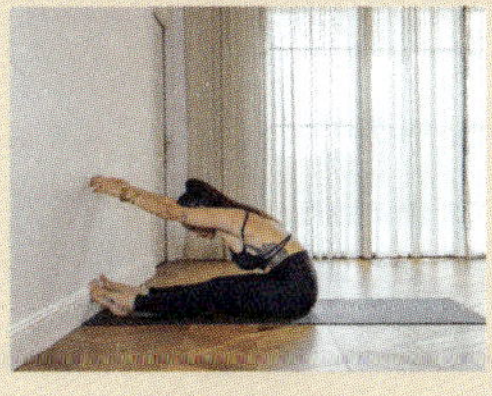

51. Position
Spine Stretch an der Wand

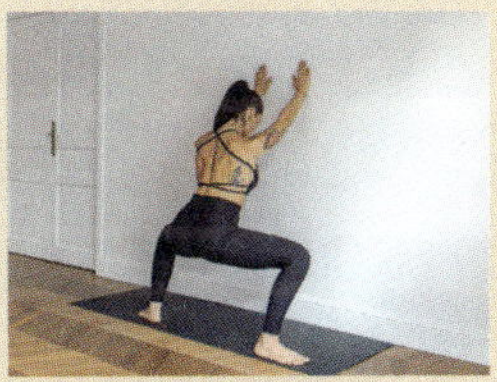

52. Position
Wand-Squat

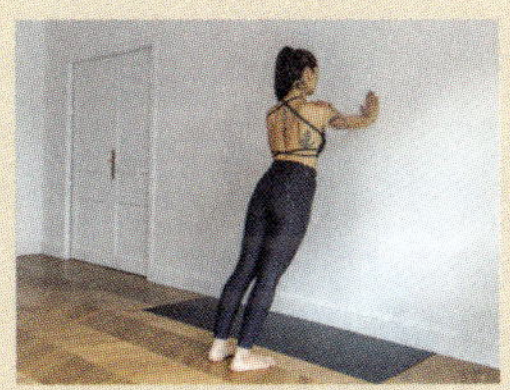

53. Position
Schulter antippen

Danksagung

Manche wissen nicht, wem sie zuerst danken sollen, ich schon.
Aus tiefstem Herzen danke ich meinen „Musen“, für die und mit denen alles begonnen hat.
Diejenigen, die sich intensiv für meine Selbstwerdung interessiert haben.
Die Worte der Ermunterung, Inspiration und des Danks für mich gefunden haben.
Sie sind mein Motor, meine Leidenschaft, mein Stolz.
Danke an Anthony, meinen Mann, der mich mit allen meinen Pfunden
und allen meinen „Ichs“ leidenschaftlich liebt.
Danke an unsere Kinder, Elia, Mae & Antoine, dass sie sich für uns entschieden haben.
Danke an Lena, die Liebe meines Lebens in weiblicher Gestalt,
dass du immer die Erste warst, die daran geglaubt hat.
Danke an Marie Hélène, meine Mutter, dass sie so stolz ist.
Danke an Max, meinen Vater, der es auch gewesen wäre …
Danke an meine Freundinnen Marion, Marie Pierre, Marine & Amandine für ihre Liebe.
Danke an Noy, Flavie und Marion für ihr Vertrauen.
Danke an Florine, die Herausgeberin, dass sie mir die Gelegenheit zum Schreiben gegeben hat.
Ich widme dieses Buch der Marine aus früherer Zeit, die in einem Körper gelitten hat,
in dem sie sich nicht wie sich selbst fühlte. Diejenige, der es an Freiheit fehlte
und die sich die Einfachheit des Lebens vorenthielt.
Die dachte, dass ihre Träume unmöglich, verfehlt und unerreichbar seien.
Mit 30 Jahren lebe ich heute all das für sie, was alles intensiver und betörender macht.
Ich hoffe, dass dieses Buch der Auslöser ist, auf den Sie gewartet haben,
und dass dieser Sport auch zu Ihrem Sport wird.
Ich wünsche Ihnen, dass Sie sich verwirklichen können, gelassen,
im vollen Bewusstsein dessen, was das Leben Ihnen bieten kann …

Ich wünsche Ihnen ganz einfach, dass Sie sie selbst sind.

In tiefer Dankbarkeit,
Marine.